Heilpädagogisches Reiten als Entwicklungsförderung
für Kinder mit psychomotorischen Auffälligkeiten

Europäische Hochschulschriften
Publications Universitaires Européennes
European University Studies

**Reihe XI
Pädagogik**

Série XI   Series XI
Pédagogie
Education

Bd./Vol. 1000

PETER LANG
Frankfurt am Main · Berlin · Bern · Bruxelles · New York · Oxford · Wien

Melanie Horstmann

Heilpädagogisches Reiten als Entwicklungsförderung für Kinder mit psychomotorischen Auffälligkeiten

Ergebnisse einer Interventionsstudie

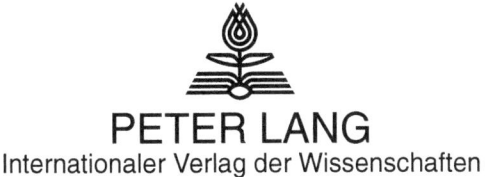

PETER LANG
Internationaler Verlag der Wissenschaften

Bibliografische Information der Deutschen Nationalbibliothek
Die Deutsche Nationalbibliothek verzeichnet diese Publikation in
der Deutschen Nationalbibliografie; detaillierte bibliografische Daten
sind im Internet über http://dnb.d-nb.de abrufbar.

Zugl.: Osnabrück, Univ., Diss., 2009

Gedruckt auf alterungsbeständigem,
säurefreiem Papier.

D 700
ISSN 0531-7398
ISBN 978-3-631-60169-3
© Peter Lang GmbH
Internationaler Verlag der Wissenschaften
Frankfurt am Main 2010
Alle Rechte vorbehalten.

Das Werk einschließlich aller seiner Teile ist urheberrechtlich
geschützt. Jede Verwertung außerhalb der engen Grenzen des
Urheberrechtsgesetzes ist ohne Zustimmung des Verlages
unzulässig und strafbar. Das gilt insbesondere für
Vervielfältigungen, Übersetzungen, Mikroverfilmungen und die
Einspeicherung und Verarbeitung in elektronischen Systemen.

www.peterlang.de

Danksagung

Prof. Dr. Zimmer danke ich für die Annahme dieses Promotionsthemas, für die zielgerichtete Betreuung und für die wertvollen Anregungen und Vorschläge.
Für die gute Zusammenarbeit in der Untersuchungsphase möchte ich mich bei den Grundschulen Spenge/ Hücker Aschen, Belke-Steinbeck, Brake, Bruchmühlen, Enger, Eichendorfschule, Fröbelschule, Hunnebrock, Riemsloh, Wallenbrück, Westerenger und Vilsendorf bedanken, die mit ihrem Kollegium einen erfolgreichen Verlauf der Untersuchung ermöglicht haben.
Mein großer Dank gilt auch unseren Reitern und deren Eltern, die mit viel Begeisterung am Therapeutischen Reiten und an den Tests teilgenommen haben.
Weiterer Dank gilt den Studenten der Universität Bielefeld, die mich bei den verschiedenen Tests und der statistischen Auswertung tatkräftig unterstützt haben.

Besonderer Dank gilt den vielen fleißigen Helfern in unserem Reittherapiezentrum, die mich während dieser Doppelbelastung unterstützt haben.

Natürlich danke ich auch den lieben Freunden, die immer an meine Arbeit geglaubt haben und Verständnis für „Wochenendeinsätze" hatten.

Meiner Familie danke ich herzlich für ihre fortwährende Unterstützung und ihr Interesse an meiner Arbeit.

Meinem Mann danke ich von ganzem Herzen für seine unermüdliche Unterstützung, seine Liebe und Motivation.

Inhaltsverzeichnis

0. Einleitung... 1

Teil I: Theoretische Grundlagen

1. Zum Bewegungsalltag von Kindern heute... 3

2. Motorik und Selbstkonzept – Aspekte der Persönlichkeitsentwicklung......... 5

2.1 Motorik und Persönlichkeitsentwicklung.. 5
2.1.1 Körperliche und motorische Entwicklung... 7
 Exkurs: Bedeutung der Wahrnehmung für die Persönlichkeitsentwicklung.. 12
2.1.2 Kognitive Entwicklung.. 15
2.1.3 Sozial-emotionale Entwicklung.. 18

2.2 Selbstkonzept und Persönlichkeitsentwicklung...................................... 19
2.2.1 Komponenten des Selbstkonzepts... 21
2.2.2 Das Selbstkonzept nach Epstein und Filipp.. 21
2.2.3 Aufbau des Selbstkonzepts... 23
2.2.3.1 Körperkonzept... 23
2.2.3.2 Selbstwirksamkeit.. 27
2.2.3.3 Bezugsnormen... 28
2.2.3.4 Attribuierung... 28
2.2.4 Entwicklung des Selbstkonzepts.. 29
2.2.5 Selbstkonzept und kognitive Entwicklung.. 32
2.2.6 Selbstkonzept und motorische Entwicklung... 33
2.2.7 Selbstkonzept und sozial-emotionale Entwicklung............................... 33

3. Psychomotorische Auffälligkeiten.. 35

3.1 Ätiologie und Epidemiologie psychomotorischer Auffälligkeiten............. 35

3.2 Auffälligkeiten der senso-motorischen Entwicklung............................... 40
3.2.1 Taktile Wahrnehmung... 41
3.2.2 Kinästhetische Wahrnehmung... 42
3.2.3 Vestibuläre Wahrnehmung.. 43
3.2.4 Körperorientierung... 44
3.2.5 Koordination.. 44

3.3 Auffälligkeiten der kognitiven Entwicklung... 47
3.3.1 Aufmerksamkeit... 47
3.3.2 Dyspraxie.. 47
3.3.3 Kommunikation.. 48

3.4	Auffälligkeiten der sozial-emotionalen Entwicklung	52
3.5	Therapeutische Möglichkeiten	52
3.5.1	Psychomotorische Therapie	53
3.5.1.1	Ziele und Zielgruppen der psychomotorischen Therapie	54
3.5.1.2	Inhalte	55
3.5.1.3	Psychomotorische Ansätze und Konzepte	56
3.5.2	Tiergestützte Therapie	58
3.5.2.1	Ziele und Wirkungen	58
3.5.2.2	Theoretische Erklärungsansätze	60
3.6	Zwischenfazit: Folgerungen für die Förderung der motorischen und emotionalen Entwicklung von Kindern im frühen Schulkindalter unter Berücksichtigung psychomotorischer Auffälligkeiten	63
4.	Therapeutisches Reiten	67
4.1	Heilpädagogisches Voltigieren und Reiten	68
4.2	Ziele und Zielgruppen	69
4.3	Didaktisch-methodische Vorgehensweise	70
4.4	Inhalte des Heilpädagogischen Voltigierens und Reitens	72
5.	Psychomotorische Förderung im Heilpädagogischen Voltigieren und Reiten	75
5.1	Aktueller Forschungsstand zum Heilpädagogischen Voltigieren und Reiten	76
5.2	Förderung auf senso-motorischer Ebene	79
5.2.1	Wahrnehmung	79
5.2.2	Koordinative Fähigkeiten	83
5.2.3	Haltung	85
5.2.4	Entspannung	85
5.2.5	Ausdauer	85
5.3	Förderung auf sozial-emotionaler Ebene	86
5.3.1	Vertrauensaufbau	86
5.3.2	Selbstkonzept	87
5.3.3	Soziale Kompetenz	88
5.3.4	Authentizität	90
5.3.5	Soziale Unterstützung	90
5.4	Förderung auf kognitiver Ebene	90
5.4.1	Kommunikation	90
5.4.2	Aufmerksamkeit	92
5.4.3	Aktivierung	92

5.4.4 Handlungsplanung... 93
5.4.5 Übertragungsfähigkeit... 93
5.5 Zwischenfazit: Zusammenfassende Betrachtung der Förderungsmöglichkeiten im HPVR als Symbiose bewegungsorientierter und tiergestützter Förderung für Kinder mit psychomotorischen Auffälligkeiten...................... 95

6. Sportförderunterricht... 99

6.1 Entwicklung des psychomotorisch orientierten Sportförderunterrichts... 99
6.2 Ziele und Zielgruppen... 99
6.3 Inhalte und Methoden des Sportförderunterrichts 101

7. Psychomotorische Förderung im Sportförderunterricht.................... 105

7.1 Förderung auf senso-motorischer Ebene..105
7.2 Förderung auf sozial-emotionaler Ebene..107
7.3 Förderung auf kognitiver Ebene...109

Teil II: Empirische Studie

8. Entwicklung der Hypothesen...109

9. Untersuchungsdesign.. 113

9.1 Untersuchungsaufbau...113
9.2 Auswahl der Probanden...115
9.3 Durchführung der Interventionen.. 115
9.3.1 Interventionsgruppe 1: Heilpädagogisches Voltigieren und Reiten..............115
9.3.2 Interventionsgruppe 2: Sportförderunterricht...................................... 116

10. Diagnostische Methoden 117

Exkurs: Psychomotorische Diagnostik..117

10.1 Motorischer Bereich.. 118
10.1.1 MOT Screen 4-8... 118
10.1.2 MOT 4-6... 118
10.2 Sozial-emotionaler Bereich..119
10.2.1 SPPC-D..121
10.2.2 Einschätzungsbögen für Eltern und Lehrer..121
10.2.2.1 Selbstkonzepteinschätzung...121

10.2.2.2 Spiel- und Bewegungsverhalten..121
10.2.2.3 Sozialverhalten...122

11. Ergebnisse...125

11.1 Statistische Methoden...125
11.2 Tests der Normalverteilung...125
11.3 Baseline...126
11.4 Personenstichprobe..127
11.5 MOT 4-6..129
11.6 SPPC-D...137
11.7 Selbstkonzepteinschätzung der Eltern und Lehrer...................148
11.8 Einschätzung des Bewegungsverhaltens durch Eltern und Lehrer...........152
11.9 Einschätzung des Sozialverhaltens durch Eltern und Lehrer.......155

12. Diskussion..159

13. Zusammenfassung..169

14. Literaturverzeichnis...171

Abbildungsverzeichnis

Tabellenverzeichnis

0. Einleitung

„Das Beste für die Seele eines Menschen ist der Rücken eines Pferdes." Lord Palmerston

Psychomotorische Auffälligkeiten können den motorischen, den sozial-emotionalen und den kognitiven Persönlichkeitsbereich betreffen und führen oft mit dem Eintritt in die Schule zu Schwierigkeiten. Sie sind in vielen Fällen die Ursache für schulische Probleme, wobei Kinder mit psychomotorischen Auffälligkeiten häufig hinter ihren möglichen Leistungen zurückbleiben. In meiner praktischen Tätigkeit nehme ich diese Kinder gerne als außergewöhnlich wahr, als außergewöhnlich ruhig oder aktiv, außergewöhnlich zurückhaltend oder selbstbewusst, außergewöhnlich entspannt oder angespannt, außergewöhnlich angepasst oder eigenwillig, außergewöhnlich wagemutig oder vorsichtig, außergewöhnlich distanziert oder bedürftig.

Eine erste Förderung findet meist in der Bewegungsförderung im Kindergarten oder in der Schule statt, wo heute neben der Gesundheitserziehung auch allgemeine psychomotorische, soziale, pädagogische und kognitive Ziele berücksichtigt werden. Kinder mit psychomotorischen Auffälligkeiten erhalten auch von ärztlicher Seite häufig eine Empfehlung für eine ganzheitliche Förderung. Diese Förderung der Gesamtpersönlichkeit von Kindern wird vor allem in psychomotorischen Maßnahmen angestrebt, in denen Bewegung als Medium eingesetzt wird. Eine andere Möglichkeit ist der Einsatz von Tieren in der Therapie, um unterschiedliche Ebenen der Persönlichkeit anzusprechen und zu fördern. Das Therapeutische Reiten nutzt das Pferd als besonderes Medium in der Therapie und verknüpft die Besonderheiten einer tiergestützten Therapie mit der Bewegungsförderung auf dem Pferd. Das Deutsche Kuratorium für Therapeutisches Reiten e.V. (DKThR) vertritt diesen ganzheitlichen Förderanspruch. So heißt es, im Umgang mit dem Pferd werde die gesamte Persönlichkeit, d.h. im körperlichen, geistigen, emotionalen und sozialen Bereich, angesprochen (vgl. DKThR 2002).

Seit den Ursprüngen des Heilpädagogischen Voltigierens und Reitens in den 60er-Jahren hat sich diese Maßnahme in der Praxis etabliert und genießt in der Öffentlichkeit zunehmende Aufmerksamkeit. Die Erfolgsberichte des Heilpädagogischen Voltigierens und Reitens (HPV/R) reichen von motorisch-sensorischen Fortschritten und Veränderungen im sozialen Verhalten bis zur Verbesserung der emotionalen Befindlichkeit.

Allerdings wurden die spezifischen Effekte des Pferdes bzw. des Heilpädagogischen Voltigierens und Reitens im Vergleich mit anderen Therapien bisher zu wenig evaluiert. Besonders für Kinder mit psychomotorischen Auffälligkeiten kann der Umgang mit dem Pferd und das Reiten auf dem Pferd, als eine Kombination aus bewegungsorientierter und tiergestützter Therapie, neben einer motorischen auch eine sozial-emotionale Förderung ermöglichen. Um die besonderen Möglichkeiten des Heilpädagogischen Voltigierens und Reitens zu erfassen, wird in dieser Arbeit eine weitere Fördermaßnahme zur vergleichenden Betrachtung herangezogen.

Aufgrund der inzwischen ganzheitlichen bzw. psychomotorischen Ausrichtung des Sportförderunterrichts, soll dieser zusätzlich zum Heilpädagogischen Voltigieren und Reiten, Gegenstand dieser Studie sein.

Aufgrund dieser Überlegungen ergeben sich folgende Fragestellungen:

- Wie wirkt sich das Heilpädagogische Voltigieren und Reiten auf die motorische Entwicklung und den sozial-emotionalen Persönlichkeitsbereich von Grundschülern mit psychomotorischen Auffälligkeiten aus?
- Kann das Heilpädagogische Voltigieren und Reiten im Vergleich zum Sportförderunterricht im senso-motorischen und /oder im sozial-emotionalen Persönlichkeitsbereich eine besonders effektive Förderung bieten?

Der ganzheitliche Ansatz, der sowohl im Therapeutischen Reiten als auch im Sportförderunterricht beansprucht wird, soll einerseits durch die Diagnostik im Bereich der Motorik und andererseits im Bereich des sozialen und emotionalen Verhaltens berücksichtigt werden. Der kognitive Bereich konnte aus zeitlichen und organisatorischen Erwägungen nur im theoretischen Teil dieser Arbeit Berücksichtigung finden.

Aufgrund der Öffnung der Schulen und der verstärkten Zusammenarbeit mit schulfernen Organisationen, besonders im Rahmen offener Ganztagsschulen, könnte das Heilpädagogische Voltigieren und Reiten bemerkenswerte Chancen für Kinder mit psychomotorischen Auffälligkeiten bieten.

Die vorliegende Arbeit stellt im ersten Teil theoretische Grundlagen zu den Entwicklungsbedingungen in der heutigen Kindheit dar, und geht auf die Entwicklung von Motorik und Selbstkonzept im Kindesalter und deren Bedeutung für die Entwicklung der unterschiedlichen Persönlichkeitsbereiche ein. Unter dem Begriff „psychomotorische Auffälligkeiten" wird die Kombination verschiedener Auffälligkeiten aus den einzelnen Persönlichkeitsbereichen verstanden, deren Ursachen, Symptomatik und Förderungsmöglichkeiten in Kapitel 3 dargestellt werden. Dieses Kapitel schließt mit einem ersten Zwischenfazit zur Förderung der motorischen und emotionalen Entwicklung von Kindern im frühen Schulkindalter unter Berücksichtigung psychomotorischer Auffälligkeiten ab. In den anschließenden Kapiteln werden nach einem allgemeinen Überblick über das Heilpädagogischen Voltigieren und Reiten bzw. über den Sportförderunterricht psychomotorische Förderungsmöglichkeiten sowohl im Heilpädagogischen Voltigieren und Reiten (Kapitel 4, 5) wie auch im Sportförderunterricht dargestellt (Kapitel 6, 7). In einem zweiten Zwischenfazit werden die Förderungsmöglichkeiten im HPV/R als Symbiose bewegungsorientierter und tiergestützter Förderung für Kinder mit psychomotorischen Auffälligkeiten noch einmal betrachtet. Aus den vorangegangenen Überlegungen werden in Kapitel 8 die Hypothesen für den empirischen Teil der Arbeit entwickelt. In diesem Teil werden Untersuchungsdesign und die verwendeten diagnostischen Methoden dargestellt (Kapitel 9, 10). Im anschließenden Ergebnisteil (Kapitel 11) werden die statistisch aufgearbeiteten Daten vorgestellt, die in der Diskussion (Kapitel 12) interpretiert werden. In der Zusammenfassung in Kapitel 13 werden die wichtigsten Überlegungen und Ergebnisse der Arbeit noch einmal aufgeführt. In Kapitel 14 ist die verwendete Literatur aufgeführt.

TEIL I THEORETISCHE GRUNDLAGEN

1. Zum Bewegungsalltag von Kindern heute

Ausgangspunkt der Überlegungen zur Relevanz des Therapeutischen Reitens für Kinder mit psychomotorischen Auffälligkeiten ist der Bewegungsalltag von Kindern heute. Neben den Familienverhältnissen haben sich auch die Wohnwelt und die Freizeitgestaltung der Kinder verändert. Insgesamt stehen weniger „Freiräume" zur Verfügung, in denen sich Kinder im freien Spiel mit Gleichaltrigen entfalten und entwickeln können. Diese veränderte Lebenswelt führt bei vielen Kindern zu mangelnder Bewegung (vgl. Ministerium für Kultus, Jugend und Sport, MKJS, o.J.; Regensburger Projektgruppe, 2001). Als Ursachen für den Bewegungsmangel sind vor allem veränderte räumliche und zeitliche Bedingungen, veränderte personale und soziale Beziehungen und ein verändertes Spiel- und Freizeitverhalten zu nennen. Für Kinder wird es immer schwieriger sich im Freien spontan und gefahrlos zum Spielen mit Gleichaltrigen zu treffen. Besonders im städtischen Raum können sich Kinder außerhalb der Wohnung nur in Begleitung von Erwachsenen bewegen. Das veränderte Freizeitverhalten der Kinder wird auf diese eingegrenzten Spielmöglichkeiten zurückgeführt (vgl. Baacke 1999; Brinkhoff/ Sack 1999; Eggert et al., 2000). Die Möglichkeit das Umfeld mit Gleichaltrigen zu erkunden, sich seine Umwelt nach und nach zu erobern und sich in ihr selbstständig zu orientieren, ist immer weniger gegeben. Wohnraum, Arbeitswelt, Schulalltag und Freizeit stellen oft voneinander getrennte Bereiche dar (vgl. Heim, 2002). Bös berichtet von Haltungsschwächen bzw. –schäden bei 50-65% der 8-18-jährigen, des weiteren sind nach seinen Angaben 30-40% übergewichtig und 40% klagen über Rückenschmerzen (vgl. Bös, 2002).

Betrachtet man das soziale Umfeld der Kinder, so müssen vor allem die familiären Strukturen beschrieben werden. Neben der traditionellen Familienstruktur bestehen viele Familien heute nur aus einem Elternteil und einem Einzelkind. Diese „Ein-Elternteil-Familien" sind in den letzten Jahren am schnellsten und nachhaltigsten angestiegen (vgl. Bründel/ Hurrelmann, 2003).
In den sechziger Jahren lebte dagegen der größte Teil der Kinder in einer typischen Kleinfamilie (Eltern, zwei Geschwister) (vgl. Essener Kinderbericht, 1999). Heim (2002) weist auf die Veränderungen des Spiel- und Freizeitverhaltens heute hin, bei dem nicht mehr der fantasievolle Umgang mit alltäglichen Materialien, das Erfinden von neuen Einsatzmöglichkeiten und das Reparieren im Vordergrund steht, sondern das Bedienen und Anwenden von vorgefertigtem Spielzeug (Heim, 2002). Bründel und Hurrelmann erwähnen den gestiegenen Fernsehkonsum der sechs- bis achtjährigen, von denen 43% täglich, vereinzelt in exzessiver Weise (d.h. bis spät in die Nacht), fernsehen (vgl. Bründel/ Hurrelmann 1996, 226).
Die aufgezeigten veränderten Lebensbedingungen können sich in unterschiedlicher Weise auf die Persönlichkeit von Kindern auswirken. Eingeschränkte Bewegungserfahrungen führen zu körperlichen Beeinträchtigungen und motorischen Defiziten (vgl. Hollmann/ Hettinger, 2000), die wiederum Auswirkungen auf andere Persönlichkeitsbereiche haben können. Dordel (1998) nennt in diesem Zusammenhang z.B. die Entwicklung des Selbstkonzepts, des Sozialverhaltens und des Lern- und Leistungsverhaltens (vgl. Dordel, 1998).

Auf diese Kombination unterschiedlicher Beeinträchtigungen, die als „psychomotorische Auffälligkeiten" bezeichnet werden, möchte ich in Kapitel 3 detailliert eingehen. Die Berücksichtigung individueller Voraussetzungen und des grundlegenden Bedürfnisses nach Bewegung wird besonders in der Psychomotorik und im Heilpädagogischen Voltigieren und Reiten umgesetzt, wie in den folgenden Kapiteln ausgeführt wird.

Ausgehend von der Grundannahme, dass die Gesamtpersönlichkeit eines Kindes mit psychomotorischen Auffälligkeiten einerseits vor allem durch gezielte Bewegungsangebote gefördert werden kann, und andererseits durch den Einsatz des Pferdes als weiteres Medium noch effektiver gestaltet werden kann, werden in dieser Studie zwei Interventionen zur Förderung eingesetzt und untersucht. Der Fokus richtet sich hierbei auf das Heilpädagogische Voltigieren und Reiten, welches die ganzheitliche Förderung eines Menschen für sich in Anspruch nimmt. Um die besonderen Förderungsmöglichkeiten des Pferdes herausarbeiten zu können, wird als zweite Intervention der Sportförderunterricht betrachtet, der heute nach psychomotorischen Gesichtspunkten durchgeführt wird und ebenfalls die Förderung der Gesamtpersönlichkeit in den Mittelpunkt stellt.

Grundlegend im Sinne einer guten Förderung, ist in beiden Förderansätzen die Betrachtung der gesamten kindlichen Persönlichkeit. Diese Studie will einen Beitrag dazu leisten, das Heilpädagogische Voltigieren und Reiten mehr in den Blickpunkt, auch von (Förder-)Schulen, zur effektiven Förderung von Kindern mit psychomotorischen Auffälligkeiten zu rücken. Hierzu muss die Frage beantwortet werden, ob und in welchem Bereich das Pferd als Medium zur Unterstützung der Persönlichkeitsentwicklung von Kindern beitragen kann.
Welche Rolle Selbstkonzept und Motorik für die Entwicklung der Persönlichkeit spielen und damit auch in der Förderung von großer Bedeutung sind, wird im folgenden Kapitel 2 beschrieben.

2. Motorik und Selbstkonzept – Aspekte der Persönlichkeitsentwicklung

Ziel dieses Kapitels ist es, die Bedeutung von Selbstkonzept und Motorik für die Persönlichkeitsentwicklung darzustellen. Zunächst wird ein allgemeiner Überblick über die Entwicklung von Motorik und Selbstkonzept gegeben. Im Rahmen verschiedener Theorien zu beiden Bereichen, folgen Überlegungen zu deren Bedeutung für die Entwicklung einzelner Persönlichkeitsbereiche im Kindesalter.

Zimmer (1999) stellt den Zusammenhang von Selbstkonzept und Bewegung heraus und nennt die besondere Bedeutung von körperlichen und motorischen Fähigkeiten für die Entwicklung des Selbstkonzepts bei Kindern.

„Der Aufbau des Selbstkonzeptes ist beim Kind daher wesentlich geprägt von der Art und Weise, wie es sich über seinen Körper und seine Sinne die Umwelt aneignet und sich mit ihr auseinandersetzt." (Zimmer 1999, 61) Als Ziel der Identitätsentwicklung nennt Zimmer vor allem die Entwicklung eines positiven Selbstkonzeptes (vgl. Zimmer, 1999).

Die Wechselwirkungen zwischen sensomotorischen, kognitiven, sozialen und emotionalen Persönlichkeitsbereichen bestimmen den Prozess der gesamten Entwicklung eines Menschen und Störungen in einzelnen Persönlichkeitsbereichen können Adaptationsprozesse in anderen Bereichen bewirken (vgl. Kapitel 3). In der vorliegenden Arbeit wird das frühe Schulkindalter besonders betrachtet, da psychomotorische Auffälligkeiten mit dem Schuleintritt oft zu ersten Schwierigkeiten führen. Als Orientierungshilfe zur Einteilung der Entwicklungsstufen soll Tabelle 1 dienen. Die Übergänge zwischen den Stufen sind fließend und individuell sehr unterschiedlich. Auf die Auswirkungen von Störungen der motorischen Entwicklung auf sozial-emotionale Komponenten wird in Kapitel 3 näher eingegangen.

Entwicklungsstufe	Kalendarisches Alter (Jahre)
Säuglingsalter	0 – 1
Kleinkindalter	1 – 3
Vorschulalter	3 – 6/7
Frühes Schulkindalter	6/7 – 10
Spätes Schulkindalter	10 – Eintritt der Pubertät (Mädchen 11/12; Jungen 12/13)
Erste puberale Phase (Pubeszenz) — Pubertät	Mädchen 11/12 – 13/14; Jungen 12/13 – 14/15
Zweiter puberale Phase (Adoleszenz) — Pubertät	Mädchen 13/14 – 17/18; Jungen 14/15 – 18/19
Erwachsenenalter	Jenseits 17/18 bzw. 18/19

Tab. 1: Einteilung der Entwicklungsstufen nach dem kalendarischen Alter (nach Meinel/ Schnabel, 2007)

2.1 Motorik und Persönlichkeitsentwicklung

Zunächst sollen hier die unterschiedlichen Konzeptionen zur menschlichen (motorischen) Entwicklung vorgestellt werden. Aus unterschiedlichen wissenschaftlichen Perspektiven wurde versucht den menschlichen Entwicklungsverlauf zu erklären und dessen Entwicklungsbedingungen zu ermitteln, um zum Beispiel Interventionen planen und evaluieren zu können (vgl. Oerter/ Montada, 2002). Baur (1994, 30; 1989, 53) hat die entwicklungstheoretischen Ansätze der Sportwissenschaft systematisiert und die vorliegenden Theorien nach Art der Person-Umwelt Beziehung vier grundsätzlichen Perspektiven zugeordnet.

Person	Umwelt	
	Passiv	Aktiv
Passiv	Biogenetische (endogenistische bzw. organismische) Konzeptionen	Umweltdeterministische (exogenetische bzw. mechanistische) Konzeptionen
Aktiv	Strukturgenetische (konstruktivistische und systemische) Konzeptionen	Interaktionistische (handlungstheoretische, ökologische und dialektische) Konzeptionen

Tab. 2: Motorische Entwicklungskonzeptionen (vgl. Baur 1989, 53)

Biogenetische Modelle (vgl. Möckelmann/ Schmidt, 1952/1981; Neumann, 1964 Remplein, 1969) gehen davon aus, dass die motorische Entwicklung durch personeninterne Faktoren (Erbanlagen) also durch endogene Faktoren determiniert wird. Im Erwachsenenalter ist die Phase der „Reife" erreicht und die Entwicklung ist abgeschlossen. Diese Annahme ist auch der größte Kritikpunkt an dieser Theorie, da angenommen wird das Individuum sei passiv den vorgegebenen genetischen Programmen ausgeliefert, die mit dem Stadium der Reife abgeschlossen seien. In der Folge könnten Förderungen z.B. der motorischen Entwicklung nicht zu einer Verbesserung beitragen.

Umweltdeterministische Theorien (vgl. Bandura, 1982; Baur, 1989; Skinner, 1953; Willimczik, 1989) gehen davon aus, dass die motorische Entwicklung durch die Umwelt, bzw. durch exogene Faktoren gesteuert wird und betrachten Entwicklung damit als Summe vielfältiger Umwelteinflüsse. In dieser Betrachtungsweise bleibt jedoch der Einfluss endogener Faktoren unberücksichtigt.

Konstruktivistische Entwicklungskonzeptionen (vgl. Piaget 1969, 1976) betonen das aktive Handeln des Individuums und sehen Entwicklung in der aktiven Auseinandersetzung des Individuums mit der Umwelt (Monatada 1987, 460). Den konstruktiven Aktivitäten des Individuums liegt als treibende Kraft das Bestreben nach einem Gleichgewicht zugrunde, welches durch Anpassung des eigenen Verhaltens an die Anforderungen der Umwelt (Akkomodation), und durch die Anpassung der Umwelt an die eigenen Bedürfnisse (Assimilation) erreicht wird. Dieses Prinzip der handelnden Auseinandersetzung mit der Umwelt und der sensomotorischen Intelligenz ist in der Sportwissenschaft aufgegriffen worden (vgl. z.B. Scherler, 1975; Schilling, 1981). Die Kritik an diesem Ansatz liegt vor allem darin, dass die Umwelt als inaktiv und weitestgehend stabil angesehen wird (vgl. Hurrelmann, 1986).

Die Kernannahme interaktionistischer Theorien besagt, dass Individuum und Umwelt ein Gesamtsystem bilden, indem sowohl die Person als auch Umwelt aktiv und in Veränderung begriffen sind (vgl. Oerter/ Montada 2002, 5). In der Person-Umwelt Interaktion findet somit einen gegenseitige Beeinflussung statt, in der der Mensch lebenslang einbezogen ist (vgl. Baur 1994, 29).

In dieser Arbeit wird von diesem interaktionistischen Modell ausgegangen, denn bezogen auf die motorische Entwicklung liegt der Vorteil einer interaktionistischen Betrachtungsweise in der Einbeziehung der verschiedenen entwicklungsbestimmenden Faktoren. Bei motorischen Auffälligkeiten muss daher die komplexe Interaktion von Umwelt und Individuum, z.b. kritische Lebensereignisse wie der Übergang von Kindergarten zur Schule, (vgl. Singer/ Bös 1994, 21ff) zur Erklärung berücksichtigt werden.

Die Bedeutung der motorischen Entwicklung für die Entwicklung der Persönlichkeit wird in der sportwissenschaftlichen Forschung in der Verbundenheit von Wahrnehmung und Bewegung, Denken und Fühlen gesehen. In und durch Bewegung setzt sich der Mensch handelnd mit seiner materiellen und sozialen Umwelt auseinander (vgl. Zimmer 1981,11).

Wir kennen verschiedene Arten der Bewegung wie Laufen, Essen, Malen oder Fußballspielen. Aber auch Gefühle verstehen wir als „innere Bewegung". Es sind also zwei Komponenten zu betrachten: Bewegung als körperliche Betätigung und zugleich als Ausdruck menschlicher Gefühle.

An der menschlichen Motorik sind immer auch sensorische, kognitive und motivationale Prozesse beteiligt, unterschiedliche Subsysteme arbeiten zusammen (vgl. Singer/ Bös, 1994). „Dieser Prozess der Entwicklung von (Basis)Fertigkeiten und Fähigkeiten, der durch innerorganismische Reifungsprozesse ebenso gefördert wird wie durch Anregungen der sozialen und dinglichen Umwelt, führt zu Handlungskompetenzen..." (Hurrelmann, 1989, 24).

Über Bewegung erhält das Kind aus seiner Umwelt Informationen „aus dem materialen als auch aus dem personalen Bereich. Im Miteinander mit Personen seiner Umwelt bauen sich soziale Fähigkeiten und Verhaltensweisen auf." (Dordel 1991, 138) Die motorische Entwicklung nimmt Einfluss auf die Ausbildung der emotionalen Persönlichkeit des Kindes. Erfolgs- und Misserfolgserlebnisse im motorischen Bereich sind für die Gesamtentwicklung des Kindes von wesentlicher Bedeutung.

Durch körperliche Bewegung lernen Kinder ihren Körper einzuschätzen und erfahren was körperliche Leistungsfähigkeit bedeutet. Gleichzeitig kann durch regelmäßige körperliche Bewegung Wohlbefinden ausgelöst und Gesundheit gefördert werden (vgl. Hurrelmann, 2003).

Zunächst wird auf die Bedeutung der Motorik für die körperliche Entwicklung (vgl. 2.1.1) eingegangen, in einem Exkurs zur Bedeutung der Wahrnehmung wird die enge Verbundenheit von Wahrnehmung und Bewegung dargestellt. Es schließen sich Überlegungen zur Bedeutung der Bewegung für die kognitive (vgl. 2.1.2) und sozialemotionale (vgl. 2.1.3) Entwicklung an.

2.1.1 Körperliche und motorische Entwicklung

Die motorische Entwicklung ist ein Teilbereich der menschlichen Ontogenese und wird als lebenslanger Prozess beschreiben, sie „... bezieht sich auf die lebensalterbezogenen Veränderungen der Steuerungs- und Funktionsprozesse, die Haltung und Bewegung zugrunde liegen" (Singer/ Bös 1994, 19).

Die körperliche Entwicklung weist in den verschiedenen Altersstufen eine unterschiedliche Wachstumsintensität auf (vgl. Weineck 2000, 100). Die Körperhöhe verdoppelt sich innerhalb der ersten vier Lebensjahre und das Geburtsgewicht verfünffacht sich. Bis ca. zum 10. Lebensjahr nimmt die Körperhöhe um ca. 5 cm pro Jahr zu, danach nur noch um 1-2 cm jährlich (vgl. Meinel/ Schnabel, 2007).

Die motorische Entwicklung im Säuglingsalter verläuft vorwiegend reifungsbedingt. Zunächst entwickeln sich die zentralnervalen und körperlichen Voraussetzungen, erst dann kann die Erwerbsmotorik entwickelt werden (vgl. Winter/ Roth, 1994). Besonders unter dem Aspekt der Bewegungsförderung ist zu betonen, dass es sich hierbei nicht nur um einen Reifungsprozess handelt, sondern dass Kind und Umwelt, im Sinne einer interaktionistischen Betrachtungsweise, ein Gesamtsystem bilden, in dem sich das Kind aktiv mit der materialen und sozialen Umwelt auseinandersetzt und auch die Umwelt aktiv und in Veränderung begriffen ist (vgl. Oerter/ Montada 2002, 5; Scheid, 1994).

Eine Einteilung der physiologischen Entwicklungsprozesse in einzelne Phasen bzw. Altersstufen, wurde von Winter und Roth (1994) vorgenommen. Diese Klassifizierung in Durchschnittswerte vernachlässigt allerdings die interindividuellen und intraindividuellen Entwicklungsunterschiede und kann daher nur als Orientierungshilfe gesehen werden. In den biogenetischen Entwicklungskonzeptionen (vgl. Möckelmann/ Schmidt, 1952/1981; Neumann, 1964; Remplein, 1969), wird von aufeinanderfolgenden, irreversiblen Entwicklungsphasen ausgegangen und die Person-Umwelt Interaktion bleibt unberücksichtigt. In der heutigen, interaktionistischen Sichtweise, wird von einer kontinuierlichen Entwicklung statt einer Entwicklung in Schüben oder Phasen ausgegangen. In der Person-Umwelt Interaktion findet somit einen gegenseitige Beeinflussung statt, in die der Mensch lebenslang einbezogen ist (vgl. Baur 1994, 29).

Trotz dieser individuellen Entwicklungsunterschiede, werden für die motorische und perzeptionelle Entwicklung sogenannte Entwicklungsprinzipien beschrieben, die nach einer bestimmten Reihenfolge ablaufen. Bierhoff-Alfermann (1986) sowie Oerter und Montada (2002) beschreiben diese Entwicklungsprinzipien mit den Begriffen Differenzierung, Zentralisation bzw. Integration und sachimmanente Entfaltungslogik.

Mit dem Begriff der Differenzierung wird das Entwicklungsprinzip vom Allgemeinen zum Speziellen bzw. vom Einfachen zum Komplexen beschrieben, wie es bspw. in der Entwicklung von ungerichteten Massenbewegungen des Neugeborenen zu komplexen Bewegungen deutlich wird (vgl. Winter, 1994).

Die motorische Aktivität des Ungeborenen kann schon im 4./5. Schwangerschaftsmonat nachgewiesen werden. Beim Neugeborenen sind neben den zufälligen und ungerichteten Bewegungen auch vegetative und motorische Reflexe zu beobachten. Die Reflexmotorik des Neugeborenen, die zunächst der Sicherung des Überlebens dient (Saugreflex), wird ungefähr ab dem 4. Lebensmonat von zunehmend koordinierter Motorik wie Greifen, Aufrichtung und verschiedenen Formen der Fortbewegung abgelöst (vgl. Dordel 1991,112; Kopelmann, 2000).

Mit dem Begriff der Zentralisation bzw. der Integration, ist die Integration der Bewegungen in einen Gesamtplan gemeint. Das Kind kann nun eigene Bewegungen willentlich planen und steuern, denn die angeborenen Automatismen werden zunehmend von kontrollierten Bewegungen abgelöst, die vom Großhirn gesteuert werden. Bierhoff-Alfermann (1986) nennt beispielhaft die Entwicklung des gezielten Greifens, welche die Koordination der motorischen Bewegung mit dem optischen System erfordert.

Der Begriff der sachimmanenten Entfaltungslogik beschreibt das Prinzip einer logischen Reihenfolge der Entwicklungsschritte. Der nächsthöhere Entwicklungsabschnitt baut immer auf dem vorhergehenden Entwicklungsabschnitt auf, eine Weiterentwicklung kann nur auf dieser Grundlage erfolgen (vgl. Heckhausen, 1965). Diese

Differenzierung, Zentralisation/Integration des Bewegungsverhaltens erfolgt nach bestimmten Gesetzmäßigkeiten.
Nach dem Prinzip der Entwicklungsrichtungen verläuft die motorische Entwicklung des Kindes in festgelegte Richtungen. Erste kontrolliert motorische Bewegungen vollziehen sich vom Kopf zu den Beinen (cephalo-caudale Entwicklungsrichtung). Die Kontrolle rumpfnaher Muskelgruppen gelingt eher als die der rumpffernen Muskelgruppen (proximo-distale Entwicklungsrichtung) (vgl. Gabbard, 2000). Kommt es zu Abweichungen einzelner Entwicklungsschritte, sind negative Folgen bezüglich der Entwicklung zu erwarten (vgl. Ayres, 2002; Brand et al., 1997; Kesper/ Hottinger, 1993).
Beispielsweise entwickelt sich die Vernetzung der Nervenzellen des Zentralnervensystems bis zum Alter von drei Jahren besonders intensiv (vgl. Weineck, 2000). Durch vielfältige Förderreize kann diese Vernetzung unterstützt werden, durch das Fehlen entsprechender Reize kann die Vernetzung in ihrer funktionellen Ausreifung jedoch gestört werden (vgl. Pickenhain 1979, zit. n. Weineck, 2000, 103). Entwicklungsverzögerungen können durch fehlende Bewegungsanregungen im motorischen und sozialen Bereich entstehen. Vielfältige Bewegungsangebote hingegen können die motorische Entwicklung positiv beeinflussen.
Nach dieser Darstellung der Entwicklungsprinzipien sollen nun einzelne Aspekte der motorischen Entwicklung im Vorschul- und Grundschulalter aufgeführt werden. Das Vorschulalter wird auch als Phase der Vervollkommnung vielfältiger Bewegungsformen und Aneignung erster Bewegungskombinationen bezeichnet (vgl. Wolff, 2000). In diesem Alter, vom Ende des dritten bis zum 6./7. Lebensjahr, steigt das quantitative Leistungsvermögen. Kinder im Vorschulalter vervollkommnen ihre Bewegungsformen und erlernen erste Bewegungskombinationen, meist in Verbindung mit Gehen oder Laufen (vgl. Dordel 1991,112; Meinel/ Schnabel 2007).
Aus dem Gehen wird das Laufen und Springen entwickelt. Weitere Bewegungsformen wie Kriechen, Schieben, Tragen etc. sowie erste Versuche des Werfens und Fangens kommen hinzu. In dieser Entwicklungsphase wird das Kind in seinen motorischen Aktivitäten selbstständiger und es können sich erste Unterschiede zwischen trainierten und untrainierten Kindern zeigen, denn die Entwicklung von der Grobform zur Feinform von Bewegungsabläufen ist nur durch häufiges Üben möglich (vgl. Wolff, 2000; Meinel/ Schnabel, 2007). Bewegungsabläufe können jetzt zunehmend variabel gestaltet und eingesetzt werden. In diesem Alter können bereits grundlegende sportspezifische Techniken wie z.B. im Schwimmen, Gerätturnen oder Skilauf erlernt werden (vgl. Meinel/ Schnabel, 2007). Hirtz fasst zusammen, dass die koordinativ-motorische Entwicklung in diesem Alter „auf der Grundlage und in Abhängigkeit von biotischen Eigenschaften, Strukturen und Funktionen und sozialen Einflüssen und Bedingungen im Vorschulalter äußerst dynamisch und bereits sehr differenziert verläuft" (Hirtz 1994, 217). Die Weiterentwicklung der kindlichen Bewegungsformen äußert sich vor allem als schnelle quantitative Leistungssteigerung, als deutliche Qualitätsverbesserung und als beträchtliche Zunahme der variablen Verfügbarkeit der Bewegungsformen (vgl. Meinel/ Schnabel, 2007). Die motorische Entwicklung der Vorschulkinder wird vor allem durch das starke Bewegungsbedürfnis (vgl. Winter, 1994) der Kinder unterstützt.
Im Alter von 6 Jahren wird die Grundstruktur und der Bewegungsrhythmus bei komplexen Bewegungsabläufen in der Regel noch nicht beherrscht. Es kommt noch zu unökonomischen Nebenbewegungen der Extremitäten.Durch unterschiedliche

Spielformen werden erste soziale Kompetenzen wie Rücksichtnahme, Zielstrebigkeit und Konzentrationsfähigkeit trainiert. Bedeutsam sind auch die Fortschritte im Spracherwerb und der intellektuellen Fähigkeiten, die es dem Kind ermöglichen, sich gezielt mit der Umwelt auseinander zusetzen (vgl. Wolff, 2000).

Das frühe Kindesalter, oder Vorschulalter, kann somit zusammenfassend als eine Phase der schnellen motorischen Entwicklung bezeichnet werden, in der eine Vervollkommnung vielfältiger Bewegungsformen und die Aneignung erster Bewegungskombinationen erfolgt. Zudem bringen die Kinder ein ausgeprägtes Spiel- und Bewegungsbedürfnis und eine Steigerung der Zielstrebigkeit, Beharrlichkeit und Konzentrationsfähigkeit mit (vgl. Winter, 1987). Das Kindergartenkind entwickelt sich, zwischen dem fünften und siebten Lebensjahr, zum Schulkind womit somatische und psychische Veränderungen einhergehen. Das Alter zwischen dem 7. und 10. Lebensjahr wird als mittleren Kindesalter oder frühes Schulkindalter bezeichnet. Biologisch wird die Umstrukturierung des Körpers durch den ersten Gestaltwandel geprägt (vgl. Zeller, 1957). Die Kinder entwickeln sich vom Kleinkindtyp mit einem relativ großen Kopf, starkem Rumpf und kurzen Extremitäten, zum schlankeren und harmonischer wirkenden Schulkindtyp (vgl. Meinel/ Schnabel, 2007).

Nickel/ Schmidt-Denter (1991, 206) berücksichtigen den psychosozialen Aspekt des Schuleintritts (veränderter Tagesablauf, geistige Beanspruchung, Veränderung des sozialen Umfelds). Der Schuleintritt führt zu erheblichen Veränderungen im Leben eines Kindes. Das freie Spiel in der Freizeit rückt in den Hintergrund, schulische Pflichten und konzentriertes Arbeiten nehmen einen großen Teil der Zeit in Anspruch.

In dieser Zeit werden die kindlichen Bewegungen kraftvoller und in ihrem räumlichen Umfang größer. Bewegungsstruktur, Bewegungsrhythmus, Bewegungskopplung und Bewegungselastizität verbessern sich. Winter (1987) stellt fest, dass die Variationsbreite der Bewegungsausführung bei jüngeren Schulkindern sowohl inter- als auch intraindividuell sehr groß ist und beschreibt, dass vor allem bei ungeübten Bewegungen noch zahlreiche Nebenbewegungen ausgeführt werden, die sich im zweiten und dritten Schuljahr jedoch deutlich reduzieren (vgl. Winter, 1987).

Bei gezielter Übung, ist in diesem Alter bereits eine verstärkte Differenzierung der Bewegungsformen möglich, z.B. entwickelt sich aus dem Laufen der Sprint oder der Dauerlauf, bei entsprechendem Training können auch komplexe sportliche Techniken erlernt werden (Winter 1987, 316). Unter Differenzierung der Bewegungsformen wird dabei der „Prozess der Herausbildung zweckentsprechender motorischer Lösungsverfahren bis hin zu differenzierten Ausprägung sporttechnischer Fertigkeiten" (Meinel/ Schnabel 2007, 286) verstanden. Die Bewegungserfahrung eines Menschen ist dabei ein entscheidender Faktor für die Entwicklung koordinativer Fähigkeiten. Vielfältiges und wiederholtes Üben sind daher die Voraussetzung für präzise und stabile Bewegungen (vgl. Weineck, 2000).

Im frühen Schulkindalter ist die Lern- und Leistungsbereitschaft groß und die motorische Lernfähigkeit nimmt zu; es wird als Phase schneller Fortschritte in der motorischen Lernfähigkeit bezeichnet und stellt somit ein hervorragendes Lernalter dar. Begründet, wird dies u.a. auch damit, dass der Vestibularapparat eine schnelle funktionelle und morphologische Ausreifung erfährt, sich in diesem Lebensalter die Bewegungskoordination in besonderem Maße steigert, und mit der frühen Reifung des zentralen Nervensystems (ZNS), die den anderen Differenzierungsprozessen weit voraus ist (vgl. Dordel, 1991; Weineck, 1997). Aufgrund der veränderten Körperproportionen, der fortgeschrittenen Entwicklung der sensorischen Analysatoren, der kognitiven Entwicklung und dem Bewegungsdrang im frühen Schulkindalter, entwickeln sich besonders die koordinativen Fähigkeiten in diesem Alter weiter (vgl. Roth/ Winter, 1994).

Im Grundschulalter findet „(...) eine Erweiterung des verfügbaren Repertoires an grundlegenden und sportmotorischen Bewegungen und Techniken sowie qualitativen Veränderungen bereits erworbener Bewegungen, also durch die Vervollkommnung des grundlegenden motorischen Könnens" (Kopelmann 2000, 9) statt. Winter (1987) beschreibt die Entwicklung ausgewählter motorischer Fähigkeiten in diesem Alter, auf die and dieser Stelle nicht näher eingegangen werden kann.

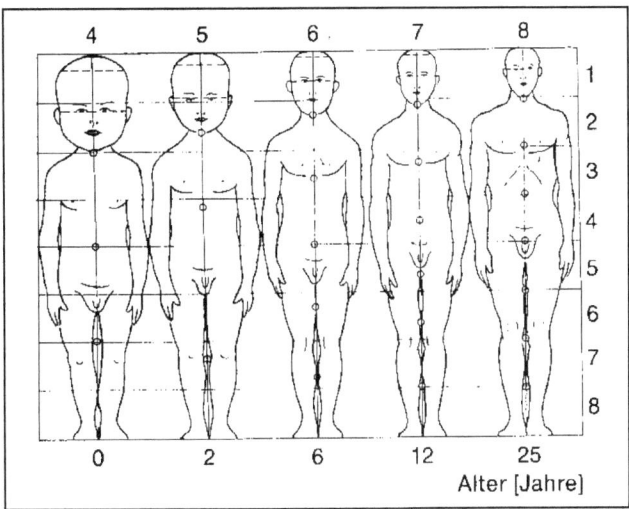

Abb. 1: Altersabhängiges unterschiedliches Verhältnis zwischen Kopf und Körperhöhe. Die Zahlen am Oberrand geben an, wie oft die Kopfhöhe in der Körperhöhe enthalten ist (aus: Weineck 1998, 261).

Im frühen Schulkindalter nimmt die der Beweglichkeit der Wirbel-, Schulter- und Hüftgelenke zu. Die Beweglichkeit der Wirbelsäule erreicht mit 8-9 Jahren ihren Höhepunkt. Die Streckfähigkeit in den Schultergelenken und die Abduktionsfähigkeit in den Hüftgelenken können dagegen bereits eine Reduzierung aufweisen (vgl. Weineck, 1998).

Das kardiopulmonale System ist im frühen Schulkindalter bereits sehr leistungsfähig, dies zeigt sich besonders bei körpergewichtsbezogenen Kennwerten wie relativem Herzgewicht, Schlag- und Minutenvolumen. Auch das Zentralnervensystem ist in seinen morphologischen Strukturen bereits voll angelegt und funktionstüchtig, Steigerungen der Funktionseigenschaften sind daher im Wesentlichen beanspruchungsbedingt (vgl. Meinel/ Schnabel, 2007).

Der passive Bewegungsapparat befindet sich dagegen noch im Wachstum; über wachstumsadäquate und vielfältige Belastungsreize sind allerdings auch hier ent-

sprechende Anpassungen möglich. Diese verlaufen im Vergleich zum aktiven Bewegungsapparat langsamer (vgl. Weineck, 2000).
Zu den konditionellen Fähigkeiten gehören Ausdauer, Kraft, Schnelligkeit und Flexibilität, wobei letztere nicht eindeutig der konditionellen bzw. koordinativen Fähigkeiten zuzuordnen ist. Die allgemeine aerobe Ausdauer wird hauptsächlich von der Sauerstoffaufnahme bestimmt, die in engem Zusammenhang mit der Größe des Herzens steht (vgl. Dordel 1991, 128). Folglich steigt sie im Kindes- und Jugendalter mit zunehmender Größe an. Die Verbesserungen der Ausdauerleistungen im Grundschulalter sind hauptsächlich auf eine verbesserte Koordination zurückzuführen, die Trainingseffekte von Ausdauertraining auf das Herz-Kreislauf-System können erst nach der Pubertät als optimal angesehen werden (vgl. Dordel 1991, 128).
Die Kraftzunahme steht im Zusammenhang mit den Wachstumsschüben bzw. der Körpergröße und dem Körpergewicht. Wie auch die Verbesserung der Ausdauer wird eine Verbesserung der Kraft im Grundschulalter auf eine verbesserte Koordination zurückgeführt, die Trainierbarkeit der Muskulatur nimmt mit der Pubertät zu. Die Entwicklung der Schnelligkeit ist abhängig von der dynamischen Kraft der Muskulatur und der Koordination und zum größten Teil anlagebedingt. Die Beweglichkeit ist abhängig von der Gelenkstruktur, vom Umfang der Muskelmasse, der Dehnfähigkeit der Muskulatur, der Sehnen, Bänder, Gelenkkapseln und der Haut und ist in der frühen Kindheit aufgrund der hohen Elastizität der Strukturen des Bewegungsapparates sehr groß (vgl. Dordel 1991, 128). Bezüglich der Entwicklung der konditionellen Fähigkeiten im frühen Kindesalter sind besonders die Anstiege der aeroben Ausdauerfähigkeit, bestimmter Komponenten der Schnelligkeit (Reaktions-, Frequenz- und Aktionsschnelligkeit) und der Schnellkraft zu nennen (vgl. Meinel/ Schnabel, 2007).
Auf die motorische Entwicklung in der Pubertät soll an dieser Stelle nicht weiter eingegangen werden, da dieser Bereich für die vorliegende Untersuchung nicht relevant ist.
In der vorliegenden Arbeit wurde der Aspekt der Wahrnehmung nicht in die Untersuchung einbezogen, ihre Bedeutung für die Persönlichkeitsentwicklung soll dennoch im folgenden Exkurs kurz dargestellt werden, da sie die hier relevanten Persönlichkeitsbereiche entscheidend beeinflusst.

Exkurs: Bedeutung der Wahrnehmung für die Persönlichkeitsentwicklung

Der komplexe Prozess der menschlichen Wahrnehmung und die enge Verbindung zu dessen Bewegung, der in dem Begriff der „Sensomotorik" zum Ausdruck kommt, soll hier verdeutlicht werden. „Wahrnehmung ist nicht nur für die Entwicklung der Motorik von Bedeutung, sondern steht zusammen mit der Motorik am Anfang der kognitiven Entwicklung („Sensomotorische Intelligenz", Piaget 1973) und ist das entscheidende Medium für die Kommunikation, die Sozialentwicklung, die Entwicklung der Emotionalität und auch die Entwicklung der Sprache." (Dordel 1991, 120)
Wahrnehmung und Bewegung sind eng miteinander verknüpft. Sensorische Impulse werden an das Zentrale Nervensystem geleitet, und nur über unsere Bewegungen können wir diesen Input ausdrücken. Aus diesem Hintergrund entstand der Begriff der Sensomotorik. Mit Sensomotorik wird die Funktionseinheit von Input Output, von Reiz und Reaktion, von Wahrnehmung und Handeln" beschrieben (Kiphard 2001, 18). Sensorische Wahrnehmungsfähigkeiten beschreiben verschiedene Leis-

tungsfaktoren, die von verschiedenen Sinnesorganen mithilfe der zugehörigen Sinnesmodalität erbracht werden (vgl. Gibson, 1969; Kemper, 1993). Über die verschiedenen Rezeptoren der Sinnesorgane werden Reize aufgenommen, die als Informationen über afferente Nervenbahnen zum Zentralen Nervensystem (ZNS) im Gehirn weitergeleitet werden. Murch (1978) stellt einerseits die Signale der Wahrnehmung und ihre Eigenschaften als Gegebenheiten der Umwelt, andererseits als Informationsquellen für den Reizspeicher dar. Eine solche ausschließlich durch die Umwelt determinierte Reizung nennt er distale Reizung. Ein distaler Reiz, ist also ein Teil der Umwelt, der die Eigenschaft besitzt, eine Reaktion des Wahrnehmungssystems hervorzurufen (vgl. Gibson 1969). Die distale Reizung wird im Reizspeicher aufgenommen und die physikalischen Eigenschaften werden in eine proximale Reizung übersetzt und löst einen Perzept aus (vgl. Murch 1978, 32). Murch weist bereits darauf hin, dass die Unterscheidung zwischen distaler und proximaler Reizung nicht von allen Wahrnehmungspsychologen akzeptiert wird. Und vielmehr die Ansicht von Helmholtz (1866) geteilt wird, nach der die Elemente des Perzepts in der proximalen Reizung enthalten sind. Die Informationen werden also verarbeitet, selektiert und gespeichert und als Impulse über efferente Nervenbahnen zu den ausführenden Organen geleitet. Werden diese Impulse an die Muskulatur geleitet, hat dies eine Bewegungsantwort zur Folge. Über die Wahrnehmung der Bewegung erfolgt nun auch das „Feed Back" auf diese Reaktion, die wiederum als Sinnesreiz wahrgenommen wird. Wahrnehmung und Motorik bedingen sich gegenseitig (vgl. Dordel 1991, 100).

In der Psychomotorik werden Bewegung und Wahrnehmung als eine Einheit verstanden und von v. Weizsäcker (1947) in einem Regelkreis dargestellt. Der Gestaltkreises weist auf die wechselseitige Bedingtheit von Wahrnehmung und Bewegung hin. Weizäcker geht der Frage nach, welche Ordnung zwischen Ich und Umwelt durch die Wahrnehmung entsteht. Anstelle des Leitungsprinzips der Physiologie (Afferenzen und Efferenzen) betrachtet er das wahrnehmende Subjekt, das eine bestimmte Leistung vollbringt. Die Wahl einer motorischen Leistung bewirkt die Neuorganisation des Gesamtsystems, welches wiederum die Wahrnehmung umorganisiert. Erst in diesem Prozess der wechselseitigen Bedingtheit von Sensorik und Motorik bilden sich das Wahrnehmungsobjekt und das wahrnehmende Objekt aus. Kritikern zufolge vernachlässigt dieses Prinzip physiologische Aspekte sowie eine Trennung zwischen erlebter und nicht-erlebter Welt. Nach dem Theorieverständnis Eleanor Gibsons (1969) ist Wahrnehmung von Anfang an eine komplexe, intermodale Leistung der Person auf der Basis von Bewegungshandlungen.

Wie bereits beschrieben, erfolgt die Aufnahme und Verarbeitung von Reizen durch die Sinnesorgane. Die Wahrnehmungsbereiche und Sinnessysteme lassen sich in die Nahsinne (basale Perzeption), kinästhetisch, taktil und vestibulär, und die Fernsinne (Teleperzeption), die visuelle, auditive, gustatorische und olfaktorische Perzeption, unterteilen (vgl. Loose et al. 1997, 51). Ayres spricht im Zusammenhang mit den Nahsinnen von Basissinnen, durch die der Mensch sein Körperschema entwickelt. „Der Körperbegriff bezieht sich auf die Kenntnis des eigenen Körpers; er beinhaltet das Wissen um die anatomische Gestalt und die Körperfunktion." (Dordel 1991, 105) Der Begriff des Körperkonzepts wird in Kapitel 2.2.3.1 als Dimension des Selbstkonzepts behandelt.

Die Entwicklung der Wahrnehmung wird in der Vorschulzeit einerseits in der zunehmenden Dezentrierung der Wahrnehmung und des Denkens (vgl. Piaget, 1969;

Piaget/ Inhelder, 1986) gesehen und andererseits in einer Verbesserung der Informationsverarbeitungs- und Speicherkapazität (vgl. Oerter/ Dreher, 1995).
Nach dem ersten Lebensjahr erkunden Kinder zunehmend durch eigene Bewegung die Welt. Motorische Fähigkeiten kommen immer mehr ins Spiel und interagieren mit Aspekten der Wahrnehmung. Außerdem gelingt es Kindern nach dem ersten Jahr immer besser, Handlungen zu verinnerlichen, sie intern zu repräsentieren (vgl. Piaget, 1975; Mandler, 1983). Es gelingt aber auch immer besser, Wahrnehmungsinhalte auf Regelhaftigkeiten zu untersuchen und Kategorien zu bilden (vgl. Rollet, 1996). Das Denken im engeren Sinne entwickelt sich – noch mit starker Bindung an die Wahrnehmung. Bis ins Schulalter hinein ist Wahrnehmung, schwer, manchmal auch gar nicht von anderen kognitiven Prozessen zu trennen.

Für die Entwicklung einer differenzierten Wahrnehmungsfähigkeit ist ein handelnder, aktiver Umgang mit den Gegebenheiten, Gegenständen und Objekten der Umwelt ausschlaggebend (vgl. Zimmer/ Circus, 1993). Hierbei kann das Kind umso mehr Kenntnisse über seine Umwelt erwerben, je vielfältiger die materiale Umwelt gestaltet ist und je mehr Handlungsbedingungen variiert werden können (vgl. Zimmer 1993, 39).

Die Selektion von Reizen und die Hinwendung der Aufmerksamkeit gehören zu den Aufgaben der Wahrnehmung, die ebenso von Erfahrungen und Übung abhängig ist wie die Entwicklung der Motorik (vgl. Dordel, 1991). Auch für kognitive Leistungen stellt die Fähigkeit seine Aufmerksamkeit zu lenken eine wichtige Voraussetzung dar. Eine funktionsfähige Wahrnehmung erlaubt dem Menschen aus der Vielfalt der ihn umgebenden Reize, diejenigen auszuwählen bzw. seine Aufmerksamkeit auf solche Reize zu lenken, die für die jeweilige Situation relevant sind. Somit ist die Funktionsfähigkeit der Sinnesorgane und des Zentralen Nervensystems ausschlaggebend für die Wahrnehmungsfähigkeit.

Ist dieser Prozess beeinträchtigt, kommt es zu Wahrnehmungs- und Wahrnehmungsverarbeitungsstörungen, die zu verminderten Handlungs-möglichkeiten führen können. Als Beispiel sei hier die Hyperaktivität genannt, die unter anderem durch eine Beeinträchtigung des Selektionsprozesses erklärt werden kann. Die Wahrnehmung steht am Anfang der kognitiven Entwicklung und ist entscheidend für die Sozialentwicklung, die Entwicklung der Kommunikation, Emotionalität und Sprache.

Jean Ayres gründete 1984 den Behandlungsansatz der Sensorischen Integrationstherapie zur Behandlung von Wahrnehmungs- und Wahrnehmungsverarbeitungsstörungen. Sensorische Integration wird hierbei verstanden als „der Prozess des sinnvollen Ordnens, Verarbeitens und Koordinierens aller sensorischen Reize und Empfindungen sowie als adäquate Antwort in Motorik, Verhalten, Sprache und Schrift" (vgl. Kesper/ Hottinger, 1993).

Das Ziel der Sensorischen Integrationstherapie ist die Verbesserung der Integrationsprozesse auf verschiedenen Ebenen des Nervensystems und der sinnvollen Ordnung von Empfindungen (vgl. Ayres, 2002). Dieses rein funktionelle Konzept auf neurophysiologischer Grundlage rechnet sich selbst dem psychomotorisch-ganzheitlichen Ansatz zu. Fischer kritisiert aber vor allem den Wahrnehmungsbegriff dieses Ansatzes, da die Wahrnehmung nicht als ein Abbild funktionierender Sinnestüchtigkeit bezeichnet werden kann, die automatisch aus einem gezielten Sinnestraining entsteht (vgl. Fischer, 2001) Wahrnehmung bedeutet, nach Fischer, vielmehr eine komplexe Leistung der Person auf der Basis von bedeutungsgebundenen Bewegungshandlungen. Ein ganzheitlicher Ansatz erfordert die Einbeziehung des komplexen Wirkungsgefüges auf die Entwicklung und Förderung der Wahrnehmung. Ayres Ansatz beschränkt sich jedoch auf die funktionelle Sichtweise. Weiterhin ist die als inaktiv angesehene Umwelt an ihrem Ansatz kritisch zu betrachten. Wahrnehmung muss im Sinne einer interaktionistischen Sichtweise als ein Prozess betrachtet werden, in dem innere wie äußere Faktoren eine Rolle spielen.

2.1.2 Kognitive Entwicklung

Die geistige Entwicklung beginnt bereits bei der Geburt und beruht in den ersten Lebensjahren maßgeblich auf Wahrnehmungs- und Bewegungserfahrungen. Kinder eignen sich ihre Umwelt überwiegend über ihre Sinne, ihre unmittelbaren Handlungen, ihren Körper an. Besonders den ersten Lebensjahren wird eine besondere Bedeutung für die Entwicklung des Gehirns zugeschrieben, jedoch wird betont, dass das Gehirn noch lebenslang Veränderungen unterliege (vgl. Zimmer 2004, 27ff).

Der Schweizer Jean Piaget (1896-1980) gilt als Begründer der „kognitiven Entwicklungstheorie", die den Prozess der Interaktion des Kindes mit seiner Umwelt beschreibt. Piaget widmet sich in erster Linie der Darstellung kognitiver Entwicklungsprozesse. Nach Piaget (1973) kann sich die Intelligenz des Kindes nur dann entwickeln, wenn es sich handelnd mit Objekten aus seiner Umwelt auseinandersetzt, denn über die praktische Bewältigung von Situationen lernt das Kind deren theoretische Beherrschung. Wissen wird also durch Handlung erworben, es wird „konstruiert". Piaget (1969) misst der sensomotorischen Entwicklungsphase im Hinblick auf die kognitive Entwicklung eine grundlegende Bedeutung bei (vgl. auch Kapitel 3.3). Das kindliche Handeln ist nach Piaget (1969) die Voraussetzung für begriffliches Denken. Durch sensomotorische Erfahrungen wird symbolisches und anschauliches Denken möglich, woraus wiederum konkrete Denkoperationen entwickelt werden (vgl. Piaget/ Inhelder, 1978). Durch vielfältige Bewegungsaktivitäten werden Anpassungsreaktionen im Zusammenspiel von Nervensystem und Bewegungsapparat der Kinder erforderlich. Durch diese Anpassungsreaktionen wird das Gehirn weiter vernetzt und organisiert (vgl. Zimmer, 1993).

Diese konstruktivistische Sichtweise versteht Entwicklung als aktiven Prozess in der Auseinandersetzung mit der Umwelt. Der Mensch empfängt also nicht nur passiv Umweltreize, sondern er wird als ein denkendes und handelndes Wesen gesehen (Montada 1987, 460).

Piaget versteht Intelligenz als ein System von geistigen Handlungen, das zunehmend beweglichere und stabilere Strukturen bildet und ein Gleichgewicht zwischen Umweltanforderungen und geistigen Aktionsmöglichkeiten anstrebt. Als Ausdruck von Intelligenz kann demnach das aktive Streben nach Wissen und das Integrieren von Wissen in die vorhandene Wissensstruktur verstanden werden (vgl. Piaget, 1973). Viele Dinge, die für uns selbstverständlich sind, lernen Kinder im Laufe ihrer Entwicklung durch Bewegung, indem sie sich aktiv handelnd mit ihrer Umwelt auseinandersetzen, neue Eindrücke aus der Umwelt wahrnehmen und sie verarbeiten.

Nach Piaget haben die sensomotorischen Erfahrungen in den ersten Lebensjahren eine grundlegende Bedeutung für die Entwicklung der Intelligenz. Piaget beschreibt fünf Stufen der kognitiven Entwicklung, die aufeinander aufbauen (Piaget/ Inhelder 1986, 15). Er misst in seiner Theorie den sensomotorischen Erfahrungen in den ersten Lebensjahren eine grundlegende Bedeutung für den Aufbau des logi-

schen Denkens bei und liefert somit die Begründung für die Wichtigkeit einer Bewegungsförderung im Kindesalter (vgl. Abb. 2).
Die sensomotorische Periode (1.-2. Lebensjahr) ist durch eine enge Verknüpfung zwischen Wahrnehmung und Bewegung gekennzeichnet. In der Phase des symbolischen oder vorbegrifflichen Denkens (2.-4. Lebensjahr) entwickelt das Kind seine Vorstellungskraft und lernt Symbole und Formen voneinander zu unterscheiden. In der dritten Phase des anschaulichen Denkens (4.-7. Lebensjahr) kann das Kind Begriffe bilden, die allerdings nur anschaulichen Charakter besitzen. In der Phase der konkreten Denkoperationen (ab dem 7. Lebensjahr) hängt die geistige Handlung nicht mehr von den realen Gegebenheiten der Außenwelt ab. Zur Problemlösung können verschiedene Aspekte berücksichtigt werden. Ab ca. 11 Jahren, in der Phase der formalen Denkoperationen läuft Prozess des Denkens in Form theoretischer Überlegungen ab. Annahmen brauchen nicht mehr anhand der äußeren Realität überprüft werden (vgl. Piaget/ Inhelder 1986, 13ff).

Alter	Stadium	Beschreibung
Geburt - ca. 2. Lebensjahr	sensumotorisch	Hauptmerkmale dieses Stadiums sind die Koordination sensorischer Wahrnehmung und einfachen motorischen Verhaltens. Der Säugling lernt die Welt durch seine eigenen Handlungen kennen. Er begreift, daß es eine äußere Welt mit gewissen Gesetzmäßigkeiten gibt, und beginnt, mit dieser gezielt zu interagieren. Das Stadium endet mit dem Beginn des Denkens und dem Einsetzen der Sprache.
Ca. 2. - 7. Lebensjahr	präoperational	Die Kinder verstehen, daß Symbole die Realität repräsentieren können und benutzen Vorstellungsbilder, Worte und Gesten. Gegenstände und Ereignisse müssen nicht länger tatsächlich vorhanden oder wahr sein, um über sie nachdenken zu können. Ihr Egozentrismus macht es den Kindern noch schwer, den Blickwinkel anderer einzunehmen. Sie lassen sich leicht vom äußeren Anschein täuschen und irren sich häufig in Hinblick auf Ursachenbeziehungen.
Ca. 7. - 11. Lebensjahr	konkret-operational	Das Grundschulkind kann bereits logisch über *konkrete* Probleme im "Hier und Jetzt" nachdenken. Es ist fähig, im Geiste zu kombinieren, zu trennen oder zu ordnen. Die Dinge, über die es nachdenkt, müssen nicht mehr vorhanden sein. Kinder in diesem Stadium führen mentale Operationen mit konkreten, greifbaren Gegenständen durch, jedoch noch nicht mit abstrakten Aussagen.
Ca. 11. Lebensjahr und älter	formal-operational	In diesem Stadium wird die Fähigkeit erworben, über alle logischen Beziehungen eines Problems systematisch nachzudenken. Die Jugendlichen zeigen Interesse an abstrakten Idealen und können über komplexe hypothetische Probleme, wie sie besonders im Rahmen wissenschaftlichen Denkens auftreten, nachdenken.

Abb. 2: Stadien der kognitiven Entwicklung nach Piaget (aus: Petermann et al. 1998, 147)

In der ersten Periode baut das Kind die Gesamtheit der kognitiven Strukturen auf. Piaget hält diese Periode für außerordentlich wichtig, da „das Kind auf dieser Stufe die Gesamtheit der kognitiven Substrukturen aufbaut, die als Ausgangspunkt für seine späteren perzeptiven und intellektuellen Konstruktionen dienen" (Piaget/ Inhelder 1986, 15).

Wahrnehmungsvorgänge und motorische Handlungen sind in dieser Periode eng verbunden. Kinder können mit fortschreitendem Alter immer komplexere Situationen bewältigen. Sie verändern entweder ihre Lernstruktur und passen sich so ihrer Umwelt an oder Kinder passen die Umweltgegebenheiten ihren Möglichkeiten an. Der Mensch macht also die Umweltverhältnisse für sich passend. Diese Vorgänge bezeichnete Piaget als „Assimilation" und „Akkomodation" – zwei sich ergänzende Vorgänge, zwischen denen das Kind ständig wechselt (Piaget/ Inhelder 1975,16).

Zimmer (1981) veranschaulicht diese Prozesse anhand des kindlichen Umgangs mit einem Ball. Die erste Erfahrung des „Ball prellens" wird ein Kind mit unterschiedlichen Bällen weiter ausprobieren. Dies geschieht nach Piaget um den Gegenstand zu „verstehen". Ein Medizinball, wird so mit den bekannten Mitteln erkundet. Unter Assimilation versteht Piaget also eine Angleichung der Umwelt an das Individuum. Erkennt das Kind, dass sich das „Ball prellen" nicht für das Spiel mit dem neuen Gegenstand eignet, muss das vorhandene Schema modifiziert und auf die neuen Bedingungen abgestimmt werden (vgl. Zimmer 1981, 13-14). Die Akkomodation meint also die Angleichung des Individuums an die Bedingungen der Umwelt (Piaget/ Inhelder 1975, 16f).

2.1.3 Sozial-emotionale Entwicklung

Die gesellschaftlichen Veränderungen und die damit verbundenen Einschränkungen des Bewegungsalltags, die bereits in Kapitel 1 herausgearbeitet wurden, haben ebenfalls Auswirkungen auf das soziale Leben der Kinder heute. Besonders in der Schule wird die Forderung nach einer verstärkten Förderung der sozialen Kompetenzen immer deutlicher (vgl. Pühse, 2002).

Jerusalem und Klein-Heßling (2002) nennen fünf Merkmalskategorien hinsichtlich sozialer Kompetenzen, die für Kinder und Jugendliche bedeutsam sind: die Fähigkeit zur Bildung positiver Beziehungen zu Gleichaltrigen, wie z.B. Hilfe anzubieten; Selbstmanagementkompetenzen, wie z.B. Ärger zu kontrollieren; akademische Kompetenzen, wie z.B. Instruktionen aufzunehmen; kooperative Kompetenzen, wie z.B. soziale Regeln zu akzeptieren und Durchsetzungsfähigkeit, wie z.B. Gespräche initiieren zu können (vgl. Jerusalem/ Klein-Heßling 2002, 164).

Zimmer (2004) hat fünf soziale Grundqualifikationen zusammengestellt, die in Bewegung und Spiel erworben werden können. Sie nennt soziale Sensibilität, Regelverständnis, Kontakt- und Kooperationsfähigkeit, Frustrationstoleranz sowie Toleranz und Rücksichtnahme.

Durch Bewegung mit anderen Kindern entstehen vielfältige Situationen, um den Umgang mit anderen zu üben. Bei Bewegungsspielen lernen Kinder Rollen einzunehmen, mit und gegeneinander zu spielen, sich mit anderen abzusprechen, Regeln aufzustellen und einzuhalten. In den Umgangsformen untereinander ahmen sie oft ihre Mitmenschen nach und orientieren sich an deren Umgangsformen (vgl. Zimmer 2004, 27ff). Sie gewinnen die Einsicht, selbst etwas zu können (z.B. neue Spielideen) und umzusetzen. „Die körperliche Leistungsfähigkeit spielt eine wichtige Rolle für das soziale Ansehen, das Kinder in der Gruppe der Gleichaltrigen genießen." (Zimmer/ Circus 2003, 20). So hat eine motorische Leistungsschwäche häufig Ablehnung und Prestigeverlust in der Bezugsgruppe zur Folge (vgl. Zimmer/ Circus 2003).

Im Vorschulalter legen Kinder immer mehr Wert darauf ihre Freunde und feste Spielpartner selbst auszuwählen. Langsam entwickeln sie die Fähigkeit sich in andere hineinzuversetzen. Ungefähr ab dem 6. Lebensjahr können Kinder die Perspektive

wechseln und das eigene Handeln aus der Perspektive des anderen reflektieren (vgl. Zimmer 1993, 34).
Petillon (1983) befasst sich mit den sozialen Interaktionen in der Grundschulzeit, die für Gleichaltrige an Bedeutung gewinnen. Die Gleichaltrigengruppe hat für bestimmte Verhaltensweisen Modellwirkung und ermöglicht die Erfahrung, dass andere Menschen die Welt anders wahrnehmen als man selbst. Außerdem bietet sie einen sozialen „Erprobungsraum". Positive Erfahrungen in der Gruppe können zu Schulerfolg und einem hohen Selbstwertgefühl führen (vgl. Petillon, 1983). Aus diesen Ausführungen wird deutlich, „Kinder brauchen Kinder, um in eine soziale Gesellschaft hineinwachsen zu können" (Zimmer 1993, 32). Durch Bewegungsaktivitäten können Situationen geschaffen werden in denen soziale und emotionale Lernprozesse angestoßen werden. Gemeinsame Aktivität und Bewegung in der Gruppe erfordert Kooperation und Konfliktlösung, Regelverständnis und Toleranz, Umgang mit Misserfolg und Integration (vgl. Zimmer, 1993; Balz et al., 2003).

Zusammenfassend kann gesagt werden, dass die Bedeutung der Motorik für die Persönlichkeitsentwicklung im kognitiven Bereich in der erforschenden Aneignung der Umwelt durch Bewegung gesehen wird. Auf vielfältigen Wahrnehmungs- und Bewegungserfahrungen beruht die geistige und motorische Entwicklung, die ihrerseits die Grundlage körperlichen, seelischen und sozialen Wohlbefindens darstellt. Im Bereich der sozial-emotionalen Entwicklung bietet Bewegung ein Übungsfeld für soziale Umgangsformen und eine gute körperliche Leistungsfähigkeit hat Auswirkungen auf das soziale Ansehen. Durch Bewegung lernen wir unsere Gefühle auszudrücken, entwickeln ein Selbstbild bzw. Einstellungen zu unserem Körper. Durch Bewegung kann auch die emotionale Entwicklung von Kindern gefördert werden. Kinder lernen durch Bewegung, Gefühle wie Freude oder Wut zu zeigen, die sich schon in der Körperhaltung zeigen. Durch Bewegung lernen Kinder außerdem Gefühle wie Erschöpfung und Anspannung kennen.

Im folgenden Kapitel soll nun die Bedeutung des Selbstkonzepts für die Persönlichkeitsentwicklung herausgearbeitet werden.

2.2 Selbstkonzept und Persönlichkeitsentwicklung

In Bezug auf die Persönlichkeitsentwicklung hat das Selbstkonzept eine weitere entscheidende Bedeutung, denn das Selbstkonzept ist die Grundlage einer effektiven Handlungsfähigkeit.

Das Selbstkonzept entwickelt sich im Laufe unserer Sozialisation aus unseren Interaktionen mit der Umwelt und aus verschiedenen Vorstellungen und Erfahrungen über uns selbst. Es hat entscheidenden Einfluss darauf, wie wir mit schwierigen Situationen umgehen, ob wir sie als Herausforderung oder als unüberwindbares Problem erleben.

In Anlehnung an Haußer (1995) wird unter dem Begriff „Selbstkonzept" die kognitive Komponente von Identität, dem Kern der Persönlichkeit, verstanden. Es ist das aus Erfahrungen gespeicherte Wissen über uns selbst; die geordnete Menge aller im Gedächtnis gespeicherten selbstbezogenen Informationen (vgl. Shavelson/ Bolus, 1982).

„Das Selbstkonzept umfasst beim Menschen das hierarchisch geordnete System seiner Wertvorstellungen und Selbstwertgefühle. Es dient der Regulation der Handlungen und stellt sowohl die bewusste und unbewusste Repräsentation von Erfahrungen mit sich selbst in der Biographie eines Individuums dar als auch seine zukunftsorientierten Erwartungshaltungen." (Eggert et al. 2003, 14f)

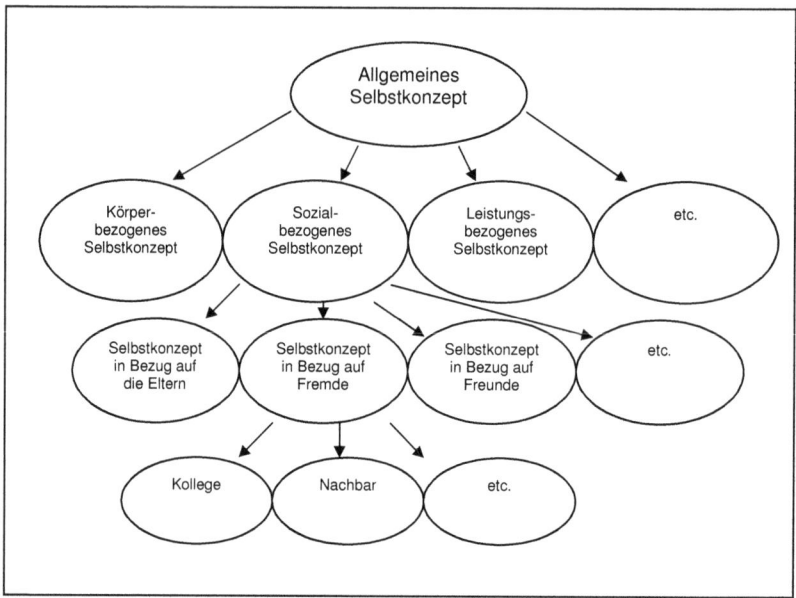

Abb. 3: Beispiel eines mehrdimensionalen, hierarchischen Selbstkonzept-modells (modifiziert nach Byrne 1996; Hubner/ Stanton, 1976)

Epstein löst das Problem ob von einer oder mehreren Selbstkonzepten gesprochen werden kann, mit der Annahme dass Selbsttheorien zugleich differenziert und integriert sind. Somit sind viele einzelne Selbstkognitionen einem übergreifenden Selbstsystem eingegliedert (vgl. Epstein 1979, 32).

Die verschiedenen Theorien über sich selbst und über die Umwelt stellen die Realitätstheorie einer Person dar. Diese Theorie dient insbesondere drei Funktionen: der Assimilation von Erfahrungsdaten und der Erlangung einer günstigen Lust-Unlust-Balance sowie der Aufrechterhaltung der Selbstwertschätzung (vgl. Epstein 1979, 42).

In der vorliegenden Arbeit wird von einem mehrdimensionalen und hierarchisch geordneten Selbstkonzeptmodell ausgegangen (vgl. Abb. 3).
Die hinter diesem Modell stehende theoretische Annahme geht von einem übergeordneten allgemeinen Selbstkonzept aus, welches wiederum bereichsspezifische Selbstkonzepte umfasst, die als eigenständige Konstrukte aufgefasst werden können, sich aber auch gegenseitig beeinflussen (vgl. Byrne, 1996). Das globale Selbstkonzept gilt als stabiler gegenüber den hierarchisch darunter liegenden spezifischen Selbstkonzepten. Shavelson, Hubner und Stanton (1976) erarbeiteten ein hierarchisches Selbstkonzeptmodell, welches schulische und nicht-schulische Selbstkonzepte in eine mehrdimensionale Ordnung brachte. Ausgehend von einem globalen Selbstkonzept werden die untergeordneten Konzepte immer differenzierter.

2.2.1 Komponenten des Selbstkonzepts

Das Selbstkonzept besteht aus einer kognitiven (Selbstbild) und emotional-affektiven Komponente (Selbstwertgefühl). „Das Selbstbild beinhaltet das Wissen über sich selbst, z.b. das eigene Aussehen, die Fähigkeiten, Stärken etc. Demgegenüber steht das Selbstwertgefühl bzw. die Selbstwertschätzung, die die Bewertung der eigenen Person umfasst (...)" (Zimmer 2000, 52). Damit beinhaltet das Selbstkonzept Informationen zur eigenen Person aus unterschiedlichen Lebensbereichen. Hierzu gehören Informationen über den eigenen Körper (Körperselbst), über eigene Fähigkeiten (aktives Selbst), über soziale Eigenschaften (soziales Selbst) und über eigene Motive und Gedanken (psychologisches Selbst) (vgl. Resch, 1999).

Das Körperselbst wird über körperliche Fähigkeiten und Attribute wie Größe, Alter, Geschlecht und Aussehen definiert. Besonders in der Pubertät wird das Körperselbst stark durch die Normen in der Gleichaltrigengruppe geprägt (vgl. Blanz et al., 2006). Das aktive Selbst, definiert sich aus aktiven Handlungen heraus. Im Schulalter definiert sich das Kind beispielsweise stark durch Fertigkeiten und Fähigkeit im Vergleich zu anderen (vgl. Resch et al., 1999).

Das soziale Selbst formiert sich im Vorschulalter im Kontext der Einflüsse bestimmter Gruppen (Familie, Gleichaltrige). Im späten Grundschulalter setzt sich das Kind mit seiner Wirkung auf andere auseinander (vgl. Blanz et al., 2006; Resch et al., 1999).

Das psychologische Selbst entsteht im Vorschulalter aus Gefühlen, die dem Kind von seinen Bezugspersonen entgegengebracht werden. Im Grundschulalter lernt das Kind, dass eigene Leistungen zu positiven oder negativen Reaktionen von Bezugspersonen führen. Bis zum frühen Grundschulalter wird das Selbstkonzept von externen Faktoren bestimmt, im Jugendalter gewinnen dann eigene Vorstellungen an Bedeutung (vgl. Blanz et al., 2006; Resch et al., 1999).

2.2.2 Das Selbstkonzept nach Epstein und Filipp

Bisher kann man von keiner einheitlichen und umfassenden Theorie zum Selbstkonzept sprechen (vgl. Filipp, 1993). Dies zeigt sich auch in der Begriffsvielfalt zur Beschreibung des Selbstkonzepts. Verschiedene Begriffe werden hier synonym gebraucht, wie z.B. Selbstbild, Selbstschema, Selbstmodell, Selbsttheorie (vgl. Eggert et al., 2003). In diesem Kapitel sollen die Integrative Persönlichkeitstheorie nach Epstein und die Informations- und handlungsorientierte Persönlichkeitstheorie nach Filipp kurz dargestellt werden, da sie für das Persönlichkeitskonzept der Psychomotorik grundlegend sind.

In beiden Theorien wird der Mensch als naiver Theoretiker gesehen, der eine Theorie über sich selbst entwickelt und seine Erfahrungen in konzeptionellen Systemen organisiert. „Menschen verfügen über kognitive Repräsentationen ihrer eigenen Person, indem sie selbstbezogene Informationen im Gedächtnis gespeichert haben" (Filipp 1984, 148). In der handlungsorientierten Persönlichkeitstheorie nach Filipp bildet sich das Selbst handlungsgebunden und interaktiv heraus; somit erhält das Selbstkonzept seine besondere Bedeutung für die Persönlichkeitsentwicklung in der Psychomotorik. Die aktuelle Selbstkonzept-Forschung basiert auf der Annahme, dass der Mensch die Fähigkeit besitzt, sich selbst zu beobachten und wahrzunehmen und zwischen seinen Beobachtungen und Wahrnehmungen und seiner Person eine angemessene Verbindung herzustellen (vgl. Filipp, 1984). „Die Selbstschemata werden angesichts konkreter Situationen und Handlungskontexte (...) aktualisiert und als selbstbezogene Situationen der Person bewusst. Sie stellen auf dieser Ebene für die Person „psychische Realität" (...) dar". (Filipp 1984, 148)

Heute gilt das Selbstkonzept als multidimensional (Deusinger, 1987). Das Konstrukt wird durch verschiedene Aspekte und Komponenten gekennzeichnet, wie z.b. durch Erfahrungen und Bewertungen zu eigenen Fähigkeiten und selbstbezogenen Emotionen.

In der Integrativen Persönlichkeitstheorie nach Epstein entwickelt jedes Individuum aus Erfahrungen und Deutungen eine Theorie über sich selbst und seine Umwelt, die wiederum an neuen Erfahrungen gemessen und modifiziert wird. Der Mensch konstruiert somit seine Wirklichkeit selbst. Epstein (1993) beschreibt die Selbsttheorie als eine hierarchische Anordnung von Postulaten unterschiedlicher Ordnung. Diese Selbsttheorie dient dazu, eine optimale Lust-Unlust-Balance zu ermöglichen, eine positive Selbstwertschätzung zu sichern und eine Assimilation aller selbstbezogenen Erfahrungsdaten zu ermöglichen (vgl. Epstein 1993, 18).

Es existieren unterschiedliche Meinungen darüber, ob das globale Selbstkonzept als Summe der spezifischen Selbstkonzeptkomponenten oder als ein unabhängiges eigenständiges Phänomen zu sehen ist (vgl. Harter, 1982; Byrne/ Schneider, 1988). In der Entwicklungspsychologie wird inzwischen davon ausgegangen, dass sich das Selbstkonzept vom ersten Lebenstag an entwickelt, und Grundschulkinder bereits einzelne Selbstkonzeptaspekte entwickeln. Asendorpf und v. Aken (1993) nennen folgende bereichsspezifische Selbstkonzeptaspekte bei Kindern im Grundschulalter: „Aussehen", „kognitive Kompetenz", „Sportkompetenz", „Peerakzeptanz" und „Mutterakzeptanz".

Auf der zweiten Ebene werden verschiedene Selbstkonzepte wie das Leistungsselbstkonzept oder das soziale Selbstkonzept unterschieden. Das Leistungsselbstkonzept bildet sich, eine Ebene tiefer, aus bereichsspezifischen Aspekten wie z.B. dem sportbezogenen Leistungsselbstkonzept. Auf unterster Hierarchieebene stehen Selbstkonzepte bezüglich ganz konkreter, situationsspezifischer Verhaltensweisen. Die Postulate bzw. Selbstkonzepte höherer Ordnung sind stabiler gegenüber den Postulaten unterer Ordnung, die situationsspezifisch und somit leichter veränderbar sind. In den höheren Ebenen dieser Hierarchie sind die einzelnen Facetten des Selbstkonzepts also umso stabiler.

In der Informations- und handlungsorientierten Persönlichkeitstheorie nach Filipp wird der Mensch als aktiver Konstrukteur seines Wissens und als aktiver Gestalter und Planer seiner Aktionen gesehen (vgl. Fischer 2001, 49). Eine Person bezieht selbstbezogene Informationen, die verantwortlich für den Aufbau interner Selbstschemata sind, aus verschiedenen Informationsquellen, die von Filipp als unterschiedliche Prädikatenzuweisungen beschrieben werden.

Auch Filipp (1978) beschreibt die strukturelle Veränderung von Selbstkonzepten im Laufe unseres Lebens und nennt verschiedene Studien, in denen nachgewiesen wird, dass Selbstkonzepte von Jugendlichen mit dem Alter immer differenzierter und abstrakter werden. In verschiedenen Konzepten und Abschnitten unseres Lebens gewinnen einzelne Subsysteme unseres Selbstkonzepts an Bedeutung (vgl. Filipp, 1978). Im Kontext einer Situation, in der wir uns mit anderen messen, wie z.B. im Sport, wird das Konzept der allgemeinen Leistungsfähigkeit bedeutsam. Im Grundschulalter ist der Körper Bezugspunkt im Vergleich mit anderen, somit ist das Körperkonzept in diesem Alter ein zentrales Thema. Die Bedeutung des Körperkonzepts für das Selbstkonzept wird in Kapitel 2.2.3.1 erläutert.

Fischer macht in seinen Ausführungen deutlich, dass „die Handlungstheorie eines Individuums einerseits aus der individuellen Bewertung seiner Handlungsvoraussetzungen und Handlungsabsichten und andererseits aus der subjektiven Interpretation der jeweiligen Situation besteht." (Fischer 2001, 51)

Epstein (1993) geht von einer hierarchischen Struktur aus, an deren Spitze das generelle Selbstkonzept steht. Shavelson et al. (1976) beschreiben diese Selbstkonzeptstruktur durch folgende sieben Eigenschaften: Das Selbstkonzept ist organisiert bzw. strukturiert, besteht aus diversen Facetten, ist hierarchisch und abnehmend stabil, entwicklungsfähig, deskriptiv und evaluativ und von anderen Konstrukten abgrenzbar.

In dieser Arbeit wird davon ausgegangen, dass Grundschulkinder bereits Einschätzungen zu verschiedenen Bereichen ihrer Persönlichkeit entwickelt haben. Das Selbstkonzept bei Kindern dieses Alters ist also bereits bereichsspezifisch organisiert und es hat sich ein bereichsübergreifendes globales Selbstwertgefühl herausgebildet.

2.2.3 Aufbau des Selbstkonzepts

Im folgenden Abschnitt sollen verschiedene Informationsquellen erläutert werden, die für den Aufbau des Selbstkonzepts wichtig sind. Als früheste Stufe der Selbstentwicklung ist die Körpererfahrung hier von entscheidender Bedeutung, da der Körper von Anfang an die Schnittstelle von Person und Außenwelt bildet (vgl. Fischer 2001, 56). Unter dem Aspekt der Selbstwirksamkeit werden die Erfahrungen der Wirksamkeit des eigenen Verhaltens zusammengefasst. Für den Aufbau des Selbstkonzepts sind weiterhin die sozialen Bezugsnormen, also der Vergleich mit anderen von Bedeutung. Desweiteren ist die Art der Ursachenzuschreibung bedeutend für den Aufbau des Selbstkonzepts.

Entwicklungsabhängig haben die verschiedenen Aspekte des Selbstkonzepts unterschiedliche Bedeutung in einzelnen Lebensabschnitten. Im späten Kindesalter besitzen sportliche und schulische Leistungen einen großen Stellenwert, später das Aussehen und die soziale Akzeptanz in der Gleichaltrigengruppe (vgl. Blanz et al., 2006).

2.2.3.1 Körperkonzept

Im Folgenden soll zunächst anhand der Entwicklung des Selbst die entscheidende Bedeutung von Körpererfahrungen für die emotionale Persönlichkeitsentwicklung dargestellt werden, denn der Körper übernimmt lebenslang die Vermittlerrolle zwischen Innen- und Außenwelt, zwischen Person und Umwelt (vgl. Fischer 2001, 104).

Das Körperkonzept entsteht im Laufe der individuellen Entwicklung, in der der Körper als außerordentlich wichtig für die Verankerung des Wissens um die eigene Existenz gilt (vgl. Neubauer 1976, 72).

Über verschiedene Körper- und Bewegungserfahrungen entwickelt das Kind eine Vorstellung seiner Fähigkeiten, ein Bild seines Selbst. Dieses Bild von seinem

„Selbst" wird durch Erfahrungen von Erfolg und Misserfolg, Können und Nicht-Können, Leistung und Grenzen, vom Selbstständigwerden und den dafür erforderlichen Mitteln geprägt. Körpererfahrungen, die das Kind in den ersten Lebensjahren macht, sind prägend für den Aufbau des „Selbst". Das „Körper-Selbst", die erste Stufe der Entwicklung des Selbst, entwickelt sich bereits in den ersten Lebenswochen, in denen das Kind erste Erfahrungen über seine sensorischen Systeme macht (vgl. Zimmer, 2004). Durch den Widerstand der Dinge entwickelt sich nach Piaget (1969) das Selbstbewusstsein des Kleinkindes. Durch vielfältige Erfahrungen, entwickelt das Kind eine Differenziertheit von der Umwelt, und das Körper-Selbst kann sich ausbilden (vgl. Oerter/ Montada, 1995). Das individuelle Körperkonzept eines Menschen kann als Grundlage für die Entwicklung seines Selbstkonzeptes betrachtet werden, denn der eigene Körper ist der Anfang jeglicher affektiver und kognitiver Erfahrungen.

Paulus knüpft an die Konzeptionen der Selbstkonzeptforschung (z.B. Epstein, 1993; Filipp, 1993) an und überträgt diese auf die Körpererfahrung (vgl. Paulus, 1991). Er betrachtet das Körperkonzept also nicht als eigenes Konstrukt sondern als Bestandteil des Selbstkonzepts. Mit zunehmendem Alter wird die Körpererfahrung in die komplexe kognitiv-emotionale Persönlichkeitsstruktur integriert (vgl. Fischer 2001). „Der Körper steht immer – physisch wie psychisch – an der Nahtstelle zwischen Person und Außenwelt. Damit erhält das Körperkonzept eine tragende und bleibende Bedeutung für das Selbstkonzept." (Fischer 2001, 56)

Die Körpererfahrungen werden ebenso wie die Selbsterfahrung in der ständigen Auseinandersetzung mit der Umwelt erworben. Sie differenzieren sich immer weiter aus und entwickeln sich, wie auch das Selbstkonzept (nach Epstein) von Postulaten unterer Ordnung zu Postulaten höherer Ordnung (vgl. Paulus, 1991). Ein Postulat höherer Ordnung wäre beispielsweise „Ich bin sportlich" gegenüber einem Postulat niedrigerer Ordnung „Ich kann gut fangen", welches durch neue Erfahrungen leichter veränderbar ist, das Postulat höherer Ordnung ist dagegen relativ stabil.

Dieses Körperselbst bildet die Basis für das Bewusstsein der eigenen Person. Das Kind entwickelt eine Vorstellung von seinem Körper, seiner Stimme, seinen Körpergrenzen und seiner Lage im Raum. Die Wahrnehmung des Körpers als Bindeglied zwischen Selbst und Umwelt befähigt Kleinkinder zur Unterscheidung zwischen „innen" und „außen" (vgl. Zimmer 2004, 63).

Die Informationen, die das Kind über die sensorischen Systeme erhält, und somit die Informationen über das Körperselbst, bilden die Basis für die Bewusstwerdung der eigenen Person. Der Körper erhält in diesem Identitätsbildungsprozess als Bindeglied eine zentrale Bedeutung, denn er vermittelt zwischen „innen" und „außen" (vgl. Zimmer 2000, 63).

Mrazek (1987) bezeichnet das Körperkonzept als die Gesamtheit der körperbezogenen Kognitionen, Bewertungen und Handlungspläne. Jeder Mensch entwickelt diese im Hinblick auf seinen eigenen Körper sowie dessen Teile, Funktionen und Fähigkeiten. Mrazek beschreibt das Körperkonzept weiter als Teil eines hierarchisch organisierten Selbstkonzeptes, da der eigene Körper ein fundamentaler Bestandteil der eigenen Identität ist und die ontogenetisch frühesten Selbstwahrnehmungen, die eine Voraussetzung für die Entwicklung von Identität und Selbstkonzept bilden, Wahrnehmungen des eigenen Körpers sind (vgl. Mrazek 1987, 1ff).

Das Körperkonzept beeinflusst das Selbstkonzept je nach Altersgruppe und Geschlecht in unterschiedlichem Maße. Körpererfahrungen in vielfältigen Lebenssituati-

onen spielen somit für die Entwicklung des Selbstkonzeptes eine wichtige Rolle (vgl. Alfermann, 1998).
Die Untersuchungen von Mrazek belegen enge Beziehungen zwischen dem Selbst- und dem Körperkonzept (vgl. z.B. Mrazek, 1984). Es besteht auch ein wechselseitiger Einfluss beider Konzepte. Mrazek fand einen positiven Zusammenhang zwischen dem allgemeinen Selbstwertgefühl und der Zufriedenheit mit dem eigenen Körper (vgl. Mrazek 1987,10).
Bielefeld hat in seinem Strukturmodell (vgl. Abb. 5) die verschiedenen Begriffe und Funktionsbereiche geordnet, die Einfluss auf das Körperkonzept haben. Im konkreten Handeln sind die Wahrnehmungs- und Beurteilungsprozesse jedoch nicht klar voneinander zu trennen. Er nennt die Körpererfahrung, wie auch Paulus (body experience), in seinem Strukturmodell als übergeordneten Begriff. Das Körperkonzept kann in die Dimensionen Körperschema (Kognition) und Körpergefühl (Emotion) aufgeteilt werden (vgl. Bielefeld, 1991). Bielefeld (1991) unterscheidet auf der ersten Ebene seines Modells den kognitiven Prozess der Wahrnehmung des eigenen Körpers (Körperschema) vom Prozess der subjektiven Einordnung und Bewertung der Wahrnehmungen (Körperbild) (vgl. Abb. 4).
Das Körperschema umfasst kognitive Inhalte über die Wahrnehmung einzelner Körperteile, über Aufbau und Struktur und den Prozess der Wahrnehmung des eigenen Körpers und übernimmt die Verarbeitung aktueller Afferenzen aus dem Körper. Durch diese Verarbeitung mit bereits vorhandenen und gespeicherten Bewegungserfahrungen ist das Erkennen der Körperposition möglich (vgl. Fischer 2001, 52). „Dem Körperschema kommt für die Wahrnehmung von Positionen und Bewegungsrichtungen im Raum sowie für die Bewegungskoordination eine besondere Bedeutung zu. Es sind handlungsgebundene Körpererfahrungen die nicht allein komplexe sportmotorische Handlungen vorbereiten, sondern ein Fundament für alle Orientierungsleistungen in Raum und Zeit darstellen." (Fischer 2001, 53) Der Aspekt Körperschema besteht aus folgenden weiteren Bereichen:

```
┌─────────────────────────────────────────────────────────────────────────┐
│                    KÖRPERERFAHRUNG   (BODY EXPERIENCE)                  │
│                                                                         │
│              = die Gesamtheit aller im Verlaufe der                     │
│              individuellen    wie    gesellschaftlichen                 │
│              Entwicklung erworbenen Erfahrungen mit dem                 │
│              eigenen Körper, die sowohl kognitiv wie                    │
│              affektiv, bewusst wie unbewusst sein können                │
└─────────────────────────────────────────────────────────────────────────┘
```

KÖRPERSCHEMA (BODY SCHEME)	KÖRPERBILD (BODY IMAGE)
= der neurophysiologische Teilbereich der Körpererfahrung, umfasst alle perceptiv-kognitiven Leistungen des Individuums bezüglich des eigenen Körpers.	= der psychologisch-phänomenologische Teilbereich der Körpererfahrung umfasst alle emotional-affektiven Leistungen des Individuums bezüglich des eigenen Körpers.
KÖRPERORIENTIERUNG (BODY ORIENTATION)	**KÖRPERBEWUSSTSEIN (BODY CONSCIOUSNESS)**
die Orientierung am und im eigenen Körper wird mit Hilfe der Extero- und Interoceptoren, d.h. der Oberflächen- und Tiefensensibilität, insbesondere der kinästhetischen Wahrnehmung	die psychische Repräsentation des eigenen Körpers oder seiner Teile im Bewusstsein, des Individuums bzw. die auf den eigenen Körper gerichtete Aufmerksamkeit (auch KÖRPERBEWUSTHEIT/ BODY AWARENESS)
KÖRPERAUSDEHNUNG (BODY SIZE ESTIMATION)	**KÖRPERAUSGRENZUNG (BODY BOUNDARY)**
das Einschätzen von Größenverhältnissen sowie der räumlichen Ausdehnung des eigenen Körpers	das Erleben der Körpergrenzen, d.h. den eigenen Körper als deutlich von der Umwelt abgegrenzt zu erleben.
KÖRPERKENNTNIS (BODY KNOWLEDGE)	**KÖRPERENSTELLUNG (BODY ATITUDES)**
die faktische Kenntnis von Bau und Funktion des eigenen Körpers und seiner Teile einschließlich der Rechts-Links-Unterscheidung (auch KÖRPERBEGRIFF/ KÖRPERVORSTELLUNG/ KÖRPERWAHRNEMUNG)	die Gesamtheit der auf den eigenen Körper, insb. Auf dessen Aussehen gerichteten Einstellung, spez. Die (Un-) Zufriedenheit mit dem eigenen Körper (auch BODY SATISFACTION/ BODY CATHEXIS)

Abb. 4: Versuch einer Strukturierung des Gesamtkomplexes „Körpererfahrung" (aus: Bielefeld 1991, 17)

Das Körperwissen beschreibt das Wissen eines Menschen über den Bau und die Funktionen seines Körpers. Die Körperausdehnung beschreibt das Wissen der eigenen körperlichen Grenzen wie z.b. der Größe. Die Körperausdehnung ist wiederum die Grundlage dafür, den Körper in Raum und Zeit einschätzen zu können, was wiederum für das Erlernen der Kulturtechniken grundlegend ist. Die Grundlage für die Körperorientierung erhält jeder Mensch über die Propriozeptoren. Die Fähigkeit die eingehenden Informationen mit bereits vorhandenen Informationen zu verarbeiten ermöglicht die Körperorientierung (vgl. Bielefeld 1991, 20).

Das Körperbild beschreibt die Aspekte, welche sich an emotionalen Inhalten orientieren, d.h. die subjektive Wahrnehmung und Bewertung des eigenen Körpers. Außerdem befasst sich das Körpergefühl mit der Frage nach dem Ausdruck, dem Bewusstsein und der Einstellung des bzw. zum eigenen Körper. Das Körpergefühl entwickelt sich aus der Vielfalt der (Bewegungs-) Erlebnisse, parallel oder später im Vergleich zum Körperschema (vgl. Bielefeld, 1991).

„Bei der Wahrnehmung des eigenen Körpers spielen Erinnerungen, Erfahrungen, vorangegangene Erlebnisse sowie der aktuelle psychische Zustand des Kindes eine entscheidende Rolle." (Fischer 2001, 54) Die Wahrnehmung des Körperbildes muss daher nicht immer mit der objektiven Beurteilung übereinstimmen. Bielefeld fasst unter dem Begriff Körperbild folgende drei Aspekte zusammen: Körperbewusstsein (body consciousness), Körperausgrenzung (body boundary) und Körpereinstellung (body attitudes) (vgl. auch Paulus, 1991).

Das Körperbewusstsein beschreibt inwieweit sich ein Mensch bewusst mit seinem Körper auseinandersetzt, der Begriff beinhaltet alle körperbezogenen Empfindungen, Gefühle und Vorstellungen (vgl. Bielefeld, 1991). Körperliche Eigenschaften und Gefühle haben für Menschen mit einem ausgeprägten Körperbewusstsein eine große Bedeutung, ein geringes Körperbewusstsein lenkt die Aufmerksamkeit einer Person vermehrt auf deren Umwelt (vgl. Bielefeld, 1991).

Der Begriff der Körperausgrenzung beschreibt die Fähigkeit, den eigenen Körper als deutlich von der Umwelt abgegrenzt zu erleben (vgl. Bielefeld, 1991).
Die Körpereinstellung beschreibt die Einstellung eines Menschen zu seinem eigenen Körper. Dieser dritte Aspekt des Körperbildes verdeutlicht ob der Mensch mit seinem Körper zufrieden ist.

2.2.3.2 Selbstwirksamkeit

Die Überzeugung eines Menschen selbst Kontrolle in verschiedenen Lebenssituationen zu erleben, wird als Selbstwirksamkeit bezeichnet und gilt als weiterer entscheidender Aspekt für den Aufbau des Selbstkonzepts (vgl. Bandura 1977 und 1997). Fuchs und Schwarzer definieren Selbstwirksamkeit als „die Überzeugung einer Person, in der Lage zu sein, ein bestimmtes Verhalten, mit Hilfe eigener Ressourcen organisieren und ausführen zu können..." (Fuchs/ Schwarzer 1994, 141).

Das Konzept der Selbstwirksamkeit basiert auf der sozial-kognitiven Lerntheorie Banduras (1997). Seine Theorie zur Selbstwirksamkeit besagt, dass Erwartungen des eigenen Verhaltens, der Kontrolle des eigenen Verhaltens dienen (Bandura, 1997). Jeder Mensch trifft Vorhersagen über sein zukünftiges Verhalten bzw. ob bestimmte Aufgaben von ihm bewältigt werden können oder nicht. Eine positive Erwartung wirkt sich antriebsfördernd auf die Beschäftigung mit der jeweiligen Aufgabe aus, während eine negative Erwartung eher zur Vermeidung der Anforderung führt.

Bandura geht in seiner Theorie des Sozialen Lernens von einem kognitiven Vermittlungssystem zwischen der Beobachtung des Modellverhaltens und dem eigenen Verhalten der wahrnehmenden Person aus. Nach Bandura ist die Fähigkeit Wissen und Fertigkeiten durch Modellernen zu erwerben, grundlegend für die Natur des Menschen. Das Lernen aus Erfahrung beinhaltet bei erfolgreicher Bewältigung einer Situation, eine Erhöhung der Erwartungen, wiederholter Misserfolg hingegen verringert die Erwartung (Bandura, 1997). Somit nimmt die Aufrechterhaltung bzw. positive Veränderung der wahrgenommenen Selbstwirksamkeit eine zentrale Rolle in der Entwicklung des Selbstkonzepts ein. Besonders Erfahrungen durch den eigenen Körper und durch Bewegung machen Selbstwirksamkeit für Kinder erfahrbar und ermöglichen erste Rückmeldungen über eigene Fähigkeiten.

2.2.3.3 Bezugsnormen

Im Verlauf der Entwicklung verändert sich der Einfluss von Bezugsnormen auf das Selbstwertgefühl des Kindes. Wie in Kapitel 2.2.4 beschrieben wird, entwickelt sich im Vorschulalter die Erkenntnis von anderen wahrgenommen und bewertet zu werden. Zunächst wird die Selbstbewertung aus den Reaktionen der Bezugspersonen abgeleitet und deren Bewertungskriterien übernommen. Im frühen Kindesalter stehen die Rückmeldungen der Eltern im Vordergrund, im späten Schulkindalter werden die wahrgenommenen oder vermuteten Beurteilungen der Gleichaltrigengruppe bedeutsamer. Auf dieser Grundlage entwickelt das Kind im Grundschulalter dann die Fähigkeit Selbstbewertungen vorzunehmen (vgl. Blanz et al., 2006). Die Bewertung der festgestellten Eigenschaften durch Dritte und der Vergleich mit eigenen Idealvorstellungen bestimmt das Selbstwertgefühl.

2.2.3.4 Attribuierung

Als Begründung von Ereignissen und eigenen Leistungen stellt jeder Mensch Überlegungen über die Ursachen dieses Ereignisses an. Diese Ursachenzuschreibungen werden Attributionen genannt. Es werden internale Faktoren und externale Faktoren der Ursachenerklärung unterschieden. Die Art der Ursachenzuschreibung gibt wiederum Aufschluss über die Auffassung der Wirksamkeit eigenen Verhaltens.
  Zwischen Selbstwirksamkeit und Attributionen bestehen nach Schwarzer (1996) folgende Zusammenhänge: Eine hohe Selbstwirksamkeitserwartung begünstigt im Erfolgsfall eine internale, im Misserfolgsfall eine externale Ursachenattribuierung. Desweiteren ist die Stabilität von Ursachen der Grundstein für das Ausmaß, in dem Erfolg erwartet werden kann, da sich verlässliche Muster herausbilden. Als Dimensionen der Attributionen können Personenunabhängigkeit, Stabilität über die Zeit und Kontrollierbarkeit genannt werden (vgl. Meyer 2000, 72).
  Ursachen können internal oder external attribuiert werden. Internale Faktoren beziehen sich auf Ursachen in der Person, wie der eigenen Fähigkeit, Begabung und Anstrengung; externale Faktoren bezeichnen äußere Ursachen, wie Zufall, Glück oder Pech, die Schwierigkeit einer Aufgabe (vgl. Heckhausen, 1989; Meyer, 2000). Desweiteren können Ursachen als stabil oder als variabel angesehen werden. Wird zum Beispiel eine bestimmte Fähigkeit als stabil angesehen, besteht die Gefahr, dass diese Fähigkeit als schicksalhaft, als Begabung angesehen wird und die damit verbundene Anstrengung in Vergessenheit gerät. Kinder können erst etwa ab dem 9. Lebensjahr erkennen, dass man zur erfolgreichen Lösung Aufgabe zugleich Begabung und Anstrengung benötigt und mangelnde Fähigkeit durch Anstrengung ausgleichen kann (vgl. Oerter, 1995). Bis zum Alter von 9 Jahren wird aus den spezifischen Selbstvorstellungen weitere, globalere Feststellungen und schließlich stabile

Merkmale der eigenen Person (von „Ich kann weit springen" zu „Ich bin gut in Sport" zu „Ich bin ein guter Leichathlet). Die Aktivitäten die ein Mensch gut ausführen kann, werden etwa vom 9. Lebensjahr an als stabile Merkmale der eigenen Person betrachtet (vgl. Harter, 1999).
Ursachen können als kontrollierbar oder als unkontrollierbar wahrgenommen werden. Wird Misserfolg beispielsweise als unkontrollierbar, also durch Zufall, mangelnde Fähigkeit oder durch zu große Schwierigkeit bedingt angesehen, werden Veränderungen blockiert, da das Kind meint nichts verändern zu können. Misserfolgsängstliche Kinder schreiben ihren Erfolg meist eher dem Zufall und den Misserfolg mangelnden Fähigkeiten. Günstig ist es wenn der Erfolg mit der eigenen Fähigkeit und der Misserfolg mit mangelnder Anstrengung erklärt wird, denn dann kann beim nächsten Versuch mehr Anstrengung investiert werden um das Ziel zu erreichen.

2.2.4 Entwicklung des Selbstkonzepts

Zunächst soll das Selbstkonzept in seiner chronologischen Entwicklung dargestellt werden. Der Mensch bewältigt verschiedene Entwicklungsaufgaben, die ebenfalls Einfluss auf die Entwicklung des Selbstkonzepts nehmen. Diese zu bewältigenden Konflikte werden anhand der Theorie der psychosozialen Entwicklung nach Erikson aufgeführt. Die Entwicklungsmodelle nach Erikson werden in Tabelle 3 dargestellt.

Alter	Psychosoziale Entwicklung (Erikson)
0-2	Vertrauen vs. Misstrauen, Autonomie vs. Scham und Zweifel
2-6	Initiative vs. Schuldgefühl
7-11	Leistung vs. Minderwertigkeitsgefühl
12-20	Identität vs. Rollenkonfusion

Tab. 3: Modell der kognitiven Entwicklung (nach Erikson, 1976)

Erikson beschreibt die Identitätsentwicklung als einen lebenslangen Prozess indem das „Selbst als Objekt" eine grundlegende Bedeutung einnimmt. Er beschreibt acht Lebensabschnitte, in denen bestimmte Konflikte bewältigt werden müssen, um mit einem gestärkten Selbstwertgefühl und einer verbesserten Handlungsfähigkeit aus ihnen hervorzugehen. Jede Phase dieser Identitätsentwicklung wird durch zwei Extrempunkte des jeweiligen Konflikts definiert. In der „normalen" Identitätsentwicklung überwiegt das Kriterium relativer psychosozialer Gesundheit gegenüber dem anderen Extrempunkt, der relativen psychosozialen Störung. Jede Komponente der psychosozialen Persönlichkeit erhält am Ende ihres Stadiums ihre mehr oder weniger dauernde Lösung (vgl. Erikson, 1970).
Die im Kindesalter relevanten Entwicklungsphasen nach Erikson, möchte ich hier kurz darstellen:

1. Ur-Vertrauen gegen Ur-Misstrauen (1. Lebensjahr):
Als erste und zentrale Komponente der gesunden Persönlichkeit nennt Erikson das Gefühl des Ur-Vertrauens. Dieses Gefühl des „Sich-verlassen-dürfens" steht mangelnder Zuneigung und dem Gefühl des „Verlassen-werdens" gegenüber.
2. Autonomie gegen Scham und Zweifel (1-3 Jahre):
Die zweite Entwicklungsphase ist durch die fortschreitende kognitive und körperliche Reifung gekennzeichnet. Das Kind entdeckt zunehmend den eigenen Willen und strebt einerseits nach Autonomie, andererseits auch nach Liebe, Verständnis und Unterstützung. In diesem „Festhalten" und „Loslassen" liegt die Herausforderung dieser Phase. Die Erfahrung von Niederlagen und Unterdrückung führt in dieser Phase beim Kind zu Scham und Zweifel.
3. Initiative gegen Schuldgefühle (3-5/6 Jahre):
In dieser Phase der schnell fortschreitenden physischen, intellektuellen und sozialen Entwicklung, entwickelt sich beim Kind ein Gefühl von Initiative und ein Gewissen. Das Kind ist zunehmend zielstrebig und lernbereit und möchte an Pflichten und Leistung teilhaben, bzw. entwickelt Freude am Wettbewerb.
4. Werksinn gegen Minderwertigkeitsgefühl (7-ca. 12 Jahre):
In dieser Entwicklungsphase sollte das Kind das Gefühl entwickeln, Aufgaben meistern zu können, nützlich zu sein. Das Gefühl der Minderwertigkeit ist hingegen zu vermeiden, dem Kind sollte die Möglichkeit der erfolgreichen Vollendung eines Werkes gegeben werden.

Die Kritik an Erikson's Ansatz besteht in der „Gefahr, dass der Identitätsbegriff in dieser „geordneten Veränderlichkeit" sein kritisches Potential verliert. „Denn die mangelnde Synchronizität zwischen gesellschaftlicher Entwicklung und Persönlichkeitsentwicklung muss nicht zwangsläufig zur Identitätsdiffusion führen." (Stelter 1996, 34) In der sich schnell verändernden Gesellschaft und der damit verbundenen ständigen Neuorientierung, scheint ein geordneter Entwicklungsprozess nach Erikson schwierig (vgl. Stelter, 1996).

Die Entwicklung des Selbstkonzeptes im Säuglingsalter ist primär wahrnehmungsgebunden. Der Säugling verfügt nur über ein globales Selbstschema, über den Körper wird die materiale und personale Umwelt wahrgenommen und eine erste Vorstellung von Selbst und Umwelt ausdifferenziert. Der Säugling kann bereits sensorische Empfindungen des eigenen Körpers von den Eindrücken der Umgebung trennen (vgl. Harter, 1999).

Die kognitive Repräsentation der eigenen Person, die das Selbstkonzept eigentlich erst ausmacht, stellt sich bei Kindern im Vorschulalter noch als recht einfach dar und beschränkt sich auf äußerlich beobachtbare Merkmale des Individuums. Unterscheidungen zwischen dem tatsächlichen und dem erstrebten Selbstbild sind dem Kind zunächst noch nicht möglich. Erst im weiteren Verlauf der Entwicklung differenziert sich das Selbstkonzept weiter aus (vgl. Mummendey, 2006).

Filipp (1980) beschreibt den Entwicklungsverlauf der ersten beiden Lebensjahre in vier Stadien. Im ersten Stadium baut sich das Körperschema durch propriozeptive und kinästhetische Stimuli auf. Das Kind zeigt erste Unterscheidungen zwischen der eigenen Person und anderen Personen (z.B. der Mutter), zeigt jedoch noch keine Reaktion auf das eigene Spiegelbild. Im zweiten Stadium kann das Kind die Mutter auch von anderen Menschen unterschieden, es reagiert auf das eigene Spiegelbild und das anderer Kinder in gleicher Weise. In der dritten Phase, gegen Ende des ersten Lebensjahres fixiert sich das Kind bereits im Spiegel und betrachtet sich anschließend selbst, erste Selbstkategorisierungen treten auf. Im vierten Stadium, im zweiten Lebensjahr erkennt das Kind seinen eigenen Namen und ordnet ihn zu, es setzt seine Körper im Umgang mit Gegenständen ein (vgl. Filipp, 1980).

Gegen Ende des zweiten Lebensjahres ist das Selbstsystem in körperlicher, kategorialer und sprachlicher Ebene repräsentiert (vgl. im Überblick Filipp, 1980). Ab dem 4. Lebensjahr beginnen Kinder zu erkennen, dass es verschiedene Perspektiven gibt. Kinder in diesem Alter beschreiben sich noch unkritisch positiv, da sie noch nicht über die Fähigkeit verfügen sich mit anderen zu vergleichen und zwischen tatsächlichem und erstrebten Selbstbild zu unterscheiden (vgl. Mummendey, 2006). In diesem Alter kann noch nicht von einem allgemeinen Selbstwertgefühl gesprochen werden, da die Eigenschaften, die sich das Kind zuschreibt noch nicht integriert sind (vgl. Harter, 1999).

Zwischen dem vierten und siebenten Lebensjahr können sich die Kinder einerseits selbst in mehreren unterschiedlichen Hinsichten beurteilen, andererseits sind diese Selbstbeurteilungen noch recht grob gegliedert. Die „innere Struktur" der Selbstkonzepte ist in diesem Alter noch sehr einfach aufgebaut (vgl. Mummendey, 2006). Jüngere Kinder beschreiben sich weniger mit stabilen und abstrakten Persönlichkeitsmerkmalen als ältere, da ihnen noch die Fähigkeit zum abstrakten Denken fehlt.

6-8-jährige Kinder erkennen und unterscheiden Verhaltensweisen und können diese sich selbst und anderen Personen zuordnen und das eigene Handeln reflektieren (vgl. Zimmer, 2004). In der Entwicklung des Selbstkonzepts (sowie in der körperlichen Entwicklung, vgl. Kapitel 2.1) stellt der Schulanfang ein einschneidendes Ereignis im Kindesalter dar. Im Schulunterricht sind die Kinder zum ersten Mal regelmäßig mit der Beurteilung ihrer Leistung und damit dem Vergleich mit ihren Mitschülern konfrontiert. In diesem Alter kann das digitale Denken in „gut" und „schlecht" noch überdauern, langsam können die Kinder aber auch reflektierten, wie z.B. „früher war ich schlecht, jetzt bin ich gut". Auch die Fähigkeit zu Empathie, sich in andere Personen hineinzuversetzen, entwickelt sich in diesem Alter (vgl. Mummendey, 2006). Harter (1983) beschreibt die Entwicklung des Selbstkonzepts anhand der Entwicklungsstadien nach Piaget, die einen groben Rahmen für die komplexen Prozesse der kindlichen Selbstkonzeptentwicklung bilden. Im Stadium der konkreten Operationen (ca. 7-11 Jahre) erfolgt das Denken durch konkret-anschauliche oder sprachliche Informationen; in dieser präoperationalen Phase, beschreibt sich das Kind mit Hilfe von konkreten, beobachtbaren Merkmalen wie z.B. körperlichen Eigenschaften. Im mittleren und späten Kindesalter, in der Phase den konkreten Operationen, beschreiben sich Kinder dann mit Attributen wie „gut", „freundlich", „schüchtern"; in diesem Stadium der formalen Operationen (ab ca. 11 Jahre) ist bereits hypothetisches Denken unter Einbezug nicht aktuell gegebener Informationen möglich (vgl. Montada, 1995). Zwischen dem achten und elften Lebensjahr entwickeln Kinder die Fähigkeit sich mit übergeordneten Merkmalen, mit Persönlichkeitseigenschaften, die mehrere untergeordnete Eigenschaften zusammenfassen können, zu beschreiben. Hinzu kommt die Erkenntnis, dass man zugleich fröhlich und traurig sein kann, also ambivalente Merkmale besitzt (vgl. Mummendey, 2006).

Nach Harter (1983) stellt diese zunehmende kognitive Differenzierung im Grundschulalter und die damit einhergehende Fähigkeit zur Perspektivenübernahme eine große Herausforderung an die Selbstevaluierung dar. Aufgrund der Vergleichsmöglichkeit mit Gleichaltrigen im Unterricht und in der Freizeit, wird der Selbstwert neu bestimmt. Diese Neudefinition des Selbstwerts wird also erst durch die Fähigkeit zur Perspektivenübernahme möglich (vgl. Resch et al., 1999). Selbstkonzepte entwickeln sich in diesem Alter vor allem bezüglich der eigenen Fähigkeiten durch den sozialen Vergleich mit Gleichaltrigen.

Rosenberg beschreibt verschiedene Entwicklungstendenzen des Selbstkonzepts in der mittleren Kindheit. Zunächst wird das Selbstkonzept geprägt durch sichtbare Leistungen und körperliche Eigenschaften, später beschreiben Kinder sich selbst eher mit inneren Einstellungen und Gefühlen. Das „äußere Selbst" entwickelt sich zugunsten eines „psychologischen Inneren" (vgl. Rosenberg, 1986).

Auch die Quellen, aus denen Kinder das Selbstkonzept entwickeln, verändern sich mit fortschreitendem Alter. Jüngere Kinder ziehen direkte Schlussfolgerungen, ohne diese logisch zu hinterfragen. Für sie sind vor allem wichtige Bezugspersonen, die Quelle für ihr Wissen über die eigene Person. Ältere Kinder verlassen sich eher auf ihr eigenes Urteilsvermögen. Zusammenfassend kann eine von einer Entwicklung von situationsabhängigen, externalen Quellen hin zur Berücksichtigung eigener, reflektierter Informationen als Quelle für den Aufbau des Selbstkonzepts ausgegangen werden.

Mit ca. 11 Jahren sind Kinder dann in der Lage, ihr Verhalten zu reflektieren, ihr „Selbst" von außen zu betrachten. Die Fähigkeit, das eigene Bild seiner Selbst von dem Bild seiner Selbst durch die Umwelt zu unterscheiden und durch die Einnahme einer Position zwischen Selbstkonzept und Fremdkonzept zu einem Selbst-Bewusstsein zu gelangen, entwickelt das Individuum also erst im Jugendalter.

Die Selbstkonzeptentwicklung im Kindesalter beinhaltet demnach eine zunehmende Differenzierung der Subjekt-Objekt-Beziehungen. Zunächst steht die selbstbezogene Betrachtung und damit der eigene Körper im Mittelpunkt, zunehmend werden Aspekte der Umgebung verarbeitet und das Kind entwickelt ein Selbstbild (vgl. Mummendey, 2006).

2.2.5 Selbstkonzept und kognitive Entwicklung

Das Selbstkonzept ermöglicht es dem Menschen, Erfahrungen und Informationen zu strukturieren und zu verarbeiten. Wir sind mit Hilfe des Selbstkonzepts in der Lage, das Verhalten unserer Umwelt zu verstehen und zu antizipieren, und erhalten damit eine gewisse Kontrolle über uns selbst und unsere Umwelt (vgl. Mrazek 1991, 224). Das Selbstkonzept erfüllt also Strukturierungs- und Orientierungsaufgaben.

Eine weitere Aufgabe des Selbstkonzepts ist es, eine optimale Lust-Unlust Balance zu sichern. Damit steuert das Selbstkonzept auch die Motivation eines Menschen. Das Selbstkonzept bestimmt, ob wir uns erfolgs- oder misserfolgsorientiert mit unserer Umwelt auseinandersetzen (vgl. Eggert et al., 2003). Diese Aufgaben des Selbstkonzepts nehmen natürlich ebenfalls Einfluss auf die motorische und sozial-emotionale Entwicklung. Kinder, die sich im Vergleich zu ihren Leistungen stark über- oder unterschätzen, wählen in Leistungssituationen, im Gegensatz zu Kindern mit realistischer Selbsteinschätzung, leichtere Aufgaben aus, die kaum Lernmöglichkeiten bieten. Für die Persönlichkeitsentwicklung ist jedoch das Annehmen neuer Herausforderungen notwendig, um Erfolgserlebnisse zu erleben (vgl. Resch et al., 1999).

2.2.6 Selbstkonzept und motorische Entwicklung

Betrachtet man die Entwicklung von Motorik und Selbstkonzept müssen vielfältige Aspekte berücksichtigt werden, die hier zur besseren Übersicht untergliedert aufgeführt werden. Unter Kapitel 2.1.3 wurde bereits die Bedeutung der Motorik für das Selbstkonzept beschrieben, im folgenden Kapitel wird die Bedeutung des Selbstkonzepts für die motorische Entwicklung betrachtet.

Das Konzept der eigenen Fähigkeiten als Teil des Selbstkonzepts entsteht aus der Bewertung der eigenen Handlungen, dabei muss es sich nicht um ein Abbild der tatsächlichen Leistungen handeln.

Im Hinblick auf die Bedeutung für die motorische Entwicklung ist hier besonders der Einfluss von Misserfolgsattributionen zu nennen. Führt ein Kind seine Misserfolge auf stabile und globale Ursachen zurück, so erwartet es auch in Zukunft Misserfolge, unabhängig von seiner eigenen Anstrengung (vgl. Stiensmeier-Pelster et al. 1994, 7). Werden Leistungen von Kindern mit motorischen Beeinträchtigungen erst gar nicht erwartet, fühlen sich die Kinder als Versager und ziehen sich zurück oder reagieren mit Aggression. „In einem Alter, in dem Geschicklichkeit, körperliche Leistung und motorische Fähigkeiten sehr hoch im Kurs stehen, wirkt sich die Erfahrung körperlicher Unterlegenheit, Ängstlichkeit und Unsicherheit schnell auf das Selbstbild des Kindes und ebenso auf den sozialen Status und die Position in der Gruppe aus." (Zimmer 2004, 31) Beobachten Kinder ihr Verhalten und dessen Wirkung in der Auseinandersetzung mit Objekten oder in ihrer Beziehung zu Personen, können sie Rückschlüsse über ihre eigene Person ziehen. „Gerade in Bewegungshandlungen erleben Kinder, dass sie Ursache bestimmter Effekte sind" (Zimmer 2006, 66). Die Selbstwirksamkeitserwartung kann sich antriebsfördernd oder antriebshemmend auf die Beschäftigung mit einer Aufgabe auswirken (vgl. Kapitel 2.2.3.2).

2.2.7 Selbstkonzept und sozial-emotionale Entwicklung

Besonders deutlich wird der Einfluss des Selbstkonzepts auf die sozial-emotionale Entwicklung anhand des Konzepts der Selbstwirksamkeit. „Auf die Umwelt einwirken zu können, selbst etwas verändern, eine Situation unter Kontrolle haben zu können, hat hohen Einfluss auf die Entwicklung des Selbstkonzepts." (Zimmer 2000, 65)

Die Selbstwirksamkeit gehört meiner Ansicht nach zu den wichtigsten Bestandteilen des Selbstkonzepts, denn diese ermöglicht es dem Individuum, Kontrolle über die jeweilige Situation zu haben bzw. Einfluss auf die Umwelt nehmen zu können und sich kompetent zu fühlen (vgl. Kapitel 2.2.3.2). Die Selbstwirksamkeitserwartungen können für den Erfolg entscheidender sein als die objektiven Leistungsvoraussetzungen.

> „Die in Bewegungssituationen hervorgerufene Wirkung führen sie auf sich selbst zurück und verbinden das Handlungsergebnis mit dem eigenen Können, womit ein erstes Konzept eigener Fähigkeiten entsteht. Das Gefühl, selbst etwas bewirken zu können, ist die Basis für das Selbstvertrauen bei Leistungsanforderungen." (Zimmer 2006, 66)

Wird immer wieder die Erfahrung gemacht, Ereignisse nicht kontrollieren zu können, entsteht ein Gefühl der Hilflosigkeit. Oft kommt es infolge einer geringen Selbstwirksamkeitserwartung zu einer personen- und nicht sachbezogenen Kausalattribuierung

(Ursachenklärung von Erfolg/ Misserfolg). Das eigene Verhalten wird als nicht kontrollierbar angesehen.
Wiederholen sich diese Erfahrungen, besteht die Gefahr, dass über Fähigkeitsbereiche hinweg generalisiert wird. Zimmer stellt dem Konzept der Selbstwirksamkeit das von Seligman entwickelte „Gefühl von Hilflosigkeit" gegenüber. „Negative Erfahrungen, die sie (die Kinder, Anm. d. Verf.) z.B. aufgrund ihrer körperlichen Fähigkeiten machen, übertragen sie leicht auch auf andere Gebiete. So befürchten sie schließlich nicht nur bei Bewegungsspielen, von den anderen nicht anerkannt zu werden, sondern ziehen sich auch bei anderen Aktivitäten in der Gruppe zurück." (Zimmer 2006, 69) Aus einer situativen Fähigkeitswahrnehmung kann ein bereichsspezifisch-stabiles Fähigkeitsselbstkonzept werden, und es stellt sich ein Motivationsverlust ein.

Seligman (1979) geht auf die Erwartungshaltung des Kindes ein, die verschiedene Störungen auf motivationaler, kognitiver und emotionaler Ebene beeinflussen kann. Bei einer Störung auf kognitiver Ebene werden kontrollierbare Ereignisse als nicht kontrollierbar wahrgenommen, woraus sich das Gefühl von Hilflosigkeit und Resignation ergibt. Bei einer motivationalen Störung sinkt die Bereitschaft, auf Ereignisse Einfluss nehmen zu wollen. Bestimmte Situationen werden gemieden. Wird eine Aufgabe als nicht zu bewältigen erlebt, stellen sich Hoffnungslosigkeit und Resignation ein (vgl. Seligman, 1979).

Die Zusammenhänge zwischen Selbstkonzept und Sozialverhalten sind nicht eindeutig zu erklären. Dissoziale Jugendliche beispielsweise berichten nicht nur über negative Selbstwerteinschätzungen, sondern auch über positive Selbstwerteinschätzungen. Als Hintergrund hierfür wird die selbstwertsteigernde Wirkung auch von dissozialem Verhalten genannt, die in einer dissozialen Gleichaltrigengruppe zu höherer Anerkennung führen kann (vgl. Blanz et al., 2006).

Das Selbstkonzept setzt sich also, aus verschiedenen Vorstellungen über uns selbst zusammen. Diese Vorstellungen beziehen sich auf physische, kognitive und soziale Fähigkeiten und auch auf das Aussehen (vgl. Shavelson/ Bolus, 1982). Kinder entwickeln schon früh einzelne Aspekte des Selbstkonzepts, die sich zunächst auf den eigenen Körper beziehen (z.B. „Ich kann schnell laufen").

Durch ihre Umwelt erhalten Kinder schon sehr früh Rückmeldungen über ihre Handlungen aus Sicht der Bezugspersonen. Lob bzw. das Ausbleiben einer positiven Reaktion, ermutigt und bestätigt bzw. frustriert und beschämt ein Kind.

Zusammenfassend kann die Bedeutung des Selbstkonzepts für die Persönlichkeitsentwicklung wie folgt beschrieben werden. Das Selbstkonzept befähigt uns Erfahrungen zu strukturieren und unsere Umwelt und uns selbst zu verstehen und zu kontrollieren. Das Selbstkonzept nimmt auch Einfluss auf unsere Motivation bezüglich einer Aufgabe. Indirekt wirkt sich das Selbstkonzept auf die motorische Entwicklung aus, da wir z.B. bei negativem Selbstkonzept mit Vermeidungsverhalten oder Aggression reagieren können. Ein positives Selbstkonzept bedeutet auch das Gefühl der Kontrolle und Kompetenz und kann entscheidender für den Erfolg sein als objektive Voraussetzungen.

Nach diesen Ausführungen zur Bedeutung von Motorik und Selbstkonzept für die Persönlichkeitsentwicklung im Kindesalter, sollen im folgenden Kapitel Auffälligkeiten in den einzelnen Bereichen der Persönlichkeitsentwicklung dargestellt werden, die sich unter dem Begriff „psychomotorische Auffälligkeiten" zusammenfassen lassen.

3. Psychomotorische Auffälligkeiten

Die Auswirkungen der veränderten Lebensbedingungen auf die Entwicklung von Kindern wurden bereits in Kapitel 1 aufgeführt. In diesem Kapitel sollen epidemiologische und ätiologische Erkenntnisse zusammengestellt werden um das Ausmaß psychomotorischen Auffälligkeiten im Grundschulalter, und damit die Bedeutung und Dringlichkeit einer effektiven Förderung, deutlich zu machen.

In Kapitel 2 wurde die altersgemäße kindliche Entwicklung in den verschiedenen Persönlichkeitsbereichen beschrieben. Abweichungen in einzelnen Bereichen müssen nicht unbedingt zu Beeinträchtigungen führen, können sich jedoch auf weitere Persönlichkeitsbereiche auswirken. Besonders die Einschränkung von Bewegungserfahrungen führt zu motorischen Defiziten, die wiederum Auffälligkeiten im emotionalen oder sozialen Verhalten zur Folge haben können. Mit dieser Kombination unterschiedlicher Auffälligkeiten beschäftigt sich das folgende Kapitel.

Psychomotorische Auffälligkeiten umfassen also eine Vielzahl von Symptomen aus den Bereichen der Motorik, des emotionalen, sozialen und kognitiven Bereichs. Die schulische Leistungsfähigkeit dieser Kinder mit psychomotorischen Auffälligkeiten bleibt meist hinter deren tatsächlicher, und meist normal entwickelter Intelligenz zurück (vgl. Sieber 1978, 31). Sogenannte „umschriebene Entwicklungsstörungen" fassen Leistungsdefizite von Kindern und Jugendlichen zusammen, „die nicht durch Minderungen der Intelligenz oder durch körperliche und seelische Beeinträchtigungen erklärt werden können" (RKI, 2004).

3.1 Ätiologie und Epidemiologie psychomotorischer Auffälligkeiten

Die Ursachen psychomotorischer Auffälligkeiten sind ebenso vielgestaltig wie deren Erscheinungsbilder. Daher sollen hier Erklärungsmodelle und Ätiologie der Auffälligkeiten in den einzelnen Persönlichkeitsbereichen und deren Zusammenwirken aufgeführt werden. Bereits Kiphard (1986, 257) betonte die Bedeutung vielfältiger Ursachen wie genetischer, biologischer und umweltbezogener Faktoren, die sich im Laufe der Entwicklung gegenseitig beeinflussen.

In Kapitel 1 wurden die veränderten Bedingungen aufgezeigt, durch die die heutige Kindheit geprägt ist. Aufgrund der Veränderungen der sozialkulturellen Verhältnisse mangelt es an den notwendigen Entwicklungsreizen für den Stütz- und Bewegungsapparat, wodurch sich Beeinträchtigungen von Bewegung und Bewegungsgefühl ausbilden (vgl. Rusch/ Weineck, 2007).

Die folgende Abbildung (Abb. 5) soll die Ursachen psychomotorischer Auffälligkeiten aufzeigen. Die Einteilung in endogene und exogene Faktoren wurde bereits 1991 von Dordel vorgenommen, die Ursachen und Faktoren eingeschränkter körperlicher Leistungsfähigkeit beschreibt. Dordel stellt in ihrem Schema eine Vielzahl möglicher Ursachen für eine Leistungsschwäche dar. Dabei ist anzumerken, dass meistens mehrere Faktoren für die körperliche Leistungsschwäche verantwortlich sind (vgl. Dordel 1991,145).

Bereits Schilling nahm ebenfalls eine Einteilung in verschiedene Bedingungsfaktoren vor, die zu Störungen der Bewegungsentwicklung führen können. Er nennt die Umweltbedingungen, die psychisch-emotionale Steuerung, die sensorischen Funktionssysteme, die kognitiven Funktionen, die motorischen Funktionssysteme und den

Bewegungsapparat (vgl. Schilling, 1977). Kiphard betont die Bedeutung der exogenen Faktoren bzw. der Umweltbedingungen.

„Es besteht kein Zweifel, dass dem Kinde zur freien Persönlichkeitsentfaltung auch eine kinderfreundliche Umwelt zu Verfügung stehen muss, vom Lebensraum angefangen über Lernobjekte seiner Umwelt bis hin zu den personal-sozialen Bezügen" (Kiphard 1994, 265). Neben den Familienkonstellationen und der Freizeitgestaltung haben sich auch die Wohnwelten der Kinder verändert. Es gibt weniger Freiräume zum freien Spiel, stattdessen fördern Bewegungsarmut und Reizüberflutung u.a. Koordinationsstörungen und Herz-Kreislauferkrankungen (vgl. Kapitel 1).

Zimmer und Circus (2003) nennen Bedingungsfaktoren und Folgen motorischer Leistungsschwächen. Sie betonen, dass es sich um das Zusammentreffen mehrerer Faktoren handelt, und sehen die daraus entstehenden Misserfolgserlebnisse in Bewegungshandlungen als bedeutsamste Variable (vgl. Zimmer/ Circus 2003,16).

Aus entwicklungspsychologischer Sicht wird heute ätiologisch neben kortikalen Funktionen eine Involvierung u.a. von Kleinhirnfunktionen angenommen (vgl. Geuze, 2005). Das Erklärungsmodell der „Neuronal-Group-Selection"-Theorie bietet einen aktuellen Erklärungsansatz für die Störungsgenese bzw. auch für Erfolge bestimmter Behandlungsmethoden (Hadders-Algra, 2000).

Schwächen oder Behinderungen eines Kindes stellen zunächst Einschränkungen oder Störungen in der aktiven Auseinandersetzung mit der Umwelt dar. Sie können aber weitreichende Folgen für die gesamte Entwicklung haben. Einerseits kann diese körperliche Inaktivität zur Abnahme der Organleistungsfähigkeit (vgl. Weineck 1986, 306), andererseits zu Verhaltensauffälligkeiten führen (vgl. Zimmer/ Circus, 2003). Auch Chen und Cohn (2003) weisen auf die psychosozialen Folgen von motorischen Teilleistungsstörungen hin. Feinmotorische Entwicklungsstörungen treten beispielsweise häufig mit Aufmerksamkeits-/Hyperaktivitätsstörungen auf (vgl. Gilberg/ Kadesjo, 2003). Zur Erklärung von Aufmerksamkeits- und Hyperaktivitätsstörungen nennen Döpfner et al. (2000) neuropsychologische, neurophysiologische, neurochemische, genetische als auch psychosoziale Befunde, was die Vielschichtigkeit der möglichen Ursachen unterstreicht.

Schilling betont die Notwendigkeit von Wahrnehmungs- und Bewegungsreizen für eine altersgemäße motorische Entwicklung, ohne die es zu Retardierungen in der Bewegungsentwicklung kommt. Durch die vielfältigen Beeinträchtigungen beim Aufbau von Wahrnehmungs- und Bewegungsmustern gelingt es nicht, sich den Umweltbedingungen optimal anzupassen. Besonders im Grundschulalter nehmen Faktoren wie körperliche Merkmale und motorische Fertigkeiten wesentlichen Einfluss auf das Ansehen in der Gruppe Gleichaltriger. Ablehnung durch die Gruppe aufgrund von körperlichen Auffälligkeiten beeinflusst auch die Selbstbewertung und das soziale Verhalten eines Kindes (vgl. Dordel 1991, 140).

KÖRPERERFAHRUNG (BODY EXPERIENCE)
= die Gesamtheit aller im Verlaufe der individuellen wie gesellschaftlichen Entwicklung erworbenen Erfahrungen mit dem eigenen Körper, die sowohl kognitiv wie affektiv, bewusst wie unbewusst sein können

KÖRPERSCHEMA (BODY SCHEME)	KÖRPERBILD (BODY IMAGE)
= der neurophysiologische Teilbereich der Körpererfahrung, umfasst alle perceptiv-kognitiven Leistungen des Individuums bezüglich des eigenen Körpers.	= der psychologisch-phänomenologische Teilbereich der Körpererfahrung umfasst alle emotional-affektiven Leistungen des Individuums bezüglich des eigenen Körpers.
KÖRPERORIENTIERUNG (BODY ORIENTATION) die Orientierung am und im eigenen Körper wird mit Hilfe der Extero- und Interoceptoren, d.h. der Oberflächen- und Tiefensensibilität, insbesondere der kinästhetischen Wahrnehmung	KÖRPERBEWUSSTSEIN (BODY CONSCIOUSNESS) die psychische Repräsentation des eigenen Körpers oder seiner Teile im Bewusstsein, des Individuums bzw. die auf den eigenen Körper gerichtete Aufmerksamkeit (auch KÖRPERBEWUSSTHEIT/ BODY AWARENESS)
KÖRPERAUSDEHNUNG (BODY SIZE ESTIMATION) das Einschätzen von Größenverhältnissen sowie der räumlichen Ausdehnung des eigenen Körpers	KÖRPERAUSGRENZUNG (BODY BOUNDARY) das Erleben der Körpergrenzen, d.h. den eigenen Körper als deutlich von der Umwelt abgegrenzt zu erleben.
KÖRPERKENNTNIS (BODY KNOWLEDGE) die faktische Kenntnis von Bau und Funktion des eigenen Körpers und seiner Teile einschließlich der Rechts-Links-Unterscheidung (auch KÖRPERBEGRIFF/ KÖRPERVORSTELLUNG/ KÖRPERWAHRNEMUNG)	KÖRPERENSTELLUNG (BODY ATITTUDES) die Gesamtheit der auf den eigenen Körper, insb. Auf dessen Aussehen gerichteten Einstellung, spez. Die (Un-) Zufriedenheit mit dem eigenen Körper (auch BODY SATISFACTION/ BODY CATHEXIS)

Abb. 5: Bedingungsfaktoren psychomotorischer Auffälligkeiten (modifiziert nach Zimmer/ Circus, 2003; Dordel, 1991; Schilling, 1977)

Wie in Abbildung 5 deutlich wird, kann die Einschränkung der körperlichen Leistungsfähigkeit zur Stigmatisierung führen, und das Kind zieht sich aus Bewegungssituationen zurück. Dieser Mangel an Übung verschlechtert sowohl die körperliche als auch die sozial-emotionale Situation des Kindes. Auffälligkeiten oder Störungen in der kognitiven, sozialen oder emotionalen Entwicklung können also Auslöser und Folge einer gestörten motorischen Entwicklung sein. Brandt et al. (1997) stellen fest, dass Beeinträchtigungen eines Bereichs dieses komplexen Gefüges Auswirkungen auf die Gesamtpersönlichkeit des Kindes haben. In der Schule werden Kinder mit psychomotorischen Auffälligkeiten z.B. eher durch Verhaltensweisen auffällig, die von Eltern

und Lehrern oft fälschlicherweise als Ursache für mangelnde schulische Leistungen angesehen werden. Es handelt sich hierbei allerdings oft um Kompensationsmechanismen von Störungen auf unterer Ebene (vgl. Ayres, 2002; Brand et al., 1997; Seewald, 1992).
Durch eine motorische Förderung kann dieser Teufelskreis jedoch durchbrochen werden (vgl. Abb. 5), da einerseits positive soziale Erfahrungen ermöglicht werden, durch eigene Anstrengung Erfolg erlebt werden kann und die motorische Entwicklung gezielt gefördert wird.
Betrachtet man die Ätiologie der bereits in der Kindheit beginnenden Störungen des Sozialverhaltens, so sind ebenfalls vielfältige Einflussfaktoren zu berücksichtigen. Petermann et al. (1998) haben die Risiko- und Einflussfaktoren für die Entwicklung aggressiven Verhaltens tabellarisch dargestellt. „Aus lernpsychologischer Sicht werden soziale Ängste durch klassisch konditionierte Furchtreaktionen ausgelöst und durch Vermeidung der konditionierten Stimuli sowie das Ausbleiben der aversiven Ausgangserlebnisse operant aufrechterhalten. Fehlende Kontakte zu Geschwistern und Gleichaltrigen verhindern eine altersentsprechende Auseinandersetzung mit Sozialpartnern und die Entwicklung sozialer Fertigkeiten. Eine wesentliche Rolle spielen dabei Erziehungseinflüsse wie Überbehütung, Mangelanregung oder Inkonsequenz, die die Erfahrung einer erfolgreichen Einflussnahme auf die soziale Umwelt verhindern." (Lauth et al. 2001,196)
Auffälligkeiten des Sozialverhaltens können sich in verschiedenen Kontexten zeigen und sollten daher in der Diagnostik von Eltern, Lehrern und anderen Bezugspersonen dokumentiert werden. Als Ursachen bzw. Risikofaktoren für eine dissoziale Entwicklung können frühe Belastungen (Schwangerschaft, Geburt), strukturelle Einschränkungen des Kindes (enge Wohnverhältnisse, Armut), ein unsicheres Beziehungs- und Bindungsverhalten der Eltern, Ablehnung, Gewalt durch die Eltern, mangelnde Beziehungen zu Gleichaltrigen, mangelnde Anbindung an Lehrpersonen, schlechte Schulleistungen und die Einschränkung einzelner Intelligenzbereiche genannt werden (vgl. Mohler, 2006). „Mangelnde sprachliche Fertigkeiten erhöhen die Risiken für Konflikte und verringern die Chance, diese ohne Gewalt lösen zu können. Eine eingeschränkte „praktische Intelligenz" oder mangelhafte „exekutive Funktionen" korrelieren mit Aufmerksamkeitsdefiziten, verminderter Selbstkontrolle und ungenügender Planungsfähigkeit." (Mohler 2006, 240) Die Bedeutung der Bewegung für die Persönlichkeitsentwicklung wurde in Kapitel 2 bereits ausführlich dargestellt.
Aufgrund der unterschiedlichen Persönlichkeitsbereiche, die bei der Betrachtung psychomotorischer Auffälligkeiten berücksichtigt werden müssen, steht eine Fülle von Aussagen zur Erscheinungshäufigkeit zur Verfügung, die hier kurz zusammengestellt werden sollen.
Im Bericht über den gesundheitlichen Zustand der Schulanfänger des Schuljahres 2005/ 2006 der Kinder ohne definierte Behinderungen des Gesundheitsamtes Bonn, wurden insgesamt 2837 Kinder schulärztlich standardisiert untersucht. Unter anderem wurden Motorik, Körperkoordination und Wahrnehmung erfasst. 16,5% der untersuchten Kinder erreichten grenzwertige bis auffällige motorische Ergebnisse, 16,3% erzielten grenzwertige bis auffällige Ergebnisse in der Visuomotorik (vgl. Schulz, 2006).
Aktuell sind die Ergebnisse einer Studie des Robert-Koch-Instituts zu nennen, an der fast 18.000 Kinder unter 18 Jahren teilnahmen. Als Ergebnis der KIGGS Studie wurde eine Verschiebung der gesundheitlichen Situation von Kindern zu einem steigen-

den Anteil von somatischen und psychischen Störungen herausgestellt. Begründet wird diese Verschiebung mit einer „neuen Morbidität", von verschiedenen Entwicklungsstörungen in den Bereichen der Emotionalität und des Sozialverhaltens, aus denen sich chronische Krankheitsbilder entwickeln (Adipositas, Asthma, Allergien, psychische Störungen). Verhaltensauffälligkeiten stellen die Autoren bei 11,5 % der Mädchen und bei 17,8 % der Jungen fest (vgl. Opper et al., 2007). Psychosoziale Auffälligkeiten werden in Anlehnung an Hurrelmann bei etwa 10-12% der Grundschulkinder registriert (vgl. Hurrelmann, 2003).

Im Rahmen der WIAD-Studie, einer bundesweit durchgeführten Studie in Zusammenarbeit mit der AOK und dem DSB mit 20.000 Schüler/innen wurde ein Bewegungs-Check-Up unter 313 Schülern der Klassen 5 bis 11 durchgeführt, dessen Ergebnisse mit denen aus den Jahren 1985 und 1995 verglichen wurden. Deutliche Verschlechterungen wiesen vor allem die konditionellen und koordinativen Fähigkeiten wie Rhythmusfähigkeit, Gleichgewichtsfähigkeit, Schnellkraft, Dehnfähigkeit und Ausdauerfähigkeit auf (vgl. Klaes et al., 2000). Auch die Bundeszentrale für gesundheitliche Aufklärung analysierte Daten aus Schuleingangs- und Früherkennungsuntersuchungen, und kam zu dem Ergebnis, dass zu den häufig festgestellten gesundheitlichen Beeinträchtigungen, neben der körperlichen Ausdauerleistungsfähigkeit, der koordinativen Leistungsfähigkeit und der Körperkraft, auch Verhaltensauffälligkeiten und Konzentrationsstörungen zu zählen sind (vgl. BzGA, 2001). Bei Kindern im Alter von 6-10 Jahren treten die Symptome des Hyperkinetischen Syndroms nach Ergebnissen von Eltern- und Lehrerfragebögen bei 8,8-17,8 % auf (vgl. Lehmkuhl/ Döpfner, 2005).

Hollmann und Hettinger (2000) weisen darauf hin, dass je nach Statistik, 50-65% aller Kinder und Jugendlichen im Alter von 8-18 Jahren Haltungsfehler und – schwächen und 20-25% einen leistungsschwachen Kreislauf oder Kreislaufregulationsstörungen zeigen. Dordel (1998), Eggert et al. (2000) sowie Gaschler (2000/2001) haben Verschlechterungen in einzelnen Teilbereichen der motorischen Leistungsfähigkeit von Kindern nachgewiesen.

Betrachtet man die Häufigkeit von „Entwicklungsstörungen" nach der ICD-10, so ergab die Versichertenstichprobe der AOK Hessen/KV Hessen im Jahr 2000 bei 3% der 3 bis 9-jährigen Kinder die Diagnose „motorische Entwicklungsstörung", der Anteil der Jungen lag hierbei bei zwei Dritteln (vgl. RKI, 2004). Psychomotorische Beschwerden wie Nervosität, Händezittern, starkes Herzklopfen, Appetitlosigkeit, wurden 1993 im Bielefelder Jugendgesundheitssurvey erfasst. Von den befragten Jugendlichen gaben 18,4 % sechs bis zehn Beschwerden an, mehr als zehn Beschwerden wurden von 4 % der Jugendlichen angegeben (vgl. Kolip et al. 1995, 35ff)

Esser et al. 1992 fand in seiner Untersuchung von Kindern und Jugendlichen bei 16 bis 18% der beteiligten klinisch diagnostizierte psychische Störungen. Zu den häufigsten psychischen Störungen im Kindesalter gehören die Angststörungen, wie in verschiedenen Studien mit repräsentativen Stichproben erfasst wurde (Esser et al., 1998; Steinhausen et al., 1998; Wittchen et al., 1998).

Im Folgenden sollen die bereits aufgeführten Symptome psychomotorischer Auffälligkeiten näher betrachtet werden. Sie können in Kombination oder einzeln auftreten, wobei zu berücksichtigen ist, dass sich die Persönlichkeitsbereiche gegenseitig beeinflussen und nur zur besseren Übersicht hier getrennt dargestellt werden.

Unter senso-motorischen Auffälligkeiten werden im ersten Abschnitt Beeinträchtigungen der Motorik und der Wahrnehmung aufgeführt.

Zu den kognitiven Auffälligkeiten zählen im Kontext dieser Arbeit Auffälligkeiten in der Kommunikation mit anderen und Aufmerksamkeitsstörungen ebenso wie die mangelnde Fähigkeit zur Handlungsplanung.
Unter Auffälligkeiten im sozialen und emotionalen Bereich werden mangelnde soziale Kompetenzen und ein negatives Selbstkonzept aufgeführt.

3.2 Auffälligkeiten der senso-motorischen Entwicklung

Auffälliges psychomotorisches Verhalten kann sich im Niveau motorischer Aktivität und in verschiedenen Extremen motorischen Verhaltens zeigen. Bei manchen Kindern äußert sich dies in Bewegungsunruhe, andere Kinder zeigen eher eine Bewegungsarmut. Besonders die Koordinationsfähigkeit ist oft beeinträchtigt.

Mit „umschriebenen motorischen Entwicklungsstörungen" nach ICD-10 unter F 82 bzw. mit „entwicklungsbezogenen Koordinationsstörungen" nach DSM-IV, wird folgende Kombination von Auffälligkeiten beschrieben. Die motorische Koordination ist schwächer als durch Intelligenz oder Alter erklärbar; Koordinationsprobleme interferieren mit schulischer Leistungsfähigkeit oder mit Alltagsfunktionen; die Störung ist nicht durch eine definierte Bewegungsstörung oder neuromuskuläre Erkrankung definiert; eine allgemeine Ungeschicklichkeit, Schreibprobleme und eine verzögerte Entwicklung motorischer Meilensteine gehören zur Klassifikation.

Kesper/ Hottinger (1993) unterteilen die Störungen der Sinneswahrnehmung in den taktil-kinästhetischen Bereich, den vestibulären Bereich und die Körperorientierungsstörung. In der Entwicklung nehmen zunächst die kinästhetische und die taktile Wahrnehmung eine zentrale Stellung ein, die taktilen Empfindungen stehen wiederum in engem Zusammenhang mit der kinästhetischen und vestibulären Wahrnehmung (vgl. Dordel, 1991).

Der Prozess der Wahrnehmung wurde bereits in Kapitel 2.1.1 beschrieben. Die Störung dieses Prozesses liegt nicht in der Schädigung eines Sinnesorgans sondern vielmehr in der Aufnahme der Reize aus der Umwelt und deren richtiger Verarbeitung (vgl. Brand et al. 1985, 67). „Eine gestörte Wahrnehmung hat zur Folge, dass das Kind nur eingeschränkt seine Umwelt erfassen kann. Bereits leichte Zerebralschädigungen und Störungen der Reizleiterbahnen des pyramidalen und extrapyramidalen Systems führen zu Veränderungen in der Aufnahme und somit zu Beeinträchtigungen in der Wahrnehmungsverarbeitung und –ausführung." (Theunissen et al. 2007, 374)

Die Wahrnehmung gilt als Grundlage der menschlichen Informationsverarbeitung und somit auch als Voraussetzung kognitiver Prozesse. Kann ein Kind die verschiedenen Reize nicht sortieren oder differenzieren, kommt es zu Lernstörungen. Kinder mit Lernstörungen erleben trotz erhöhter Anstrengung oft weniger Erfolg als ihre Mitschüler, obwohl sie in der Regel über eine durchschnittliche Intelligenz verfügen.

Auf die Bedeutung der Wahrnehmung für die Grundlagen der Sensorischen Integration nach Ayres wurde im Exkurs zur Wahrnehmung in Kapitel 2.1.1 eingegangen. Hier sollen nun die Folgen einer mangelnden sensorischen Integration erläutert werden. Können die eingehenden sensorischen Impulse aufgrund einer Störung der Hirnfunktion nicht geordnet und verarbeitet werden, erhält das Kind ungenaue Informationen über sich selbst und seine Umwelt. Als Folge können unterschiedliche Lernstörungen auftreten (vgl. Ayres, 2002). Nicht alle Bereiche müssen betroffen

sein, häufig ist nur ein Wahrnehmungsbereich betroffen, indem die Kinder Schwächen in der Reizselektion (Aufmerksamkeit, Konzentration), Reizdiskrimination (Unterscheiden, Wiedererkennen), Reizintegration (Impulse zu einem Ganzen zusammenfügen) oder Reizdurchgliederung (Zerlegen) aufweisen können.
Zur besseren Übersicht sollen die Auffälligkeiten hier nach Nah- und Fernsinnen unterteilt werden, sie sind jedoch alle am Prozess der Wahrnehmung beteiligt. Im Bereich der Fernsinne, sind vor allem Störungen des visuellen und des akustischen Systems zu nennen.
Häufig zeigen Kinder mit Verarbeitungsstörungen im visuellen System auch taktile, propriozeptive oder vestibuläre Verarbeitungsschwierigkeiten (vgl. Barth 1997, 85). Störungen der visuellen Wahrnehmung manifestieren sich vor allem anhand der nicht gelingenden Formkonstanzbeachtung und mangelhaften Raumwahrnehmung. Die betroffenen Kinder haben infolgedessen Schwierigkeiten, die Lage ihres Körpers im Raum zu erkennen und räumliche Beziehungen zwischen diesem und anderen Gegenständen bzw. zwischen Gegenständen untereinander herzustellen (vgl. Doering, 1998; Kesper/ Hottinger, 1992; Milz, 1996). Die Störungen der visuomotorischen Koordination zeigen sich z.B. beim Fangen und Werfen bzw. beim Zeichnen und Schreiben (vgl. Barth 1997, 85).
Bei einer auditiven Wahrnehmungsstörung treten die Schwierigkeiten meistens zusammen mit anderen Wahrnehmungsstörungen auf (vgl. Barth 1997, 90). Betroffenen Kindern fällt es schwer akustische Muster und Sprachlaute zu identifizieren, zu lokalisieren, zuzuordnen und nachzubilden. Sie zeigen Probleme in der Raumorientierung, in der Mathematik, beim Sprechen, während des Lese- und Schreiblernprozesses wie auch in der Rechtschrift (vgl. Doering, 1998; Kesper/ Hottinger, 1992; Milz, 1996).

3.2.1 Taktile Wahrnehmung

Durch taktile Informationen erhält der Mensch Informationen über die Eigenschaften eines Gegenstandes (Form, Oberfläche, Proportionen etc.), diese sind daher wichtig für die Fähigkeit der Formwahrnehmung und –unterscheidung (vgl. Barth 1997, 65). Bielefeldt sieht in der taktil-kinästhetischen Wahrnehmungsstörung eine cerebrale Verarbeitungsstörung. Das Kind kann Informationen bereits auf der Modalitätsebene nicht wirklichkeitsgetreu aufnehmen, es erhält unzureichende Informationen, die falsch verarbeitet werden und sich schließlich in Verhaltensauffälligkeiten äußern (vgl. Bielefeldt 1996,15f). Sie führt Affolter (1987) an, der die nächsthöhere Störungsebene beschreibt auf der das Zusammenwirken der Sinne untereinander beeinträchtigt sein kann. Als Störung auf der dritten Ebene nennt Affolter die mangelnde Fähigkeit Sinnzusammenhänge und Handlungsabfolgen logisch miteinander zu verknüpfen.
Die Haut ist das erste Organ der Kontaktmöglichkeit und somit entscheidend verantwortlich für das Körpergefühl eines Kindes. Die Störung der Unterscheidung von Reizen kann Lern- und Verhaltensprobleme bewirken. „Die häufigste Störung des Tastsinns beruht auf einer ungenauen Lokalisation der Berührungsreize und der Unfähigkeit, ihre Bedeutung in Beziehung zur räumlichen Zuordnung zu finden. Mit anderen Worten: das Kind hat Schwierigkeiten im Unterscheiden und Identifizieren von Dingen, von denen es berührt wird oder die es selbst berührt." (Ayres 2002,168) Barth beschreibt bei solchen Störungen entweder eine Überempfindlichkeit oder die

Unterempfindlichkeit des taktilen Systems (vgl. Barth 1997,66f). Liegt eine Überempfindlichkeit vor, werden die taktilen Reize nicht genügend gehemmt. In der Folge werden Berührungen von Kindern oft gemieden und als unangenehm empfunden (vgl. Barth 1997, 66f; Ayres, 1998). Liegt eine Unterempfindlichkeit des taktilen Systems vor, werden Reize zu stark gehemmt und nicht intensiv genug wahrgenommen. Betroffene Kinder reagieren schmerz- oder temperaturempfindlich und verfügen über eine schlecht ausgebildete Grob- und Feinmotorik, was Schwierigkeiten bei der Stifthaltung und somit beim Schreiben zur Folge haben kann (vgl. Barth 1997, 67). Bei einer Unterempfindlichkeit des taktilen Systems spricht man von einem eingeschränkten taktilen Diskriminationsvermögen (vgl. Saetre 1995, 35). In der Folge einer Störung der Aufnahme von taktilen Reizen kann es zum Verlust des Körpergefühls, zu Berührungsvermeidung bis zur Schmerzunempfindlichkeit und autoaggressiven Verhaltensweisen als Eigenstimulation kommen. Hautausschläge werden oft als Schutz vor Berührung gedeutet, wodurch die Bedeutung der Haut für die Kommunikation deutlich wird. Eine Störung der taktilen Wahrnehmung kann sich in einer Über- oder Unterempfindlichkeit zeigen.

3.2.2 Kinästhetische Wahrnehmung

Das propiozeptive Wahrnehmungssystem verarbeitet Reize aus dem eigenen Körper, z.B. von Muskeln und Gelenkstellungen. Daher werden die Rezeptoren hier „Propriozentporen" („proprius = der eigene) genannt (vgl. Zimmer 2004a, 113). „Die meisten propriozeptiven Impulse werden in Hirnregionen verarbeitet, die nicht mit unserem Bewusstsein zusammenhängen. Deswegen empfinden wir die Gefühle aus unseren Muskeln und Gelenken nur, wenn wir ganz spezielle Aufmerksamkeit darauf richten." (Ayres 2002,60) Die Propriozeption (Eigenwahrnehmung) ermöglicht es uns, Bewegungen auszuführen. Zu den Folgen einer gestörten Eigenwahrnehmung gehören ein wenig differenziertes Körpergefühl sowie langsame und ungeschickte Körperbewegungen; es wäre z.B. schwierig, ohne die adäquate Wahrnehmung von Hand und Fingern einen Knopf zu schließen (vgl. Ayres 2002, 60). Das Erlernen komplizierter Bewegungen würde länger dauern, und die Automatisierung von Bewegungen wäre erschwert (vgl. Kesper/ Hottinger, 1993).

Für Kinder mit Störungen der propriozeptiven/ kinästhetischen Wahrnehmung ist es schwer ihre Umwelt durch den eigenen Körper ausreichend zu erforschen. Sie haben oft unzureichende Empfindungen und Vorstellungen über ihren eigenen Körper, über die Bewegungsmöglichkeiten und die räumliche Beziehung ihrer Gelenke zueinander (vgl. Barth 1997, 69). Kinder ohne eine adäquate Eigenwahrnehmung (Propriozeption) sind auf optische Informationen angewiesen. Wenn diese Kinder ein Ereignis nicht mit ihren Augen erfassen können, haben sie besondere Schwierigkeiten, die Situation angemessen zu bewältigen (vgl. Ayres 2002, 60).

Kinder mit Auffälligkeiten der kinästhetischen Wahrnehmung verfügen über ein wenig differenziertes Körperschema, was sich beim Erlernen komplizierter Bewegungen zeigt. Einzelne Körperteile werden nicht mitbewegt, und die Automatisierung des Bewegungsablaufs dauert länger. Sie verfügen nur über ungenaue Informationen über Spannung und Lageveränderung ihrer Muskeln und Gelenke, wodurch die Bewegungssteuerung erschwert ist und unbewusste Bewegungen entstehen. Diese unzureichenden Bewegungssteuerung äußert sich in der gesamten Entwicklung der

Grob- und Feinmotorik (vgl. Barth 1997, 69). Dies wird z.b. dadurch deutlich, dass Kinder mit kinästhetischen Wahrnehmungsstörungen mit anderen Kindern unabsichtlich zusammenstoßen oder sich leicht verlaufen.

3.2.3 Vestibuläre Wahrnehmung

Die Gleichgewichtsfähigkeit ist die Fähigkeit, den gesamten Körper im Gleichgewichtszustand zu halten oder während und nach umfangreichen Körperverlagerungen diesen Zustand beizubehalten bzw. wieder herzustellen (vgl. Meinel/ Schnabel, 1987). In jeder Bewegungssituation seinen Körper auszubalancieren, erfordert Gleichgewichtsreaktionen. Ausgleichsbewegungen der Gliedmaßen sichern das Gleichgewicht, wenn sich unser Körperschwerpunkt außerhalb der Senkrechten über der Standfläche befindet. Das vestibuläre System verarbeitet ständig sensorische Impulse, die durch die Schwerkraft verursacht werden. Diese Empfindungen bilden das Bezugssystem für alle weiteren Sinneswahrnehmungen. Das vestibuläre System hat nach Ayres die Aufgabe, ein stabiles Gesichtsfeld aufrecht zu erhalten, um auch bei körperlicher Bewegung Gegenstände präzise wahrnehmen zu können (vgl. Ayres, 2002).

Aufgrund der Vernetzung mit anderen Sinnessystemen, sind Störungen des vestibulären Systems meist mit anderen Bereichen wie der Gesamtkörperkoordination, der Augenmuskelkontrolle, der auditiven und visuellen Wahrnehmungsverarbeitung, der Auge-Hand-Koordination und der Raumwahrnehmung verbunden (vgl. Barth 1997, 73f). Nach Kiphard setzen Ausgleichsbewegungen bei Kindern mit unsicherem Gleichgewicht nicht rechtzeitig ein, da ihre Wahrnehmung zu langsam ist (vgl. Kiphard 1986, 99). In der Folge kommt es zu Gleichgewichtsunsicherheiten. Kindern mit einem unsicheren Gleichgewicht fällt das Abschätzen von Abständen schwer, sie ecken oft an, kleinere Rempeleien sind die Folge. Kinder mit einer taktilen Überempfindlichkeit sind oft motorisch unruhig und erscheinen waghalsig, da sie ihre Tätigkeiten anders wahrnehmen und falsch einschätzen (vgl. Ayres 1998, 140). Kinder mit vestibulärer Überempfindlichkeit sind oft auch taktil überempfindlich, neigen zur Selbstunterforderung und vermeiden Gleichgewichtssituationen. Kinder mit vestibulärer Unterempfindlichkeit suchen nach vestibulärer Stimulation und sind ständig in Bewegung. Ihre Kraftdosierung im Umgang mit anderen oder bei feinmotorischen Handlungen ist oft unangemessen.

Störungen des Gleichgewichts können sich auch auf die Sprachentwicklung auswirken, da der vestibuläre Bereich mit dem optischen und auditiven System in Verbindung steht. Können Laute nicht genau unterschieden werden, da die auditiven Informationen ungenau aufgenommen und weitergeleitet werden, kann dies die Sprachentwicklung verzögern oder die Aussprache undeutlich werden lassen.

3.2.4 Körperorientierung

Auffälligkeiten im Bereich der Körperorientierung, z.B. im Sinne eines unvollständigen Körperschemas, können Folge einer wenig differenzierten Körperwahrnehmung sein (vgl. Kesper/ Hottinger, 1993).

Unter Körperschema wird das strukturierte Bild über den eigenen Körper verstanden. Ayres verwendet, um das Körperschema zu beschreiben, das Bild einer im Gehirn befindlichen Landkarte unseres Körpers (vgl. Ayres 2002, 32), die die Voraussetzung für eine Orientierung in der Umwelt darstellt, denn die Bezugsgröße für unsere Bewegungshandlungen ist unser eigener Körper. Kiphard beschreibt das Körperbewusstsein außerdem als eine wichtige Voraussetzung für Bewegungsgeschicklichkeit (vgl. Kiphard 1994,193). „Eine Wahrnehmungsstörung äußert sich in Beziehung auf die eigene Person, auf das sogenannte Körperschema. Gemeint sind Prozesse, die mit Stellungs- und Haltereflexen zu tun haben". (Bielefeldt 1996, 28) Nach Brand et al. (1997) können sich Störungen der Sensomotorik bei der Wahrnehmung der Raumlage, der Raumorientierung, der Differenzierungsfähigkeit und auch der Links-Rechts-Unterscheidung zeigen und so besonders Bewegungsplanung beeinflussen (vgl. Brand et al. 1997).

Bei Störungen des Körperschemas liegen meist allgemeine neurologische Schädigungen vor, denn ein funktionierendes Körperschema kann sich nur auf der Grundlage exakter Informationen aus der taktilen und kinästhetischen Wahrnehmung entwickeln Kinder mit Körperschemastörungen haben daher besondere Schwierigkeiten bei Aufgaben, die ein Überkreuzen der Körpermitte (vgl. Ayres, 2002; Doering, 1993; Kesper/ Hottinger, 1992; Milz, 1996; Remschmidt/ Schmidt, 1981)

Diese Körperorientierungsstörungen zeigen sich ebenso im Schriftbild. Sie schreiben zum Beispiel Zahlen oder Buchstaben seitenverkehrt. Sie verfügen nicht über die sprachliche Verfügbarkeit über räumliche Beziehungen von Gegenständen zueinander (rechts, links) oder der zeitlichen Abfolge von Ereignissen. Folglich fällt es ihnen schwer, Ereignisse in angemessener Reihenfolge wiederzugeben. Sie haben Schwierigkeiten beim Anziehen, ziehen bspw. ihren Pullover falsch herum an.

Auch hier wird die Verbindung zum emotionalen Persönlichkeitsbereich schnell deutlich, da die Kinder durch die ihnen zur Verfügung stehenden unpräzisen propriozeptiven Informationen oft verunsichert sind. Ayres (2002, 33) geht auf diese Wechselwirkung ein und betont, dass ein Kind nur in dem Ausmaß Herr über sein eigenes Leben sein kann, wie seine Körperwahrnehmung es ihm erlaubt, sich frei und sinnvoll zu bewegen.

3.2.5 Koordination

Röthing (1992, 82) definiert die Koordination als die „zeitliche, räumliche und kraftmäßige Steuerung einer Einzelbewegung oder Bewegungsvollzüge, die entsprechend sensorisch vermittelter Vorgaben oder Ziel zustande kommen". Die physiologische Perspektive wird in der sportmedizinischen Definition der Koordination betont. Die Koordination wird definiert als das Zusammenwirken von Zentralnervensystem und Skelettmuskulatur innerhalb eines gezielten Bewegungsablaufs (vgl. Hollmann/ Hettinger, 1990). Dies bedeutet, dass nur die für eine Bewegung notwendigen Muskeln (Agonisten) und ihre Mitspieler (Synergisten) innerviert werden, und diese Innervation kann bei sich verändernden Aufgaben schnell umgestellt werden. Dabei wird zwischen der intra- und intermuskulären Koordination unterschieden. Erstere bezieht sich auf „das Zusammenwirken von verschiedenen agonistischen und antagonistischen Muskeln" (Röthig 1992, 251). Die Koordination kann anhand von Bewegungsmerkmalen (Bewegungskombination, Bewegungskopplung, Phasenverschmelzung) beschrieben werden (vgl. Röthig 1992, 83).

Hirtz hat eine Einteilung in unterschiedliche koordinative Fähigkeiten für das Kindes- und Jugendalter vorgenommen und ordnet sie neben den konditionellen und motorischen Fähigkeiten als körperliche Fähigkeiten ein (Hirtz 1985, 12). Er beschreibt diese als auf neurophysiologischen Funktionsmechanismen beruhende, im Verlaufe der verschiedenen Arten gegenständlich-praktischer (besonders auch sportlicher) Tätigkeit individuell angeeignete, relativ komplexe Leistungsvoraussetzungen für die Bewältigung besonders koordinativer Anforderungen verschiedener Tätigkeitsarten in verschiedenen Lebensbereichen (Hirtz 1985, 17).

Den drei Grundfähigkeiten der Koordination, der motorischen Lernfähigkeit, der motorischen Steuerungsfähigkeit und der motorischen Anpassungs- und Umstellungsfähigkeit, ordnet Hirtz fünf koordinative Fähigkeiten zu (Hirtz 1985, 33ff.). Auch als Arbeitsgrundlage für den Schulsport nennen Roth und Willimczik 1999 folgende fünf koordinative Konstrukte: räumliche Orientierungsfähigkeit, Gleichgewichtsfähigkeit, Rhythmusfähigkeit, kinästhetische Differenzierungsfähigkeit und Reaktionsfähigkeit (vgl. Hirtz 1985, 33ff; Roth/ Willimczik 1999, 251) Diese koordinativen Grundqualitäten müssen gut entwickelt sein, um koordinierte Bewegungen ausführen zu können. Koordinationsschwierigkeiten treten auf, wenn eine oder mehrere dieser Grundqualitäten unzureichend entwickelt sind. Neben der Qualität neuromuskulärer Funktionsabläufe wirkt sich auch der Übungszustand der Muskulatur leistungsbegrenzend aus (vgl. Heipertz, 1991). Gute koordinative Fähigkeiten sind damit an ein intaktes Nervensystem, die ungestörte Funktion der Sinnesorgane und eine leistungsfähige Skelettmuskulatur gebunden. Weitere Bedingungsfaktoren einer guten Koordination sind Lebensalter und die entsprechende Hirnreife, die Bewegungserfahrung sowie die Motivation für die Bewegung in einer bestimmten Situation (vgl. Dordel 1991, 154).

Eine gut koordinierte Bewegung zeichnet sich durch Bewegungskonstanz, -präzision und -ökonomie in einem harmonischen und fließenden Bewegungsablauf aus (vgl. Meinel/ Schnabel, 1987). Schon Kiphard (1977, 11) beschreibt eine altersgemäße Bewegungskoordination als „das harmonische und möglichst ökonomische Zusammenwirken von Muskeln, Nerven und Sinnen mit zielgenauem gleichgewichtssichernden Bewegungsaktionen (Willkürmotorik) und schnellen, situationsangepassten Reaktionen (Reflexmotorik)".

Folglich ist eine Koordinations*schwäche* durch eine verminderte Bewegungsqualität gekennzeichnet, die sich z.B. durch mangelnden Bewegungsfluss, unangemessenen Muskeltonus, Gleichgewichts-unsicherheiten und unangemessene Mitbewegungen aufgrund dynamisch-zeitlich-räumlich inadäquater Impulsdosierung zeigen kann (vgl. Rusch/ Weineck 2007, 244). Kinder mit Auffälligkeiten im koordinativen Bereich haben oft Schwierigkeiten, verschiedene Bewegungen gleichzeitig oder nacheinander zu kombinieren (z.B. Klatschen während des Gehens, Anlauf und Sprung) (vgl. Dordel 1991, 157). Diese geringgradige qualitative Bewegungsveränderung, die zu einer leichten bis mittelschweren Leistungsminderung führt, ist von der Koordinationsstörung abzugrenzen. Die Koordinationsstörung beschreibt eine hochgradige qualitative Veränderung mit einer schweren Beeinträchtigung der Motorik (vgl. Kiphard, 1977). Infolge inadäquater Impulsdosierung entstehen unangepasste und unzweckmäßige Bewegungen.

Koordinations*störungen* können sich, je nach Ausmaß des Bewegungsraumes und der beteiligten Muskelgruppen, im Bereich der Grobmotorik und im Bereich der Feinmotorik zeigen. Es handelt sich um eine grobmotorische Koordinationsstörung, wenn die gesamte Körperkontrolle beeinträchtigt ist. Charakteristisch ist das gleichzeitige Auftreten von Kraftminderung, Verlangsamung und Schwerfälligkeit. Pereira et al. (2001) beschreiben vor allem Probleme der Kraftkontrolle und –dosierung sowie beim Timing von Bewegungen (vgl. Pereira et al., 2001). Auch Kiphard beschrieb bereits, dass zusätzlich oft ein unangemessener Muskeltonus sowie Mitbewegungen und Mitverspannungen zu beobachten sind (Kiphard 1994, 163). Die Bewegungen wirken dann unharmonisch und umständlich, Übergänge im Bewegungsablauf erfolgen abrupt oder plump.

Kinder mit feinmotorischen Koordinationsstörungen haben besonders im Bereich der Hand- und Fingermotorik Schwierigkeiten, insbesondere die Qualität kleinräumiger Bewegungsleistungen ist beeinträchtigt. Das Nachzeichnen von Figuren oder schon eine normale Schreibsituation bereiten Probleme, oft äußert sich die Störung auch im häufigen Zerbrechen oder Entgleiten von Gegenständen (vgl. Remschmidt et al., 2008; Kiphard 1985, 237). Besondere Schwierigkeiten haben diese Kinder bei räumlichen und zeitlichen Bewegungsanpassungen. „Auch der Begriff der Auge-Hand-Koordination kennzeichnet diesen Teilaspekt der Motorik recht anschaulich; dabei können ähnlich differenziert wie die Hand auch der Fuß oder Bewegungen im Kopf-Nacken-Bereich gesteuert werden." (Dordel 1991,157) Besonders im Bereich der Graphomotorik wird eine Schwäche im Bereich der Feinmotorik deutlich.

Die Gesamtheit der Koordinationsstörungen wird auch unter dem Begriff der Ataxie zusammengefasst. Infolge einer Grundstörung der Kinästhesie kommt es zu Gleichgewichtsproblemen und Problemen der Kraftdosierung. In der Bewegungskoordination zeigen sich diese Störungen in Gang- und Zielunsicherheit.
Wie in Kapitel 2.1 zur motorischen Entwicklung beschrieben, sind Mitbewegungen bei schwierigen Bewegungen bis zum Alter von 7 Jahren Teil der normalen Entwicklung (Spontanmotorik). Hiervon abzugrenzen ist das hyperkinetische Bewegungsverhalten, dass bei Spannungszuständen mit mangelhafter motorischer Steuerung verbunden ist (vgl. Blanz et al., 2006).

3.3 Auffälligkeiten der kognitiven Entwicklung

Im Rahmen dieser Arbeit sollen drei Bereiche der kognitiven Auffälligkeiten im Kontext psychomotorischer Auffälligkeiten kurz betrachtet werden. Obwohl diese im empirischen Teil nicht berücksichtigt werden, sollen sie zur vollständigen Betrachtung dennoch hier aufgeführt werden, da Auffälligkeiten in einzelnen Persönlichkeitsbereichen nie isoliert zu betrachten sind, sondern immer mit anderen in Verbindung stehen.

3.3.1 Aufmerksamkeit

Im Vorschulalter entwickeln Kinder die Fähigkeit ihre Aufmerksamkeit länger auf eine bestimmte Aufgabe oder Situation zu richten und störende Einflüsse auszublenden. Diese Fähigkeit ist eine wichtige Voraussetzung für komplexere Wahrnehmungsvorgänge und Denkprozesse. Ist die Aufmerksamkeitsfähigkeit nicht ausreichend ausgeprägt, kann dies in den ersten Schuljahren noch durch das Gedächtnis und Intelligenz ausgeglichen werden. Wenn ein 6-jähriges Kind sich jedoch „nicht 15-20 Minuten lang ohne unmittelbare äußere Anleitung einer Sache zuwenden kann, besteht Verdacht auf eine Störung – entweder der Aufmerksamkeit oder des Interesses." (Blanz et al. 2006, 25) Besonders im Kontext des Aufmerksamkeitsdefizitsyndroms mit oder ohne Hyperaktivität (ADHS/ADS) bzw. des Hyperkinetischen Störung (HKS) nimmt die Fähigkeit zur Aufmerksamkeit eine zentrale Bedeutung ein. Kindern mit einer mangelnden Fähigkeit zur Aufmerksamkeit fällt es schwer, diese in unterschiedlichen Situationen in allen Lebensbereichen aufrecht zu erhalten. Die Konzentration dieser Kinder richtet sich bei der kleinsten Ablenkung vom eigentlichen Geschehen ab, Aufgabenstellungen oder Spielsituationen werden dadurch oft frühzeitig abgebrochen. Barkley sieht die Störung daher in einer mangelnden Fähigkeit zur Selbststeuerung bzw. in der Unfähigkeit einen Impuls zu hemmen begründet (vgl. Barkley, 2004).

3.3.2 Dyspraxie

Grundlage für die allgemeine Handlungsfähigkeit ist die Bewegungsplanung bzw. Praxie. Eine leichte Störung der Handlungsfähigkeit bezeichnet man als Dyspraxie, während der völlige Verlust der Handlungsfähigkeit als Apraxie bezeichnet wird.
„Eine besondere Art schlechter Bewegungskoordination ist das Ergebnis einer Störung der sensorischen Integration, die zu einer mangelhaften Bewegungsplanung führt. Dieser Typ einer Störung der sensorischen Verarbeitung wird entwicklungsbedingte Dyspraxie (Ungeschicklichkeit) oder, wenn sie stark ausgeprägt ist Apraxie, (Handlungsunfähigkeit) genannt." (Ayres 2002, 158)
Bei der Dyspraxie handelt es sich um eine kognitive Störung, die sich dadurch auszeichnet, dass es schwer fällt, den eigenen Körper in Handlungen richtig einzusetzen bzw. mit den Materialien der Umwelt in Beziehung zu setzen. (Kiphard, 1986). Das Planen und Durchführen von bestimmten Aufgaben bereitet beispielsweise große Schwierigkeiten, da die Kinder gedanklich nicht lange bei einem Inhalt verweilen können oder diesen wieder schnell vergessen.
„Das dyspraktische Kind ist langsam und uneffektiv in seiner motorischen Planung. Das apraktische Kind kann nahezu überhaupt keine Bewegung planen. All diese Kinder besitzen jedoch ganz normale Intelligenz und normal funktionierende Muskeln. Das Problem besteht in der „Brücke" zwischen ihrem Intellekt und ihren Muskeln." (Ayres 2002, 158)

Die richtige Einschätzung des eigenen Körpers und eine Orientierung über die jeweilige Umweltsituation ist jedoch Grundlage für jede geplante und antizipierte Handlung. Durch vielfältige, im Gedächtnis abgespeicherte Bewegungserfahrungen bauen Kinder Koordinationsmuster und somit ihre Handlungskompetenz auf. Dyspraktische Kinder können sich Bewegungsabläufe schwer vorstellen und im Gedächtnis speichern. Aus diesem Grund wirken sie trotz intakter Koordinationsfähigkeit bei Bewegungsaufgaben umständlich und unbeholfen. Verschiedene Autoren gehen davon aus, dass die Fähigkeit zur Praxie, also auch zur Bewegungsplanung, auf einem gut entwickelten Körperschema beruht (vgl. Ayres, 1998; Brand et al., 1997; Remschmidt/ Schmidt, 1981).

3.3.3 Kommunikation

Bewegung ist die erste Ausdrucksform eines Menschen. Durch Bewegung teilen wir uns unserer Umwelt mit, sie ist die grundlegendste aller Kommunikationsformen (vgl. 2.1.2). Wir alle verfügen von Geburt an über eine Körpersprache, die auch nicht verlernt wird oder an Relevanz verliert sobald wir auch die Wortsprache erlernen. Unser verbaler Sprachschatz macht deutlich dass die Körpersprache der Ursprung unserer Kommunikation ist, denn in vielen Wörtern für Kommunikationsformen stecken Körpertätigkeiten (sich auseinander setzen, verbissen sein, begreifen, wiederholen). Körpersprache verhindert oder ermöglicht genauso wie Wortsprache eine Auseinandersetzung in Form eines Dialogs, bei dem es um Austausch und Aushandeln geht (vgl. Huhn/ Schneider, 2003).

Kinder mit einem mangelnden Körpergefühl oder einer mangelnden Fähigkeit zur Selbststeuerung werden von ihrer Umwelt leicht missverstanden, ziehen sich zurück und trainieren ihre kommunikativen Fähigkeiten noch weniger.

3.4 Auffälligkeiten der sozial-emotionalen Entwicklung

Welches Verhalten als auffällig eingestuft wird, hängt letztlich von den Definitionen verschiedener Instanzen und damit vom beruflichen Ausgangspunkt des jeweiligen Untersuchungsteams ab. Als gemeinsamer Bezugspunkt der unterschiedlichen Berufsgruppen gilt der Punkt, von dem an eine Entwicklung der Persönlichkeit in Selbstbestimmung nicht mehr möglich ist, das Wohlergehen des Kindes behindert ist und das gesellschaftliche Zusammenleben beeinträchtigt ist (vgl. Hurrelmann/ Bründel, 2003).

Eine Klassifizierung der Symptome nach „Abweichung", „Störung" und „Krankheit" wird in der Psychiatrie durch das „Diagnostic and Statistical Manual of Mental Disorders (DSM)" und in der Medizin und Psychologie durch die verbreitete „Internationale Klassifikation der Krankheiten (ICD)" ermöglicht (vgl. Hurrelmann/ Bründel, 2003). Der Begriff Verhaltensstörung beschreibt in der Pädagogik ein von außen beobachtbares auffälliges Verhalten, das immer auch eine emotionale Tiefendimension einschließt. Äußeres Verhalten ist also das Ergebnis interner Verarbeitungsprozesse mit einer emotionalen Grundfärbung. Es hat für das Kind in der aktiven Auseinandersetzung mit seiner Umwelt immer einen Sinn; auch auffälliges Verhalten hat „einen positiven Kern im Sinne der Bewältigung von Lebenssituationen" (Opp et al. 1999, 27). Eine zufriedenstellende Lebensführung wird nur möglich durch tragfähige Verbindungen zwischen kognitiven Fähigkeiten und der Kenntnis eigener Gefühle und der Fähigkeit sich in die Empfindungen anderer hineinzusetzen (Empathie) (vgl. Opp et al., 1999).

Im Grundschulalter muss das Kind neue Entwicklungsaufgaben bewältigen; es setzt sich vermehrt mit den eigenen Leistungsressourcen im Vergleich zu anderen auseinander und entwickelt ein deutliches Autonomiebestreben. In diesem Alter können sich verschiedene emotionale Störungen ausbilden.

Resch zeigt die verschiedenen Problemkreise im Grundschulalter auf, zu denen familiäre Probleme und Risiken, Probleme in der Gleichaltrigengruppe, Leistungsprobleme, Probleme bzgl. der Freizeitaktivitäten und des weiteren sozialen Umfeldes sowie der kulturelle Hintergrund zählen (vgl. Resch 1999, 291). Mit der Einschulung können Leistungsprobleme (z.B. Legasthenie) sichtbar werden, deren Bearbeitung eine große Herausforderung für das Selbstwertgefühl des Kindes darstellt. Das Kind muss sich zunehmend in seinem sozialen Umfeld behaupten (Familie, Gleichaltrigengruppe, Freizeitaktivitäten). Anpassungsprobleme und mangelnde oder übertriebene Freizeitaktivitäten können die Entstehung von psychischen Problemen begünstigen (vgl. Resch, 1999).

Emotionale Auffälligkeiten können parallel zur fortschreitenden Entwicklung kognitiver Fähigkeiten entstehen, da nun auch Gefühle durch die Vorstellungskraft hervorgerufen werden können. Ängste können durch Erinnerungen oder unverstandene Phänomene ausgelöst werden und beziehen sich im Grundschulalter besonders auf Leistungsanforderungen und mögliche Strafen. Konflikte mit Bezugspersonen und Gleichaltrigen können zu Enttäuschung und Neidgefühlen führen, auch Gefühle wie Stolz und Hoffnung und die Sensibilität für Lob und Tadel werden in diesem Alter verfeinert (vgl. Blanz et al., 2006).

Wie bereits deutlich wurde, beeinflussen Auffälligkeiten in der motorischen Entwicklung auch das Verhalten des Kindes bzw. die Entwicklung im sozial-emotionalen Bereich, denn der Körper ist der Ausgangspunkt der kindlichen Entwicklung.

„Ein Kind, das von einem Spielkameraden oder auch von Erwachsenen als ungeschickt, als „Tolpatsch" eingestuft wird, von dem Leistungen und Fertigkeiten erst gar nicht erwartet werden, fühlt sich auch selbst als Versager. Es reagiert mit Resignation und Rückzug und verhält sich übermäßig angepasst, es meidet den Kontakt mit anderen und gibt bei auftretenden Problemen schnell auf." (Zimmer 2004, 31)

Diese Problematik des Zusammenhangs von körperlicher und sozial-emotionaler Entwicklung wurde bereits in Kapitel 2 näher erläutert. Hieraus wird deutlich, wie schwerwiegend motorische Störungen bzw. Auffälligkeiten für die Persönlichkeitsentwicklung sein können. Widerkehrende Misserfolgserlebnisse und Versagensängste können in einen Teufelskreis und zum Gefühl der Hilflosigkeit führen.
Auch Kiphard (1994, 258) zeigt den Zusammenhang von psychischer und motorischer Störung auf, wobei die Richtung des Zusammenhangs nicht generell zu bestimmen ist. Individuell muss geklärt werden, ob die psychische oder motorische Störung Ursache oder Folge ist. Mangelnde Lern- und Leistungsbereitschaft, motivationale Defizite und kommunikative Defizite sind die Folge dieser Verknüpfung (vgl. Kiphard 1994, 258; Mangold 1975, 235).
Zimmer geht ebenfalls auf die Folgen motorischer Auffälligkeiten ein und zeigt auf, dass „Einschränkungen im Bewegungserleben von Kindern meist auch mit einer Einschränkung der Persönlichkeitsentfaltung einhergehen. Störungen der motorischen Koordinationsfähigkeit oder der Wahrnehmungsfähigkeit engen nicht nur den Bewegungs- und Handlungsspielraum eines Kindes ein, sie hemmen es meist auch in seinen sozialen Aktivitäten, beeinträchtigen das Selbstwertgefühl und hindern es am Aufbau von Selbstvertrauen." (Zimmer 1996, 260)
Angststörungen gehören zu den häufigsten psychischen Störungen im Kindes- und Jugendalter (vgl. Schneider, 2008). Nach dem ICD-10 werden den emotionalen Störungen im Kindesalter vier Angststörungen zugeordnet: die emotionale Störung mit Trennungsangst des Kindesalters, die phobische Störung des Kindesalters, die Störung sozialer Ängstlichkeit des Kindesalter und die generalisierte Angststörung des Kindesalters.

Petermann und Petermann (2006) beschreiben vier Angststörungen, die sie sozialer Unsicherheit zuordnen. Trennungsangst beschreiben sie als einen „übermäßigen, wiederholten Kummer, der dann auftritt, wenn eine Trennung von wichtigen Bezugspersonen und von zu Hause bevorsteht oder eintritt" (Petermann/ Petermann 2006, 3). Hierbei kann es sich Petermann zufolge um alltägliche Situationen, wie der Besuch der Schule, handeln. Die Kinder reagieren oft mit Vermeidungsverhalten, verlassen ihnen bekannte Orte nur ungern oder halten sich nur ungern allein in ihrem Zimmer auf. Als weitere Folge können sowohl Leistungsprobleme in der Schule, als auch Defizite in der sozial-emotionalen Entwicklung auftreten (vgl. Petermann et al., 2002). Sartory beschreibt die psychomotorischen Merkmale der Angst, wie Kopf- und Bauchschmerzen, Übelkeit, erbrechen, Herzklopfen und Schwindel (vgl. Sartory, 2004 zit. nach Petermann, 2006)

Als weitere Form der Angst nennt Petermann die soziale Ängstlichkeit (ICD-10) bzw. soziale Phobie (DSM-IV). Kinder die unter einer wiederkehrenden Furcht vor fremden Personen leiden, reagieren oft mit schweigendem, passivem, zurückweichendem, weinendem Verhalten oder sogar Erstarren oder Wutanfällen (vgl. Petermann/ Petermann 2006). Folgen für die sozial-emotionale Entwicklung entstehen, da unterschiedliche Fertigkeiten im Bereich des Sozialverhaltens nicht geübt werden und somit auch nicht entwickelt werden können (vgl. Petermann et al., 2002). Viele Kinder verdrängen ihr natürliches Bewegungsbedürfnis aus Angst vor Misserfolg. Aus dieser Angst entstehen auch zwanghafte Verhaltensstörungen, die sich in der Angst vor Veränderung äußern, da diese mit Unsicherheit verbunden ist (vgl. Kiphard, 1994).

Kinder, die unter der Angst vor Bewertungen durch andere oder vor sozial hervorgehobenen Situationen leiden, sorgen sich über die Angemessenheit ihres eigenen Verhaltens in solchen Situationen. Die Folge ist oft zu leises oder undeutliches Antworten im Unterricht, was wiederum zu Schulproblemen führen kann (vgl. Petermann/ Petermann, 2006).

Kinder, die bezweifeln ob sie ihren Alltag meistern können und auf alltägliche Schwierigkeiten mit Ängsten reagieren, leiden unter einer generalisierten Angststörung. „Diese Kognitionen lenken die Aufmerksamkeit von den Alltagstätigkeiten und Aufgaben ab; stattdessen ist die Selbstaufmerksamkeit erhöht" (Petermann/ Petermann 2006, 7). Lauth et al. fassen zusammen: „Soziale Ängste sind multifaktoriell bedingt, ihre Entstehung und Aufrechterhaltung werden durch mehrere Vulnerabilitätsfaktoren begünstigt: konditionierte Furchtreaktionen und andere ungünstige Lebenserfahrungen, dysfunktionale soziale Umweltbedingungen und inadäquate Erziehungseinflüsse sowie eine genetische Prädisposition. Diese Faktoren tragen zur Ausbildung unangemessener sozialer Ängste einerseits und zu einem Defizit an sozialen Kompetenzen andererseits bei." (Lauth et al. 2001, 195)

Kiphard nennt neben überängstlichen Kindern, diejenigen die sich durch übertriebene ungebremste Kontaktsuche auszeichnen, und beschreibt sie als schlecht angepasste psychomotorisch enthemmte Kinder (vgl. Kiphard 1994, 266ff).

Ihre übermäßigen Bewegungsaktivitäten wirken meist ziel- und planlos. Diesen Kindern fällt es schwer eigene Bedürfnisse zurückzustellen und abzuwarten. Sie zeigen Schwierigkeiten im Problemlöseverhalten und wenden unangemessene Kommunikationsmittel wie z.B. Aggressionen an (vgl. Kiphard 1994, 273).

Neben einer reifen Intelligenz verfügen verhaltensauffällige Kinder oft über ein unreifes emotionales Verhalten und werden durch diese Diskrepanz von ihrer Umwelt häufig überfordert. Vielen Kindern fällt es schwer, dauerhafte Beziehungen aufrecht zu erhalten, da sie Defizite im Sozialverhalten aufweisen. Es fällt ihnen schwer, angemessen zwischenmenschlich zu agieren, sie sind eher zu aufdringlich (Kiphard 1985, 259) oder zu zurückgezogen oder überangepasst. Manche Kinder versuchen ihre motorische Unterlegenheit durch Aggressionen zu überdecken, und Anforderungen in Bewegungssituationen werden aus Angst vor Misserfolg gemieden, wodurch ein noch größerer Leistungsabstand zu Gleichaltrigen entsteht (vgl. Zimmer, 2004). Nach dem ICD-10 werden Störungen des Sozialverhaltens als durch ein sich wiederholendes andauerndes Muster dissozialen, aggressiven oder aufsässigen Verhaltens, welches mit Verletzungen altersentsprechender sozialer Erwartungen verbunden ist und länger als sechs Monate besteht, charakterisiert (Remschmidt et al., 2001). Als eine weitere untergeordnete Kategorie des ICD-10 soll folgende in dieser Arbeit genannt werden: Störung des Sozialverhaltens mit oppositionellem, aufsässigem Verhalten (F91.3): Dieser Typ tritt bei Kindern unter 9 oder 10 Jahren auf und ist definiert durch ein deutlich aufsässiges, ungehorsames und trotziges Verhalten bei Fehlen schwerer dissozialer oder aggressiver Handlungen.

Unsere Zufriedenheit und die Art und Weise mit Anforderungen umzugehen ist abhängig von unserer Selbstwahrnehmung, Selbsteinschätzung und Selbstbewertung. „Über seinen Körper verfügen zu können, ihn in sportlichen Situationen als gelenkig und gefügig zu erfahren, sodass Ziele, die man angestrebt hat, auch erreicht werden können, stellt eine Grundlage für die Zufriedenheit mit dem eigenen Körper dar und kann zu Stabilisierung und Verbesserung des Selbstwertgefühls beitragen" (Zimmer/ Circus 1987, 21).

Kinder mit einem eher negativen Selbstkonzept haben Schwierigkeiten, neue Situationen zu bewältigen; sie geben leichter auf und reagieren auf Kritik und Misserfolge unangemessen empfindlich. Erfolg wird von Kindern mit einem negativen Selbstkonzept mit Glück oder Zufall erklärt, nicht aber mit den eigenen Fähigkeiten. Misserfolg wird als Bestätigung für das eigene Unvermögen gesehen (vgl. Zimmer, 2004).

Ein positives Selbstkonzept dagegen lässt Kinder mit Energie und geringer Ängstlichkeit neue Aufgaben meistern und bei Misserfolg neuen Mut fassen. Misserfolg bedeutet nicht generell, über schlechte Fähigkeiten zu verfügen, und Erfolg bestätigt die Anstrengung und die eigene Leistungsfähigkeit (vgl. Zimmer, 2004).

Auch die Erwartung auf Erfolg ist bei Kindern mit einem positiven Selbstkonzept stärker ausgeprägt. Dies spiegelt sich auch in der Erwartungshaltung der sozialen Umwelt wider, denn wer sich selbst etwas zutraut, dem trauen auch andere viel zu (vgl. Zimmer, 2004). Zieht sich ein Kind aufgrund seiner Ungeschicklichkeit zurück und erfährt, dass diese Ungeschicklichkeit zu Prestigeverlust unter Gleichaltrigen führt, leidet die soziale Integration der Schüler. Dies betonen auch Zimmer und Circus: „Die körperliche Leistungsfähigkeit spielt eine wichtige Rolle für das soziale Ansehen, das Kinder in der Gruppe der Gleichaltrigen genießen. Nicht-Mithalten-Können bei Bewegungsspielen bedeutet zumeist auch, am Rande zu stehen und nicht beachtet zu werden." (Zimmer/ Circus 1987, 20)

Auch Konzentrationsprobleme führen häufig zu Verhaltensauffälligkeiten, und werden in ihrer schwerwiegenden Ausprägung als Hyperaktivität oder Aufmerksamkeits-Defizit-Syndrom bezeichnet. Als Kernsymptome dieser Entwicklungsstörung gelten Unaufmerksamkeit, Hyperaktivität und Impulsivität. Die Fähigkeit zu einer ruhigen und konzentrierten Arbeitsweise bzw. Handlungssteuerung ist kaum vorhanden und wird durch eine hohe Reizbarkeit überlagert (vgl. Hurrelmann/ Bründel, 2003). Als sekundäre Symptome werden Kontakt- und Beziehungsstörungen, Lernstörungen, Selbstwertprobleme und Verhaltensauffälligkeiten genannt (vgl. Döpfner u.a., 2000).

3.5 Therapeutische Möglichkeiten

Ebenso vielschichtig wie Ursachen und Symptome sind auch die Therapieformen für Kinder mit psychomotorischen Auffälligkeiten. Aufgrund der verschiedenen Persönlichkeitsbereiche, die beeinträchtigt sein können und sich gegenseitig beeinflussen, werden in der Therapie oft Schwerpunkte bezüglich motorischer oder psychologischer Betreuung gesetzt. Aus zeitlichen Gründen kann eine parallele Förderung bspw. in einer Erziehungsberatung, einer Bewegungstherapie und einem Konzentrationstraining oft nicht realisiert werden.

Zunächst werden im folgenden Kapitel Grundlagen der psychomotorischen Therapie und der tiergestützten Therapie dargestellt. Anschließend möchte ich darauf eingehen, warum gerade das Heilpädagogische Voltigieren und Reiten, gewissermaßen als eine tiergestützte Therapie mit psychomotorischer Herangehensweise, eine besonders effektive Förderung vermuten lässt.
Abbildung 6 zeigt die therapeutischen Möglichkeiten im Überblick.

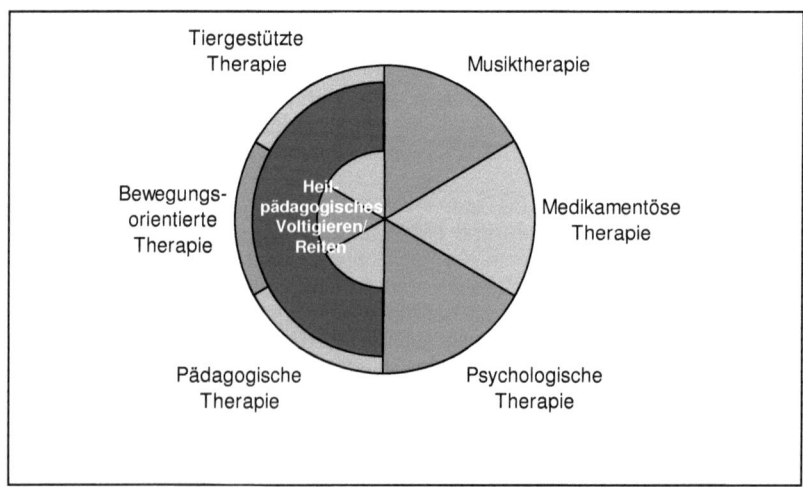

Abb. 6 : Therapeutische Möglichkeiten bei psychomotorischen Auffälligkeiten

Unter psychologischen Interventionen sind Psychotherapien, Spieltherapien, Konzentrations- und Kompetenztrainings zusammengefasst. Pädagogische Interventionen finden hauptsächlich in der Schule und im Elternhaus durch Beratungsstellen statt. Unter bewegungsorientierten Therapien sind ebenso Entspannung und sensorische Integration sowie die psychomotorische Förderung zu verstehen. Medikamentöse Therapien können zum Einsatz kommen, wenn die vorausgegangenen Therapieformen nicht ausreichen und sich eine Zuspitzung der Situation in mehreren Lebensbereichen abzeichnet und/oder eine Gefährdung der Kinder besteht. Diese oft eingesetzte medikamentöse Therapie mit Ritalin oder Medikinet ist jedoch kritisch zu hinterfragen. Eine solche Behandlung ließe sich bei verhaltenstherapeutischen und pädagogischen Maßnahmen unter Einbezug des familiären und sozialen Umfeldes oft vermeiden. Die Arbeitsfelder von Pädagogik und Psychologie sind bereits Bestandteil der Bewegungstherapie. Hier sind in der Darstellung jedoch Beratungsstellen und Psychotherapien unter pädagogischer und psychologischer Therapie gemeint.

Das Therapeutische Reiten ist meiner Ansicht nach zwischen Bewegungstherapien und tiergestützten Therapien anzusiedeln, da es sowohl die spezifischen Wirkungen von Tieren als auch die Wirkungen über das Medium Bewegung vereint.

3.5.1 Psychomotorische Therapie

Die Psychomotorik, als eine bewegungsorientierte Therapie, ist aus einem breiten Spektrum verschiedener Einflüsse entstanden, auf deren geschichtliche Entstehung hier nicht näher eingegangen werden soll. Auch heute existieren unterschiedliche Ansätze mit unterschiedlicher Schwerpunktsetzung. Die Erziehung durch Bewegung wurde in Deutschland durch Kiphard und Hünnekens, damals in der Kinder- und Jugendpsychiatrie Hamm, bekannt. Der Vielzahl der Ansätze in der Psychomotorik basiert auf der Grundannahme, dass es sich bei der Psychomotorik um eine ganzheitlich-humanistische, entwicklungs- und bewegungsorientierte Art der Förderung handelt, in deren Mittelpunkt die gesamte Persönlichkeit steht.

Der Begriff „Psychomotorik" beschreibt die Annahme, dass bei allen bewusstseinsfähigen Handlungen (Willkürhandlungen und automatisierte Bewegungen) psychische Prozesse eine Bedeutung haben (Singer/ Bös, 1994). „Psychomotorische Förderung stellt eine spezifische Sicht menschlicher Entwicklung und deren Förderung dar, in der Bewegung als wesentliches Medium der Anbahnung und Unterstützung von Entwicklungsprozessen betrachtet wird. Der Begriff „psychomotorisch" kennzeichnet die funktionelle Einheit psychischer und motorischer Vorgänge, die enge Verknüpfung des körperlich-motorischen mit dem geistig-seelischen." (Zimmer 1994, 16)

Der Begriff „Sensomotorik" bezeichnet die Wechselwirkung zwischen der Motorik und den Sinnen. Der Ausdruck „Psychomotorik" fasst diese Funktionseinheit noch weiter. Die Psychomotorik bezieht auch das Emotionale mit ein. Freie Bewegung, Freude an der Bewegung und Lernen durch Bewegung sowie das Zugrundeliegen der Spielidee sind kennzeichnend für psychomotorische Aktivitäten (vgl. Irmischer/ Fischer 1993, 167).

Die Psychomotorik stellt also die gesamte Persönlichkeit eines Kindes in den Mittelpunkt, seine Stärken und Schwächen. In der Auseinandersetzung mit seiner Umwelt eignet sich der Mensch durch Erfahrungen über seinen eigenen Körper, über Materialien und über soziale Erfahrungen die Umwelt an. In der Psychomotorik wird Entwicklung demnach als aktiver Interaktionsprozess des Individuums mit seiner Umwelt gesehen und nicht als Entfaltungsprozess endogen vorgegebener Strukturen.

3.5.1.1 Ziele und Zielgruppen der psychomotorischen Therapie

Das Konzept der Psychomotorik, Erziehung durch Wahrnehmung und Bewegung, wird heute einerseits in der Rehabilitation bei verhaltensauffälligen und behinderten Kindern eingesetzt. Andererseits wird es präventiv in der Frühförderung und im Kindergarten (vgl. Regel/ Wieland, 1984; Zimmer 2000, 2004) und in der Grundschule im Sport- und Sportförderunterricht eingesetzt (vgl. Eggert, 1998; Eggert/ Lütje, 1991; Köckenberger, 1997; Olbrich, 1989; Zimmer/ Circus, 1997). Die Effekte bzw. die Ziele der Förderung in der Psychomotorik werden sowohl im physisch-funktionellen Bereich als auch auf psychisch-emotional-sozialer Ebene beschrieben (vgl. Beudels et al., 1995; Kesper/ Hottinger, 1993; Zimmer, 2006).

Somit ist das Ziel der psychomotorischen Erziehung und Therapie die wirkungsvolle Unterstützung der Gesamtpersönlichkeitsentwicklung des Kindes. Bei der Förderung der Gesamtpersönlichkeit geht es um die Hilfen zur Entfaltung der individuellen Handlungsmöglichkeiten einerseits und um die Befähigung zur Lösung sozialer Aufgaben andererseits (vgl. Kiphard 2001, 101f). Die Zielsetzung liegt somit im Aufbau unterschiedlicher Ressourcen im körperlichen, sozialen, emotionalen und kognitiven Bereich. „Psychomotorische Erziehung und Therapie verfolgt damit einerseits das Ziel, über Bewegungserlebnisse zur Stabilisierung der Persönlichkeit beizutragen (...) andererseits soll jedoch auch eine Bearbeitung motorischer Schwächen und Störungen, aber auch der Probleme des Kindes mit sich selbst und seiner Umwelt ermöglicht werden." (Zimmer 2006, 22) Dieser ganzheitliche Ansatz beinhaltet daher Ziele im motorisch-sensorischen, emotional-sozialen und kognitiven Bereich.

In der kindzentrierten psychomotorischen Entwicklungsförderung nach Zimmer gehört besonders der Aufbau eines positiven Selbstkonzeptes zu den Grundanliegen der Förderung (vgl. Zimmer 1999, 52). Fischer (1996) nennt die drei Lernfelder der Ich-Kompetenz, der Sach-Kompetenz und der Sozial-Kompetenz. Das Lernfeld der Ich-Kompetenz beschäftigt sich mit der Selbsterfahrung. Es beinhaltet sich und seinen Körper wahrzunehmen, zu erleben, zu verstehen, mit seinem Körper umzugehen und mit sich selbst zufrieden zu sein. Durch die Wahrnehmungen des eigenen Körpers lernt das Kind zwischen der Umwelt und dem eigenen Körper zu unterschieden. Der Körper übernimmt somit als Bindeglied zischen „innen" und „außen" eine zentrale Bedeutung im Identitätsbildungsprozess (vgl. Zimmer 2000, 63). Gleichzeitig sind körperliche Erfahrungen und Aktivitäten Grundlage für den Aufbau körperlicher Ressourcen (Haltungs- und Bewegungsapparat, Immunsystem, etc.). Sachkompetenz wird über Materialerfahrung vermittelt und meint, die materiale Umwelt wahrzunehmen und in und mit ihr umzugehen und somit seine Handlungskompetenz zu erweitern. Das Lernfeld der Sozialkompetenz vermittelt über Sozialerfahrung die Erkenntnis, dass sich alle Lernprozesse im Spannungsfeld zwischen den eigenen und Bedürfnissen anderer vollziehen. Als Grundvoraussetzungen für den Aufbau sozialer Beziehungen werden soziale Kompetenzen wie Kommunikationsfähigkeit, Sensibilität, Toleranz, Kontakt- und Kooperationsfähigkeit vermittelt (Fischer 2004, 20ff).

„Unter psychomotorischer Therapie verstehen wir eine Methode zur Behandlung von Auffälligkeiten und Störungen der kindlichen Entwicklung, die sich in psychischen und motorischen Bereichen gleichzeitig zeigen. Indiziert sind also somatische oder/und psychisch bedingte Störungen der Motorik, die in Zusammenhang stehen mit Auffälligkeiten im emotionalen, sozialen oder kognitiven Verhaltensbereich." (Zimmer 1994, 16)

3.5.1.2 Inhalte

An die Stelle einer Behandlung ist heute die Befähigung zum möglichst selbstständigen Handeln getreten. Das Kind wird als handelndes Subjekt betrachtet, das sich befähigen lässt, sich selbst zu regulieren (vgl. Zimmer, 1999). Auf motorischer, sozial-emotionaler und kognitiver Ebene soll das Kind dahingehend gefördert werden, dass es sich seinen Möglichkeiten entsprechend mit vorhandenen Problemen besser auseinandersetzen und seine Handlungskompetenzen erweitern kann.

„In der psychomotorischen Therapie wird das Kind als handelndes Subjekt verstanden, das Verantwortung übernehmen und auch für sich selbst entscheiden kann. Damit wird selbstbestimmtes und eigenverantwortliches Handeln nicht nur zum Ziel, sondern auch Methode der Fördermaßnahme." (Zimmer 1994, 16)

Als wesentliche Mittel gelten erlebnisorientierte Bewegungsangebote, die vielfältige Wahrnehmungs- und Bewegungserfahrungen sowie soziale Erfahrungen ermöglichen und nicht auf die Verbesserung bestimmter motorischer Fertigkeiten abzielen, sondern die Bewegungshandlung in den Vordergrund stellen (vgl. Zimmer, 1994; Fischer, 2001).
Zimmer nennt die besondere Wirkung in der Psychomotorik: „nicht die Förderung der Bewegungsentwicklung, das Behandeln bestimmter Schwächen mit zielgerichteten Übungen bringt die persönlichkeitsstabilisierenden Wirkungen hervor, sondern die Möglichkeiten zu einer Veränderung der Selbstwahrnehmung." (Zimmer 1999, 79) Zur Abgrenzung der psychomotorischen Förderung gegenüber anderen Therapien wie der Musik-, Spiel- oder Werktherapie, nennt Zimmer (1993) vor allem zwei Punkte:
1) Körper- und Bewegungserfahrungen setzen auf elementarster Ebene an, auf ihnen baut die Identitätsentwicklung auf. Über die Ebene der Bewegung kann die Selbstwahrnehmung der Kinder verbessert werden, in der Folge auch das Selbstwertgefühl.
2) Die Wahrnehmungsfähigkeit wird als Grundlage der kindlichen Handlungsfähigkeit gesehen. Jedoch wird nur dann eine Wirkung auch auf psychische Prozesse möglich, wenn „nicht nur die Vermittlung und Verarbeitung sinnlicher Erfahrungen im Vordergrund steht, das Kind muss diese Erfahrungen in Tätigkeiten gewinnen, die ihm selbst sinnvoll erscheinen." (Zimmer, 1993).

3.5.1.3 Psychomotorische Ansätze und Konzepte

Hier soll eine Auswahl psychomotorischer Ansätze und Konzepte dargestellt werden, die für die bewegungsorientierte Förderung von Kindern relevant erscheinen.

„Unter den Begriffen „Psychomotorik" und „Motopädagogik" (...) finden sich seit mehr als zwanzig Jahren in Deutschland eine Reihe von verschiedenen pädagogisch therapeutischen Methoden, die alle von der Möglichkeit ausgehen, motorische, kognitive, soziale und schulische Lernprozesse und therapeutische Zielsetzungen bei Kindern durch eine (systematische) Beeinflussung der Bewegung/Motorik zu fördern." (Eggert 1998, 18)

Fischer (2001) teilt die verschiedenen Konzepte in verschiedenen Gruppen ein bzw. ordnet sie verschiedenen Perspektiven zu. Aus der funktionalen Perspektive wird

Bewegung als Funktionsgeschehen betrachtet; folglich wird in der Förderung an den Schwächen angesetzt, die durch Übung verbessert werden sollen. Der Therapeut nimmt eine leitende Rolle ein, und dem Kind bleibt wenig Entscheidungs- und Handlungsspielraum in der Förderung. Zur funktionalen Perspektive sind Ansätze wie die Psychomotorische Übungsbehandlung nach Kiphard bzw. der Klinischen Psychomotorischen Therapie nach Göbel & Panthen oder die Sensorische Integration nach Ayres (2002) zuzuordnen (vgl. auch Fischer 2000, 29).

In der Psychomotorischen Übungsbehandlung (PMÜ), die von Kiphard und Hünnekens begründet wurde, werden die Ursachen für Verhaltensauffälligkeiten im hirnorganischen und seelischen Bereich vermutet. Durch spezifische Angebote sollen die Kinder zu mehr Selbstvertrauen, Mut und Kontaktbereitschaft gelangen. Dabei werden die individuellen Bedürfnisse und Nöte des Kindes im Gesamtkontext gesehen und nicht lediglich die motorischen Defizite (vgl. Fischer 2001, 131).

Die Klinisch Psychomotorische Therapie stellt die Weiterentwicklung der PMÜ dar. Sie ist im Schnittfeld physio- und psychotherapeutischer Behandlungsmethoden angesiedelt und stellt eine entwicklungsorientierte Methode auf neurophysiologischer und neuropsychologischer Grundlage dar (vgl. Göbel/ Panten, 1995). Die Grundannahme der Sensorischen Integration nach Ayres beschreibt die Bewegung als Träger der Wahrnehmungsintegration und damit als Träger der Gesamtentwicklung des Kindes; Ayres stellt damit die Verbundenheit von Wahrnehmung und Bewegung heraus.

„Sensorische Integration ist der Prozess des Ordnens und Verarbeitens sinnlicher Eindrücke (sensorischen Inputs), sodass das Gehirn eine brauchbare Körperreaktion und ebenso sinnvolle Wahrnehmungen, Gefühlsreaktionen und Gedanken erzeugen kann. Die sensorische Integration sortiert, ordnet und vereint alle sinnlichen Eindrücke des Individuums zu einer vollständigen und umfassenden Hirnfunktion." (Ayres 2002, 37)

Die Sensorisch Integrative Motodiagnostik und –therapie (SIM) nach Kesper und Hottinger ist 1992 aus dem Ansatz der Sensorischen Integrationsbehandlung von Ayres entstanden und verfolgt das Ziel das Kind zu einer kompetenten Auseinandersetzung mit seiner sozialen Umwelt zu befähigen (vgl. Kesper/ Hottinger, 1993). Die klassische Psychomotorik ist bewegungsbezogen, während die Sensorische Integrationstherapie körperbezogen arbeitet und vor allem die Körperwahrnehmungen akzentuiert.

Aus dem Blickwinkel der erkenntnisstrukturierenden Perspektive wird davon ausgegangen, dass Bewegung in der kindlichen Entwicklung eine strukturierende Funktion erfüllt. In der Förderung schafft der Therapeut daher Erfahrungsmöglichkeiten, die zur Ausdifferenzierung von Bewegungsmustern beitragen und das Kind zum Experimentieren anregen.

In Schillings Ansatz geht es darum, die Zusammenhänge von Bewegung und Persönlichkeitsbildung, von bewegungsorientierter Behandlung und Persönlichkeitsbildung bei entwicklungsbeeinträchtigten Kindern zu erklären. Sekundärstörungen werden als Auswirkungen motorischer Beeinträchtigungen im emotionalen und sozialen Bereich bezeichnet. Den wissenschaftstheoretischen Hintergrund dieses Ansatzes bilden die Entwicklungstheorie von Piaget, die Gestaltkreislehre v. Weizsäckers und die materialistische Handlungstheorie Leontjews (1973) (vgl. Fischer, 2001).

Die kindzentrierte Mototherapie nach Volkamer und Zimmer ist 1986 parallel zu Schillings Ansatz entstanden und lehnt sich an humanistische Psychologie, Rogers

Persönlichkeitstheorie und Axlines nicht-direktive Spieltherapie an. Das primäre Ziel dieses Ansatzes ist die Stärkung des Selbstbewusstseins sowie die motorische Förderung. Das Kind wird als eigenständige, mitbestimmende Persönlichkeit angesehen, die vorbehaltlos akzeptiert wird und nicht durch den Therapeuten gelenkt wird (nicht-direktives Therapeutenverhalten). Über diese Art des Therapeutenverhaltens soll das Kind aus sich heraus seine Handlung als befriedigend und sinnvoll erleben und nicht vom Kommentar und der Bewertung anderer abhängig sein (vgl. Fischer 2001, 151). Verhaltensauffälligen Kindern soll über Körper- und Bewegungserfahrungen ein positives Selbstkonzept und Selbstbewusstsein ermöglicht werden. Dieser ökologisch-systemische Ansatz geht davon aus, dass sich jedes Lebewesen seine Wirklichkeit selbst konstruiert, in der er nach einem Gleichgewicht strebt.

Der systemisch-konstruktivistische Ansatz von Balgo und Voss versteht Wahrnehmungsstörungen und auffälliges Verhalten von Kindern im Unterschied zu den individuumzentrierten Störungsmodellen als passenden Ausdruck der interaktionellen Beziehungen zwischen den Kindern und ihrer Lebenswelt.

Seewald nennt die Veränderungen durch Reifungsprozesse, durch „Gelebtheitsspuren", durch Erlebnisse und Erfahrungen des heranwachsenden Kindes. Für ihn sind Leib- und Beziehungsaspekte untrennbar miteinander verbunden, da sich das Kind immer in einem Zusammenhang mit der Umwelt entwickelt. Die Entwicklung der Leib- und Beziehungsaspekte verläuft nicht kontinuierlich sondern als Abfolge von verschiedenen Themen, die sich überschneiden können (vgl. Seewald 1992, 452). Bezogen auf die Entwicklung des Körperschemas schreibt er „den Körper als eigenen Körper entdeckt das Kind erst, wenn es sich aus der Perspektive des Anderen sehen lernt" (1992, 461) und betont damit die Stellung des „Ich-Bewusstseins" in Bezug auf das „Leibsein und Körperhaben".

Auf die Elemente der Psychomotorik im Sportförderunterricht und im Heilpädagogischen Voltigieren und Reiten wird in den Kapiteln 6 und 9 näher eingegangen.

3.5.2 Tiergestützte Therapie

Besonders im englischsprachigen Raum werden Tiere seit Jahren als therapeutische Begleiter in der Therapie eingesetzt. Es wird zwischen der Tiergestützten Therapie (Animal Assisted Therapie, AAT) und tiergestützten Aktivitäten (Animal Assisted Activities, AAA) unterschieden. Letztere beinhalten Aktivitäten zur Verbesserung der Lebensqualität eines Patienten über die Mensch-Tier-Beziehung. Die Tiergestützte Therapie wird von einem ausgebildeten Therapeuten und einem ausgebildeten Tier durchgeführt. Das Tier wird hier in den therapeutischen oder pädagogischen Prozess integriert um die Heilung des Patienten durch die Impulse des Tieres zu intensivieren oder zu beschleunigen (vgl. Endenburg, 2003). Inzwischen beschäftigen sich auch immer mehr Wissenschaftler mit den Inhalten und Wirkweisen der Tiergestützten Therapie. Auch in Deutschland sind Begleithunde für behinderte Menschen oder im Klinikalltag und Therapiepferde in Schulen für körperlich und/oder geistig behinderte Menschen inzwischen bekannt.

3.5.2.1 Ziele und Wirkungen

Mit dem Einsatz von Tieren in der Therapie werden unterschiedliche Zielsetzungen verfolgt, die sowohl im körperlichen, sozial-emotionalen als auch im kognitiven Bereich liegen.

Im Bereich der kognitiven Fähigkeiten findet die Förderung der nonverbalen und verbalen Sprach- und Dialogfähigkeit statt, der Aufbau einer seelischen Balance sowie Impulse für soziales Verhalten und somit die Verhinderung sozialer Isolation stellen eine Förderung auf sozial-emotionaler Ebene dar, und schließlich soll die Arbeit mit Tieren in der Therapie die körperliche Mobilität erhalten und fördern (vgl. Otterstedt 2001, 22).

Otterstedt zeigt die Einsatzbereiche von Tieren in der Therapie auf. Tierbesuchsdienste begleiten sterbende, kranke, alte oder behinderte Menschen; im Rahmen verschiedener Therapien und im Klinikalltag werden Tiere als Begleiter eingesetzt; blinde oder schwerhörige Menschen sowie Rollstuhlfahrer setzen ausgebildete Hunde als Begleiter und Helfer ein. Neben dem Einsatz von Begleithunden und der Delphintherapie zählt das Therapeutische Reiten mit seinen unterschiedlichen Arbeitsbereichen heute zu den bekanntesten Formen des Einsatzes von Tieren in der Therapie. Die Zielsetzungen in den unterschiedlichen Persönlichkeitsbereichen sollen hier kurz dargestellt werden. Leider liegen nur unzureichende bzw. nicht empirische Forschungsergebnisse zu den Effekten tiergestützter Therapie vor. Dennoch sollen hier einige Versuche genannt werden, die Wirkung von Tieren auf den Menschen zu erfassen.

a) physische Wirkungen
Auf physiologischer Ebene fanden Katcher et al. (1984) heraus, dass sich die Anwesenheit eines Tieres blutdrucksenkend und beruhigend auf Menschen auswirken kann. Sie fanden durch Blutdruckmessung heraus, dass die nachhaltigste Entspannung in einem Wartezimmer einer zahnärztlichen Praxis bei Patienten eintrat, die ein Aquarium betrachteten. Folgende physiologischen Wirkungen werden von ihnen genannt:

1. Regulierung des Blutdrucks
2. Entspannung der Muskulatur

b) kognitive Wirkungen
Auch bezüglich kognitiver Wirkungen liegen keine empirischen Forschungsergebnisse vor. Verschiedene Autoren fanden in ihren Untersuchungen den Einfluss von Tieren auf die Empathiefähigkeit ihrer Probanden. Poresky und Hendrix (1990) stellten bei Vorschulkindern, die mit Tieren aufwuchsen eine höhere Empathiefähigkeit fest. Tiere sind außerdem in der Lage, Menschen zu motivieren, besonders, wenn die Patienten bereits viele Therapien hinter sich gebracht haben. Mugford und M´Comisky (1975) untersuchten fünf Gruppen älterer Menschen mit jeweils sechs Teilnehmern. Eine Gruppe erhielt ein Fernsehgerät und einen Wellsittich, eine Gruppe erhielt ein Fernsehgerät und eine Zimmerpflanze, eine Gruppe erhielt nur einen Wellensittich, eine Gruppe nur ein Fernsehgerät, die fünfte Gruppe diente als Kontrollgruppe. Nur in der Gruppe mit Wellensittich wurde eine positive Wirkung auf die Gesundheit festgestellt (vgl. Mugford & M´Comisky, 1975). Durch die Verpflichtung, sich um ein

(sein) Tier zu kümmern, wird das Verantwortungsbewusstsein geschult. Die Grundbedürfnisse des Tieres der Pflege und Versorgung veranlassen auch alte und kranke Menschen dazu, aktiv zu werden. Dieser besondere Anreiz motiviert auch „therapiemüde" Menschen neu, aktiv mitzumachen und sich mit dem Tier zu beschäftigen (vgl. Exner et al., 1994). Im Umgang mit Tieren findet, insbesondere für Kinder, ein ideales Kommunikationstraining statt. Tiere nehmen Stimmungen wahr, indem sie nonverbale Signale auffangen. Kinder üben im Umgang mit Tieren Verhaltensbeobachtung, die Wahrnehmung nonverbaler Signale und deren Interpretation und adäquate Erwiderung (vgl. Bergler 1994, 9ff; Ringbeck 1994, 123-125).

Zusammenfassend werden als kognitive Wirkungen der tiergestützten Therapie folgende Punkte angenommen:

1. Entwicklung von Empathie
2. kognitive Aktivierung
3. Förderung der Kommunikationsfähigkeit

c) psychologische Wirkungen
Verschiedene Autoren (Bergler, 1994; Gäng, 1994) unterstreichen, dass der Umgang mit Tieren das Selbstwertgefühl stärken kann, weil dabei ein Gefühl des „Gebrauchtwerdens" vermittelt wird. Bergler hat die spezifische Wirkung von Haustieren auf Kinder untersucht, Gäng plädiert für Tiere in Alten- und Pflegeheimen.

Bergesen führte eine Studie zur Wirkung von Tieren in der Schulklasse durch und fand mit Hilfe eines selbst erstellten Fragebogens heraus, dass besonders Kinder mit einer schwachen Selbstbewertung nach einem Zeitraum von neun Monaten einen signifikanten Anstieg ihrer Selbstbewertung zeigten, besonders Kinder mit einer zunächst schwachen Selbstwirksamkeitserwartung und einem niedrigen Selbstkonzept steigerten sich (vgl. Bergesen, 1989 zit. nach Endenburg).

Bereits in Kapitel 2.2 wurde deutlich wie wichtig es ist, die Wirksamkeit des eigenen Verhaltens zu erfahren um ein stabiles Selbstwertgefühl aufzubauen. Schwarzkopf und Olbrich (2003) vertreten in ihrem Beitrag die These, das Tiere in allen Stadien der kindlichen Entwicklung zur Verbesserung der Kompetenzkognitionen des Kindes beitragen können. Besonders in der Schulzeit begreift das Kind die eigene Fähigkeit, etwas zu bewirken, Dinge zu handhaben. Die eigenen Kompetenzen, aber auch die eigenen Grenzen kann das Kind durch das Zusammenleben mit einem Tier auf einfache und natürliche Art erfahren und dabei lernen, auf dessen Eigenschaften einzugehen (vgl. Schwarzkopf/ Olbrich, 2003).

Tiere richten sich nicht nach gesellschaftlichen Normen, sie akzeptieren den Menschen ohne Vorurteile und Wertungen. Sie reagieren direkt auf unser Verhalten und erkennen die digitalen und analogen Botschaften, die wir aussenden, sie erkennen unsere tatsächliche Verfassung daher eindeutiger als unsere Mitmenschen. Die ehrliche Rückmeldung eröffnet dem Menschen die Möglichkeit authentischer in seinem Verhalten zu werden, seine emplizit-erfahrungsgeleiteten (emotionalen) und explizit-kontrollierenden (kognitiven) Prozesse besser zu verbinden (vgl. Olbrich, 2003). Zusammenfassend können als psychologische Wirkungen folgende Punkte angenommen werden:

1. Stärkung des Selbstwertgefühls
2. Erfahrung der eigenen Selbstwirksamkeit
3. Förderung der Authentizität

c) soziale Wirkungen
Ortbauer sammelte Daten von 24 Kindern, die von drei Rettungs- und Therapiehunden in ihrer Klasse begleitet wurden. Eine Kontroll-Klasse wurde ebenfalls untersucht. Die Kinder wurden von Psychologen der Universität Wien befragt. Die Auswertung der Videoaufzeichnungen zeigte, dass sich die Kinder mehr in Gruppen aufhielten, mehr Kontakt zueinander aufnahmen und die Hunde beobachteten und streichelten. Die Autorin berichtet von einer Abnahme auffälligen und aggressiven Verhaltens (vgl. Ortbauer, 2001). Tiere können als Mittler zwischen zwei Personen fungieren, über den Annäherung und Vertrauensaufbau möglich wird. Als „sozialer Katalysator" (Levinson, 1978) oder können Tiere es ermöglichen, dass Menschen sich öffnen und so auch für die Therapie zugänglich werden. Die soziale Unterstützung durch Tiere wird von Endenburg (2003) als erwiesen angesehen. Sie führt Brickel (1982) an, der darauf hinweist, dass Kinder den Kontakt zu Tieren suchen, wenn sie Probleme haben (vgl. Brickel, 1982). Sie vertrauen Tieren ihre Sorgen und Probleme an, die sie nicht beurteilen oder kritisieren. Sie nennt auch Guttmann et al. (1985), die eine größere Beliebtheit von Kindern, die ein Tier besitzen feststellten, als bei Kindern, die keine Tiere besitzen. Als soziale Katalysatoren können Tiere den Austausch mit anderen Menschen oder Lebewesen erleichtern (vgl. Olbrich, 2003). Diese fördernde Wirkung von Tieren beim Entstehen neuer sozialer Beziehungen und in der Entwicklung bereits bestehender Beziehungen trägt somit zur Aufhebung von Einsamkeit und Isolation bei. Der entsprechende Wirkfaktor wird als „sozialen Katalysator" bezeichnet. Als Wirkungen auf sozialer Ebene können somit folgende drei Punkte festgestellt werden:

1. Das Tier als Eisbrecher
2. Soziale Unterstützung
3. Das Tier als sozialer Katalysator

3.5.2.2 Theoretische Erklärungsansätze

Als Erklärungsmodelle für die positiven Effekte von Tieren auf die Persönlichkeitsentwicklung möchte ich hier die vier Bekanntesten herausstellen: die Wirkung durch die besondere, freie Begegnung zwischen Mensch und Tier; die Biophiliehypothese; der Erklärungsansatz aus der humanistischen Psychologie und dem Erklärungsansatz der Bindungstheorie. Die Vielschichtigkeit der Wirkweisen zeigt sich auch in den unterschiedlichen Erklärungsansätzen, ein rein psychologisches oder medizinisches Erklärungsmodell würde daher nicht ausreichen.

Als eine Erklärungsmöglichkeit kann die besondere Art der Begegnung, die freie Begegnung zwischen Mensch und Tier, gesehen werden.

Otterstedt zeigt die freie Begegnung zwischen Mensch und Tier im Rahmen eines therapeutischen, pädagogischen Konzepts am Beispiel eines Tierbesuchsdienstes auf. Sie beschreibt die verschiedenen Entwicklungsschritte in der freien Begegnung zwischen Klient und Hund, dessen Aktionskreis den Klienten immer mehr einbezieht.

Diese besondere Begegnung, der Dialog mit dem Tier kann ihrer Meinung nach Impulse für einen heilenden Prozess setzen (vgl. Otterstedt, 2003).
Eine auf der Evolutionslehre basierende Theorie zur Erklärung der Mensch-Tier-Beziehung ist die Biophilie-Hypothese nach Wilson und Kellert (1993). Diese besagt, dass unser grundsätzliches Interesse an anderen Lebewesen durch die gemeinsam durchlebte Evolution angeboren sei. Tiefenpsychologische, auf biologischer Verbundenheit zwischen den Spezies beruhende Beziehungen, erklären die positiven Effekte die Tiere für Menschen haben. Unter anderem kann der Mensch aus dem Verhalten von Tieren lebenswichtige Informationen über seine Umwelt ableiten, wenn Tiere zum Beispiel bei drohender Gefahr ihrem Fluchtinstinkt folgen. Aus diesem Grund fühlen sich Menschen in Gegenwart von ruhigen und ungestörten Tieren sicher. Olbrich versteht die positiven Effekte von Tieren aufgrund der Biophilie-Hypothese nun darin, dass sie „eine „evolutionär bekannte" Situation schaffen – und „mit den vielen so möglich werdenden manifesten Transaktionen geschieht ebenso wie in dem durch die vorbewusste und bewusste Erfahrung ausgelösten Erleben etwas Heilsames" (Olbrich 2003, 76).
In der humanistischen Psychologie nennt Rogers (1973, 176) als Ziel der Therapie, der Person zu ermöglichen, genau die zu sein, die sie eigentlich ist. Tiere reagieren konstant, artgerecht und ehrlich, sie spiegeln das eigene Verhalten und bieten so die Möglichkeit das eigene Verhalten bewusst zu erleben. Dies ermöglicht dem Menschen wiederum Authentizität zu entwickeln, unter der Rogers (1973) die Beachtung der vielen Anteile der eigenen Person versteht, die dem Bewusstsein nur indirekt zugänglich werden, ganz gleich ob sie negativ oder positiv zu bewerten sind. Besonders Tiere spüren und erkennen das Maß an Authentizität mit der ein Mensch agiert, und lassen sich von digital mitgeteilter Freude nicht täuschen, wenn diese die wahre Stimmung überspielen soll; unsere analoge Kommunikation verrät uns. Mitmenschen nehmen authentische Personen als ehrlicher wahr und können umfassender mit ihnen kommunizieren.
Den Bezug zur tiergestützten Therapie stellt Olbrich (2003a) her: Durch nonverbale Interaktionen entwickelt der Mensch eine Beziehung zum Tier, diese Interaktionen intensivieren sich nach und nach und werden durch verbale Kommunikation ergänzt. Die so dem Tier gegenüber ausgedrückten Emotionen können im Laufe der Therapie auch auf den Menschen ausgeweitet werden. Dieser Vorgang beschreibt den fortschreitenden Prozess der Integration innerhalb der Person, bei dem das Tier als Katalysator für die Entwicklung sozialer Interaktionen genutzt wird (vgl. Olbrich 2003a).

„Tiere sprechen vornehmlich den implizit-erfahrungsgeleiteten Funktionsmodus an, der in der Welt von Vernunft, Effizienz und kognitiver Kontrolle in der Regel wenig beachtet wird. Dabei spielt dieser alte, in der Evolution bewährte Modus bereits in der frühen kindlichen Entwicklung eine große Rolle, und er sollte im Laufe der Entwicklung nicht ausgeblendet und verdeckt werden". (Olbrich 2003a, 188)

Menschen suchen besonders in der Kindheit, im Alter, in der Einsamkeit oder bei Krankheit die Nähe von Tieren und sehen diese als emotional bedeutsame Partner an (vgl. Beetz, 2003). Für eine gesunde Persönlichkeit ist die Integration von Kognitionen und Emotionen (Denken und Fühlen), wie im Konzept der emotionalen Intelligenz, notwendig. Der Umgang mit einem Tier eröffnet uns die Möglichkeit dieses Gleichgewicht zwischen den in unserer Gesellschaft überbetonten Kognitionen und den Bindungen und Emotionen herzustellen (vgl. Beetz, 2003), da die Kommunikation mit einem Tier hauptsächlich auf nonverbaler Ebene stattfindet und der Mensch vermehrt auf die intuitive als auf die kognitive Einschätzung des Gegenübers angewiesen ist. Die intuitiven Prozesse werden also automatisch trainiert, die so erworbenen Fähigkeiten können möglicherweise auch auf den Umgang mit anderen Menschen übertragen werden.

Endenburg (1995) geht auf die Bedeutung internaler Arbeitsmodelle über sich und die Beziehung zu Tieren ein, die sich in einem Gefühl der Sicherheit und der emotionalen Unterstützung zeigen und als Grundlage neuer internaler Arbeitsmodelle zu anderen Menschen dienen. Aufgrund dieser Theorie ließe sich erklären, warum der Beziehungsaufbau zu einem Tier in der Therapie leichter sein kann, als der direkte Beziehungsaufbau zu Menschen.

Diese Ausführungen verdeutlichen die Vielschichtigkeit der tiergestützten Therapie. Fachkräfte aus unterschiedlichen Fachbereichen wie der Medizin, der Psychologie oder Pädagogik verfolgen in der tiergestützten Therapie Zielsetzungen, im körperlichen, kognitiven, emotionalen oder sozialen Persönlichkeitsbereich. Das Tier wird in der Therapie als Medium eingesetzt um Prozesse zu initiieren oder zu verstärken. Auf körperlicher Ebene wurde bisher eine blutdrucksenkende und entspannende Wirkung festgestellt, auf kognitiver Ebene ist vor allem die Förderung zur Fähigkeit der Empathie und der Authentizität zu nennen. Tiere können außerdem motivierend auf Menschen wirken und so den Aktivierungsgrad steigern.

Auf psychologischer Ebene konnten positive Entwicklungen des Selbstwertgefühls und der Selbstachtung festgestellt werden, auch die Reduktion von Angst und Anspannung ist hier zu nennen. Als sozialer Katalysator (Levinson, 1978) erleichtern Tiere den Vertrauensaufbau zwischen Patient und Therapeut, sie vermitteln soziale Unterstützung und erleichtern die Kontaktaufnahme zu anderen Menschen.

Wie in den Ausführungen deutlich wurde, reicht ein rein naturwissenschaftliches oder psychologisches Modell nicht aus, um die Wirkungen von Tieren in der Therapie zu erklären. Vielmehr müssen unterschiedliche Thesen aus der Naturwissenschaft, der Psychologie und der Pädagogik berücksichtigt werden. Auf die spezifische Wirkung von Pferden in den verschiedenen Persönlichkeitsbereichen wird in Kapitel 5 detailliert eingegangen.

Zusammenfassend kann festgehalten werden, dass bei der Betrachtung von Symptomen und Ursachen psychomotorischer Auffälligkeiten verschiedene Persönlichkeitsbereiche berücksichtigt werden müssen. Besonders Auffälligkeiten im motorischen und sozial-emotionalen Bereich beeinflussen sich gegenseitig und können zu einem Teufelskreis aus Bewegungsmangel, Vermeidungsverhalten und negativem Selbstbild führen. Verschiedene Therapieformen verfolgen das Ziel diesen Kreislauf zu durchbrechen; hierbei scheinen besonders bewegungs- oder tierorientierte Therapien die Bedürfnisse der Kinder zu erfüllen und ihre gesamte Persönlichkeit zu berücksichtigen. In einem ersten Zwischenfazit werden Folgerungen für die Förderung der motorischen und sozial-emotionalen Entwicklung im frühen Schulkindalter herausgearbeitet. In den folgenden Kapiteln sollen das Therapeutische Reiten und der Sportförderunterricht als Interventionen bei Kindern mit psychomotorischen Auffälligkeiten betrachtet werden.

3.6 Zwischenfazit: Folgerungen für die Förderung der motorischen und sozial-emotionalen Entwicklung von Kindern im frühen Schulkindalter unter Berücksichtigung psychomotorischer Auffälligkeiten

Die Bewegung hat für die Entwicklung des körperlichen, sozial-emotionalen und kognitiven Persönlichkeitsbereichs eine fundamentale Bedeutung (vgl. Kapitel 2.1) Durch Bewegung entdecken Kinder ihre Umwelt, teilen sich dieser mit und erfahren sich selbst. Eine gesunde Einstellung zum eigenen Körper beeinflusst wiederum das Selbstkonzept, dessen Bedeutung für die Persönlichkeitsentwicklung in Kapitel 2.2 herausgearbeitet wurde. Das Selbstkonzept befähigt uns Erfahrungen zu strukturieren und unsere Umwelt und uns selbst zu verstehen und zu kontrollieren. Es beeinflusst unsere Motivation Herausforderungen anzugehen und kann sich seinerseits auch indirekt auf die motorische Entwicklung auswirken.

Aus den vorangegangenen Überlegungen zur Entwicklung im Kindesalter und zur Problematik psychomotorischer Auffälligkeiten ergeben sich Konsequenzen für eine Förderung psychomotorischer Auffälligkeiten im frühen und mittleren Kindesalter, die hier kurz zusammengefasst werden sollen.

Der Schulbesuch ist zunächst das prägendste Ereignis in der mittleren Kindheit. Die geistigen und sprachlichen Fähigkeiten entwickeln sich vom Erlebten und Erfahrenen langsam zum Abstrakten und Theoretischen. Die emotionale Grundstimmung ist durch freudige Bereitschaft, Vertrauen und Optimismus und dem Streben nach Bindung gekennzeichnet. Starke und spontane Gefühlsäußerungen begleiten alltägliche Ereignisse.

Im mittleren Kindesalter sind Beziehungen noch recht labil und wechselhaft und entstehen eher zufällig. Insgesamt kann das Sozialverhalten in dieser Zeit als unkritisch und kommunikativ beschrieben werden. Als charakteristisches Entwicklungsmerkmal von Kindern im Grundschulalter ist die rasche Zunahme der motorischen Lernfähigkeit hervorzuheben, die durch die steigenden Fähigkeiten der Informationsverarbeitung, die günstigen körperbaulichen Voraussetzungen und durch die ausgeprägte Bewegungsfreude möglich wird.

Für die Entwicklung der motorischen Fähigkeiten sind ausreichend und vielfältige Bewegungsmöglichkeiten notwendig, dies bezieht sich sowohl auf das häusliche Umfeld und das spontane Spiel im Freien als auch auf die Bedingungen in verschiedenen Einrichtungen wie dem Kindergarten. Dem Bewegungsbedürfnis der Kinder muss weiterhin auch im Schulkindalter genügend Raum zum Spielen zur Verfügung stehen. Dies gilt besonders für den Sportunterricht, der abwechslungsreich und mit Betonung der Freude an Bewegung gestaltet werden sollte.

Das ausgeprägte Geselligkeitsbedürfnis in diesem Alter sollte durch eine Förderung in der Gruppe berücksichtigt werden, das Kind erhält so vielfältige motorische Anregungen und Impulse (vgl. Meinel/ Schnabel, 2007).

Durch Bewegung lernen Kinder ihren Körper kennen, ihn einzuschätzen, seine Signale zu beobachten. Sie erfahren, was ihr Körper leisten kann, spüren Belastung und erleben, dass die körperliche Leistungsfähigkeit durch Bewegung gesteigert werden kann (vgl. Zimmer 2000, 33ff).

Außerdem gilt regelmäßige körperliche Bewegung als Schutzfaktor gegenüber Herz- und Kreislauferkrankungen und Erkrankungen des Skelettsystems. Bewegung „stabilisiert das vegetative Nervensystem und fördert die Bewegungskoordination als Funktion des Zentralnervensystems und der Sinnesorgane; sie kräftigt den Haltungs-

und Bewegungsapparat und regt das Herz-Kreislauf-Atmungssystem sowie den Stoffwechsel an." (Dordel 1991,139) Als Faktor eines gesunden Lebensstils verbessert regelmäßige Bewegung die Leistungsfähigkeit und erleichtert die Anforderungen des täglichen Lebens. Bewegung trägt zum allgemeinen Wohlbefinden des Menschen bei und unterstützt somit eine positive Persönlichkeitsentwicklung. Eine Förderung der motorischen Entwicklung bedeutet also „auch eine Förderung der Gesundheit, wenn Gesundheit als Zustand körperlichen, seelischen und sozialen Wohlbefindens verstanden wird". (Dordel 1991,139)

Im Grundschulalter findet eine qualitative und quantitative Verbesserung der Bewegungskoordination statt, die sich u.a. in der Abnahme der ungerichteten Nebenbewegungen zeigt. Sind die koordinativen Grundqualitäten (räumliche Orientierungsfähigkeit, Gleichgewichtsfähigkeit, Rhythmusfähigkeit, kinästhetische Differenzierungsfähigkeit und Reaktionsfähigkeit) jedoch nicht gut entwickelt, treten Koordinationsschwierigkeiten auf. Mangelnder Bewegungsfluss, unangemessener Muskeltonus, Gleichgewichtsunsicherheiten und unangemessene Mitbewegungen können sich zeigen. Eine entsprechende Förderung der Bewegungskoordination kann durch das Bereitstellen vielfältiger Bewegungserfahrungen erreicht werden. Grundsätzlich ist die Förderung in einer Gruppe der Einzelförderung vorzuziehen, da in der Gruppe zusätzliche Impulse für das Kind genutzt werden können.

Für eine Förderung der koordinativen Fähigkeiten ergeben sich folgende Konsequenzen, die von Rusch und Weineck (2007) aufgeführt werden: Da die Motivation die dem Lernprozess zugrundeliegenden molekularbiologischen Gedächtnisprozesse beschleunigt, sollte eine Förderung den Kindern in erster Linie „Spaß machen" (vgl. Rusch/ Weineck, 2007). Besonders bei Kindern mit Leistungsschwächen bzw. psychomotorischen Auffälligkeiten nimmt die Motivation in einem lange andauernden Übungsprozess wie bspw. dem Sportunterricht, in dem sie oft an ihre Leistungsgrenze gelangen, ab. Im frühen Grundschulalter ist die visuelle Information im Lernprozess für die meisten Kinder von größter Bedeutung und damit die Vorbildfunktion des Übungsleiters. Kinder mit psychomotorischen Auffälligkeiten sollten zur Koordinationsschulung jedoch durch möglichst vielfältige Informationsweisen an Bewegungen herangeführt werden (vgl. Rusch/ Weineck, 2007). Kognitive Aspekte wie das Beschreiben einer Bewegung, die Kommentierung einer gesehenen Bewegung sollten ebenso berücksichtigt werden, denn sie erleichtern eine umfassende Bewegungsvorstellung (vgl. Rusch/ Weineck, 2007).

Korrekturen sollten aus neurophysiologischer Sicht direkt nach der Übung erfolgen, sich auf das Wesentliche beschränken und die Motivationslage des Kindes berücksichtigen. Kinder mit Koordinationsschwächen verfügen über einen mangelnden Bewegungsschatz und sind dadurch bei komplexen Bewegungsabläufen, wie sie z.B. in Sportspielen gefordert sind, überfordert. Die Förderung von Koordinationsschwächen sollte daher eine langsame Erweiterung des Bewegungsschatzes beinhalten und dabei die methodischen Grundsätze „vom Leichten zum Schweren"; „vom Einfachen zum Komplexen" berücksichtigen (vgl. Rusch/ Weineck, 2007).

Folgt man der Theorie der psychosozialen Entwicklung nach Erikson (1976), so sind insbesondere 2 Punkte für die Förderung des Selbstkonzepts bei Kindern im Grundschulalter von Bedeutung. Zum einen müssen Kinder die Möglichkeit haben Initiative zu entwickeln, und an Pflichten und Leistung teilzuhaben. Zum anderen sollte ihr ausgeprägter Tatendrang und Werksinn unterstützt werden, und das Gefühl des „Könnens" ermöglicht werden.

Das Konzept der eigenen Fähigkeiten stimmt nicht unbedingt mit der objektiven Einschätzung der Fähigkeiten überein. Bestehende Misserfolgserlebnisse, die durch Rückzug oder Aggression kompensiert werden führen zu neuen Misserfolgserlebnissen. Durch positive Bewegungserfahrungen kann dieser Teufelskreis durchbrochen werden. Dabei ist es wichtig die Kinder im Aufbau eines eigenen Wertesystems zu unterstützen, welches sie unabhängig von den Bewertungen anderer werden lässt. Dies ist z.b. möglich, indem eine Situation mit einem entsprechenden Handlungsspielraum bereitgestellt wird, die dem Kind ermöglicht mit seinen Mitteln teilzunehmen.

In der Förderung mit Kindern müssen zunächst deutlich formulierte Regeln gelten, die idealer Weise gemeinsam erarbeitet wurden. Die Überzeugung der Richtigkeit einer Regel motiviert besonders diese auch einzuhalten. Diese Regeln sollten sich an der Realität orientieren, also notwendige Absprachen für ein gelingendes Miteinander beinhalten. In der Förderung sollten die Kinder auch hinsichtlich ihrer Attribuierungen unterstützt werden, da diese erhebliche Auswirkungen auf die weitere Handlungsmotivation und das Selbstkonzept haben können. Besonders wichtig ist dies bei der hier relevanten Zielgruppe, bei Kindern mit psychomotorischen Auffälligkeiten, da häufige Misserfolge oft mit mangelnder Fähigkeit begründet werden und sich die Kinder in der Folge abgelehnt fühlen und die Gefahr eines Vermeidungsverhaltens besteht. Besonders für Kinder, die häufig Misserfolge erleben ist die Erkenntnis wichtig, dass zur Bewältigung einer Aufgabe internale und externale Faktoren von Bedeutung sind, Fähigkeit und Anstrengung.

Ziel der Förderung muss es also u.a. sein, Situationen zu ermöglichen, in denen die Kinder erleben können, dass sie selbst Verursacher bestimmter Effekte (Erfolg oder Misserfolg) sind und die Rückmeldungen direkt aus den eigenen Handlungen erfahrbar werden. Durch eigene Entscheidungen können Kinder erste Kontroll- bzw. Selbstwirksamkeitserfahrungen machen und ein Konzept der eigenen Fähigkeiten aufbauen, das realistisch und sachlich begründet ist. Wichtig sind in diesem Zusammenhang Erfahrungen, etwas nach intensiver Übung lernen zu können. Leistungen und Fortschritte sollten hierbei anhand der eigenen Entwicklung und nicht anhand allgemeiner Normen bewusst gemacht werden. Tabelle 4 fasst noch einmal die herausgearbeiteten Förderziele für Kinder mit psychomotorischen Auffälligkeiten im Grundschulalter zusammen.

Persönlichkeitsebene	Förderziele
Sozial-emotional	Selbstkonzept stärken
	Positive Bewegungserfahrungen ermöglichen
	Soziale Integration fördern
	Soziale Kompetenzen stärken
Senso-motorisch	Koordinationsförderung
	Wahrnehmungsförderung
	Ausdauerschulung
Kognitiv	Kommunikationsfähigkeit fördern
	Handlungskompetenz (Praxie) trainieren
	Konzentrationsfähigkeit und Aufmerksamkeit schulen

Tab. 4: Förderziele für Kinder mit psychomotorischen Auffälligkeiten im Grundschulalter

4. Therapeutisches Reiten

Der erste Teil des folgenden Kapitels liefert einen kurzen Überblick über die Entwicklung des Therapeutischen Reitens, dessen drei Anwendungsbereiche, Methoden und Inhalte. Anschließend werden die Fördermöglichkeiten vor dem Hintergrund der psychomotorischen und tiergestützten Therapie herausgearbeitet.

Bereits in der Antike wurde das Pferd als Begleiter des Menschen erwähnt und nahm zunächst den Platz eines Nutz- und Reittieres ein. Der Feldoberst Xenophon (430-354 v. Chr.) beschäftigte sich in seinen Ausführungen „über die Reitkunst" mit den körperlichen Wechselwirkungen zwischen Mensch und Pferd, setzte sich aber auch mit sozialen und emotionalen Eigenschaften des Reiters auseinander. Er nannte z.B. Disziplin, Besonnenheit und Übersicht als wesentliche Eigenschaften des Reiters. Etwa zur gleichen Zeit beschrieb der Arzt Hippokrates (460-370 v. Chr.) die heilende Wirkung durch den Rhythmus des Reitens auf Körper und Geist. Nach dem Zweiten Weltkrieg wurde das Pferd wurde vor allem im medizinisch-orthopädischen Bereich eingesetzt, wie in den Veröffentlichungen von Heipertz (1977) und Heipertz-Hengst (1979) deutlich wird. In den 60er-Jahren etablierte sich auch der pädagogische Wert des Therapeutischen Reitens; besonders durch die Ausführungen von Kröger entwickelte sich das Heilpädagogische Voltigieren und Reiten aus den Bereichen der Pädagogik und Psychologie. Neben der Hippotherapie und dem heilpädagogischen Einsatz des Pferdes gab es schon immer Menschen mit Behinderungen, die das Pferd als Partner eingesetzt haben. In den 70er-Jahren nahm das Reiten und Fahren für Menschen mit Behinderungen im Kuratorium für Therapeutisches Reiten einen festen Platz ein. In dem seit 1992 in das Deutsche Kuratorium für Therapeutisches Reiten umbenannten Kuratorium verfolgen Ärzte, Krankengymnasten, Pädagogen, Psychologen, Sportwissenschaftler und Sozialpädagogen das Ziel der Erarbeitung von wissenschaftlichen Grundlagen, der Fort- und Weiterbildung von Fachkräften, der Information und Beratung sowie der Regelung der Kostenübernahme. Zur Zeit gliedert sich die Arbeit im Therapeutisches Reiten in folgende Bereiche (vgl. Abb. 7):

- Hippotherapie
- Ergotherapeutische Behandlung mit dem Pferd
- Therpeutisches Reiten im psychotherapeutischen Kontext
- Heilpädagogische Förderung
- Pferdesport für Menschen mit Behinderung

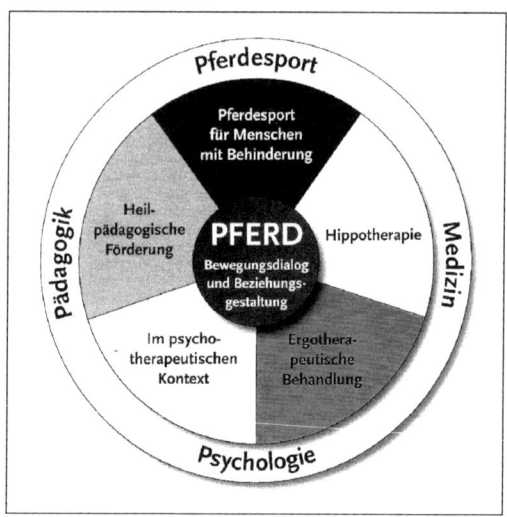

Abb. 7: Die Bereiche des Therapeutischen Reitens (aus: DKThR 2007, 24)

4.1 Heilpädagogisches Voltigieren und Reiten

Die vorliegende Arbeit beschäftigt sich mit dem Heilpädagogischen Voltigieren und Reiten, welches die individuelle und soziale Entwicklung von verhaltensauffälligen, lern- oder geistigbehinderten sowie psychisch kranken Menschen positiv beeinflussen soll.

Heilpädagogisches Reiten, als ein Teilbereich des Therapeutischen Reitens, setzt das Pferd als Mittler für pädagogisches und psychologisches Handeln ein. Neben dem Reiten wird dem Umgang mit dem Pferd in seinem natürlichen Umfeld, beim Pflegen und Füttern ebenfalls ein hoher Stellenwert eingeräumt. Durch die vielfältigen Möglichkeiten, die das Pferd bietet, muss sich der Mensch mit dem Pferd als Lebewesen und seinem Umfeld in seiner Gesamtheit auseinandersetzen.

Im Vordergrund dieser Maßnahme steht der Aufbau von Vertrauen und Beziehungen. Mit Hilfe spezifischer Übungen können Wahrnehmung, Motorik, Verhalten und Sprache gefördert werden. Der Bewegungsdialog mit dem Pferd, der insbesondere auf dem galoppierenden Pferd zwischen Kind und Pferd entsteht, wird dabei als wesentliches Medium betrachtet.

Sowohl beim Reiten als auch beim Voltigieren wird die individuelle Förderung von Motorik, Wahrnehmung, Lernen, Befinden und Verhalten angestrebt. In Abhängigkeit von Ausgangsbedingungen und Zielsetzungen ermöglicht sowohl das Voltigieren als auch das Reiten spezifische Ansatzpunkte in der Förderung. Häufig dient das Voltigieren als Einstieg zum Reiten. In der vorliegenden Arbeit wird zwischen diesen beiden Schwerpunkten nicht weiter differenziert, da beide im empirischen Teil ihre Anwendung finden.

Definition zum Heilpädagogischen Voltigieren und Reiten, des Deutschen Kuratoriums für Therapeutisches Reiten (DKThR):

„Unter dem Begriff Heilpädagogisches Voltigieren und Reiten werden pädagogische, psychologische, psychotherapeutische, rehabilitative und soziointegrative Angebote mit Hilfe des Pferdes bei Kindern, Jugendlichen und Erwachsenen mit verschiedenen Behinderungen oder Störungen zusammengefasst. Dabei steht nicht die reitsportliche, sondern die individuelle Förderung über das Medium Pferd im Vordergrund, d.h. vor allem eine günstige Beeinflussung von Motorik, Wahrnehmung, Lernen, Befinden und Verhalten." (DKThR 2002, 23)

Im Umgang mit dem Pferd wird der Mensch also ganzheitlich angesprochen: körperlich, geistig, emotional und sozial.

4.2 Ziele und Zielgruppen

Da im Heilpädagogischen Voltigieren und Reiten neben dem Training psychosozialer Verhaltensweisen auch die Förderung motorischer Fähigkeiten und Fertigkeiten angestrebt wird (vgl. Ringbeck, 1985), richtet sich das HPV/R an Kinder, die Bewegungsauffälligkeiten, Auffälligkeiten im sozial-emotionalen Verhalten und im kognitiven Bereich zeigen. Auch Kaune (1995) geht auf dessen Einsatz bei Störungen in der Bewegung und Wahrnehmung ein. Das Deutsche Kuratorium für Therapeutisches Reiten nennt zusammenfassend folgende Zielgruppen für das Heilpädagogische Voltigieren und Reiten: „Lernbehinderte, geistigbehinderte, verhaltensauffällige und psychisch kranke Kinder, Jugendliche und Erwachsene."
(DKThR 2002, 23)

Die Hauptzielsetzung im HPV/R ist die Förderung von Dialogfähigkeit und Handlungskompetenz als Voraussetzung von tragfähigen Beziehungen. Alle weiteren Zielsetzungen sind diesem Ziel untergeordnet und können umso erfolgreicher sein, je intensiver ein Beziehungsdialog zwischen Klient und Pferd entsteht (oder wächst) (vgl. DKThR, 2002). Die Arbeit und der Umgang mit dem speziell ausgebildeten Pferd erleichtert Kindern, Jugendlichen und Erwachsenen den Umgang mit Ängsten. Vertrauen wird aufgebaut und führt zur Erfahrung von Selbstwertgefühl und angemessener Selbsteinschätzung. Die Konzentrationsfähigkeit wird geschult und verbessert. Positive Effekte im sozialen Verhalten werden sowohl durch den Umgang mit dem Pferd als auch durch das Erleben in der Gruppe erreicht. Teilnehmer lernen den Umgang mit Antipathien und Aggressionen ebenso wie kooperatives Verhalten.

Die verschiedenen Zielsetzungen werden in Abbildung 8 unter dem (senso-) motorischen Bereich, dem sozial-emotionalen Bereich und dem kognitiven Bereich zusammengefasst (nach Kaune, 1995; Ringbeck, 1998; Baum, 1994; DKThR, 2002). Die Förderungsmöglichkeiten in diesen drei Bereichen werden in Kapitel 5 detailliert erläutert. Als besonderer Rahmen dieser ganzheitlichen Förderung gilt das Beziehungsdreieck zwischen Kind, Pferd und Pädagoge, auf das im folgenden Kapitel 4.3 eingegangen wird.

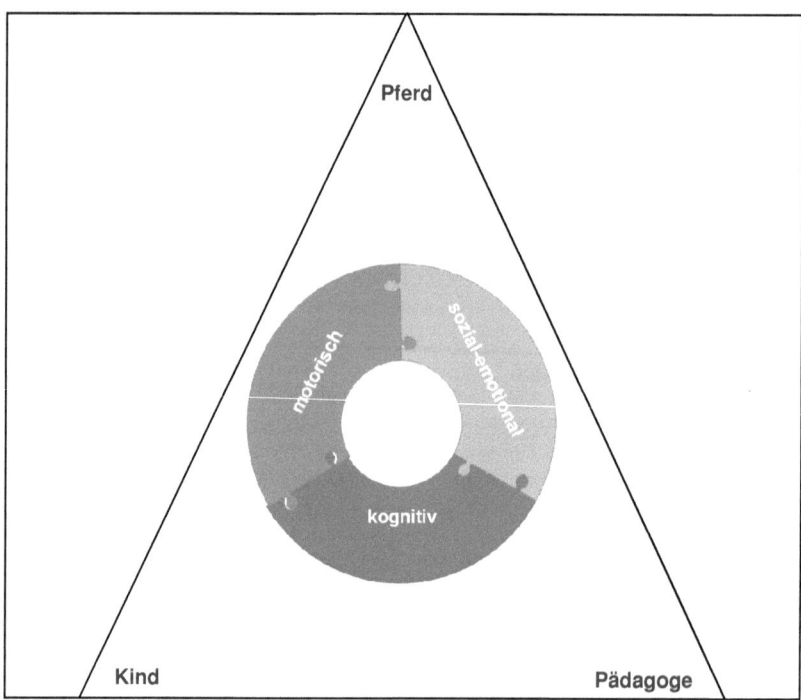

Abb. 8: Zielsetzungen im Beziehungsdreieck im Heilpädagogischen Voltigieren und Reiten (modifiziert nach Gäng, 1994; Kröger, 1997)

4.3 Didaktisch-methodische Vorgehensweise im Heilpädagogischen Voltigieren und Reiten

Methodisch sollen an dieser Stelle zwei Besonderheiten im Heilpädagogischen Voltigieren und Reiten herausgestellt werden. Zum einen spielen sich die Inhalte in dem bereits erwähnten Beziehungsdreieck zwischen Kind, Pferd und Pädagogen ab. Zum anderen ist die Förderung geprägt durch die sogenannte „sachorientierte Partnerschaft".

Die Aufgabe des Reitpädagogen es ist dabei, als kompetenter Berater zur Verfügung zu stehen, das Verhalten des Pferdes zu erklären und geeignete Rahmenbedingungen bereit zu stellen. So werden je nach individueller Zielsetzung Lernvoraussetzungen geschaffen, die den Kindern ermöglichen selbstverantwortlich zu handeln, die Konsequenzen des eigenen Handelns zu erleben und Verantwortung zu übernehmen.

Für Ringbeck (1998, 103) sind drei Gesichtspunkte bedeutend: Der Umgang mit dem Pferd fordert den ganzen Menschen und fördert somit immer die Gesamtpersönlichkeit in den wesentlichen Bereichen der Körperlichkeit, des Sozialverhaltens und der Emotionalität (vgl. Ringbeck 1998, 103). Das HPV/R wird von den Kindern in besonderer Weise angenommen, denn sie gehen nicht zur Therapie, sondern zum Reiten. „Durch das natürliche Tun am Pferd erleben die Kinder nicht ihre „Therapiebedürftigkeit", sondern sie werden ständig an ihre Stärken und das freudvoll besetzte Tun an und mit dem Pferd im Rahmen einer vertrauensvollen Gruppe erinnert. Pädagogisch-psychologische Handlungs-weisen und Zielvorstellungen spielen sich somit in einem „unmerklichen" Gesamtrahmen ab; sie wirken bei Kindern unter großer Zurückhaltung des Erwachsenen und durch das In-den-Vordergrund-Stellen des Pferdes viel nachhaltiger und intensiver" (Ringbeck 1998, 103).

An einem therapeutischen Prozess sind in anderen Interventionen in der Regel nur Kind bzw. Gruppe und Pädagoge beteiligt. Durch den Einbezug des Pferdes verändert sich die therapeutische Situation zu einem „Beziehungsdreieck" (vgl. Gäng, 1994; Kröger, 1997), und es entsteht eine besondere Dynamik, in der das Kind eine eigenständige Dynamik zum Pferd aufbauen kann. Durch die Arbeit mit dem Pferd erhält der Pädagoge die Aufgabe, Hilfestellung bei der Interpretation der Verhaltensweisen des Pferdes zu liefern und das eigene Verhalten (des Kindes) zu reflektieren. Die direkten Rückmeldungen gehen also vom Pferd aus, der Pädagoge ist eher in der Rolle eines Vermittlers tätig.

Die Einführung des Pferdes als Medium „ist sinnvoll, um in der pädagogischen oder therapeutischen Arbeit auf sterile Interaktion reduzierte Zweierbeziehungen auf eine fruchtbare Beziehungsebene zurückzuführen. Im Beziehungsdreieck der Anbahnungsarbeit mit dem Pferd treffen zwei im allgemeinen verbal miteinander kommunizierende Menschen und das (nonverbale) Pferd als ein solch „entlastendes Beziehungsmedium" aufeinander." (Gäng 1994, 169) Je nach Entwicklungsstand braucht das Kind dabei eine individuelle Begleitung durch den Pädagogen. Um die Entwicklung zu unterstützen, werden gleichzeitig Sicherheit und Freiräume bereitgestellt, indem der Pädagoge als Vermittler und Unterstützer der Beziehung zwischen Kind und Pferd auftritt.

„Das artspezifische Verhalten des Pferdes als Herdentier, mit Unterordnung unter das Leittier und Wechselbeziehung zur Gruppe, ermöglicht in fundamentaler Form die Herstellung der typischen dreipoligen Grundsituation des sozialen Lehrens und Lernens, in dem abwechselnd Reiter und Pferd, Reiter und Therapeut, Therapeut und Pferd in den Mittelpunkt der Aufmerksamkeit rücken." (Klüwer 1987, 7)

Weiterhin wird der Pädagoge als Modell für eine Beziehungsgestaltung wahrgenommen. Hier steht das Vorbild des Pädagogen als Partner des Pferdes im Vordergrund. Der Dialog zwischen Pferd und Pädagogen kann dem Kind als Vorbild für den eigenen Umgang mit dem Pferd dienen.

Innerhalb des Beziehungsdreiecks spricht Kröger von einer „sachorientierten Partnerschaft". Mit dem Begriff Partnerschaft wird eine gegenseitige Wertschätzung und Interaktion auf einer Ebene beschrieben. Dabei wird eine Tätigkeit in einer bestimmten Weise ausgeführt, weil die Bedingungen es so erfordern. Damit kann es keine Bewertung (gut oder schlecht) geben, sondern nur eine Analyse, wie eine Tätigkeit leicht und effektiv durchgeführt werden kann. Das Kind soll immer auch selbst entscheiden können, wie und warum etwas funktioniert hat oder nicht. Die Wertschätzung des Pädagogen für ein Kind ändert sich nicht, weil es mitmacht oder eine bestimmte Übung kann. Er spiegelt ihm sein Verhalten wider und zeigt Fortschritte auf. Nach Kröger gilt: „je mehr die Partnerschaft von Sachlichkeit durchdrungen ist, desto schneller und beständiger vollzieht sich der Schüler eine Wende zu einem Verhalten, das für seine eigene Persönlichkeitsentwicklung von Nutzen und für das soziale Umfeld zunehmend angenehmer wird." (Kröger 1997, 23) In der sachorientierten Partnerschaft gilt grundsätzlich: je jünger oder beeinträchtigter ein Mensch ist, desto mehr Personenorientierung muss zugelassen werden, damit Beziehungen wachsen können und Vertrauen möglich wird (vgl. Kröger 1997). Im HPV/R ist der Weg hin zur Sachorientierung ein Ziel, damit der einzelne die Persönlichkeit entwickeln kann.

In der Therapie mit dem Pferd bieten sich hierfür viele Gelegenheiten, bei denen der Pädagoge bspw. das Verhalten des Pferdes als Fluchttier erklärt, wenn in einer Gruppe von Kindern zu viel Hektik herrscht und das Pferd mit Unruhe reagiert. Dabei können Verhaltenskorrekturen, die vom Pferd ausgehen, von Kindern und Jugendlichen oft leichter angenommen werden als Korrekturen eines Erwachsenen (vgl. Kröger, 1997). Die Motivation zur Verhaltensänderung, die vom Pferd ausgelöst werden kann nennt auch Salzgeber. „Da das Pferd unvoreingenommen reagiert, motiviert es stark zu Verhaltensänderung. Zudem erfordert das Erlernen des artgerechten Umgangs mit Pferden gleichzeitig Durchsetzungs- und Einfühlungsvermögen, Konzentration und genaues Beobachten, Verantwortungsgefühl und die Fähigkeit, sich anzupassen." (Salzgeber 2001, 15) Gäng (1994) weist in diesem Zusammenhang drauf hin, dass von außen herangetragene direktive Verhaltenskorrekturen bestenfalls zu einer kurzfristigen Anpassung führen. Die durch Selbsterfahrung im Umgang mit dem Pferd gewonnene Einsicht kann hingegen eine „von innen" geleistete Steuerung hervorrufen.

4.4 Inhalte des Heilpädagogischen Voltigierens und Reitens

Schulz (1995) hat den konstanten Rahmen, in dem das Heilpädagogische Voltigieren abläuft, dargestellt. Nach der Ankunft im Stall und der Phase der Vorbereitung des Pferdes gliedert sie die Phase des aktiven Voltigierens in das Aufwärmen, das Arbeiten auf dem Pferd und das Loslassen. In der abschließenden Phase, der Nachbereitung des Pferdes, wird das Pferd versorgt, in den Stall gebracht und die Ausrüstung wieder an ihren Platz gebracht. Der Spielraum innerhalb dieser Phasen wird den Bedürfnissen der Kinder angepasst. Einzelne Phasen können bspw. verlängert und mit zunehmender Sicherheit flexibler ausgestaltet werden (vgl. Schulz, 1995).

In den Therapien sind die Kinder in die Pflege und die Vorbereitungen zum Reiten selbstverständlich eingebunden und lernen das Pferd so als einen Partner mit eigenen Bedürfnissen kennen. Die Pferde werden entsprechend der Persönlichkeit der Kinder ausgesucht. Es gibt z.B. Ponys mit sehr schwungvollen Bewegungen, was z.B. für Kinder mit einer Unterempfindlichkeit des taktilen Systems besonders reizvoll ist; zurückhaltende, ängstliche Kinder bekommen ein Pony mit langsamen, ruhigen Bewegungen.

Das Voltigieren kann den spielerischen Einstieg zum Reiten bieten und bezüglich der Anforderungen und des Alters als Grundschule des Reitens bezeichnet werden. Hier liegt die Kontrolle über das Pferd beim Reitpädagogen. Beim Reiten tritt der Pädagoge eher etwas zurück, die Kinder nehmen selbstständig Einfluss auf das Pferd, haben selbst die Zügel in der Hand. Wie schon beschrieben gilt auch hier, je jünger oder beeinträchtigter ein Kind ist, umso mehr Einfluss nimmt der Pädagoge, und das Kind wird eher geführt oder longiert.

Heilpädagogisches Voltigieren	Bewegungsdialog
Motorik wurde trainiert Verantwortung dem Pferd gegenüber wurde erlernt Selbstwertgefühl wurde gestärkt Sozialverhalten wurde geübt Selbstwirksamkeit wurde erlebt Der Umgang mit Misserfolgen wurde geübt	⇩ Beziehungsdialog ⇩ Kommunikation
Heilpädagogisches Reiten Reitplatz, Dressur, Springen, Reitspiele, Ausritt	⇩ Entscheidungsfähigkeit

Abb. 9: Entwicklung vom Heilpädagogischen Voltigieren zum Heilpädagogischen Reiten (in Anlehnung an Baum, 2003)

Anfangs treten die Kinder über die Bewegung in Kontakt mit dem Pferd. Sie nehmen die Schrittbewegung auf, lernen das Gleichgewicht zu halten. Beim Putzen und bei der Versorgung der Pferde lernen sie Verantwortung gegenüber dem Pferd zu übernehmen. Durch regelmäßiges Üben, erkennen die Kinder die Möglichkeit auch schwierige Aufgaben lösen bzw. erlernen zu können; das Selbstwertgefühl wird gestärkt. In einer Gruppe, in der Konflikte und Freundschaften entstehen können, entsteht ein Übungsfeld für das Sozialverhalten. In der Gruppe kommen die Kinder an ihre Grenzen, möchten eine bestimmte Übung noch nicht durchführen oder nur mit Einschränkungen. Hier lernen sie, zu kommunizieren, denn sie müssen ihre Wünsche dem Pädagogen mitteilen. Gemeinsam kann überlegt werden, wie die Situation gestaltet werden kann, um sie besser zu bewältigen. Dabei macht der Pädagoge Vorschläge, bemüht sich aber, die Lösung nicht vorzugeben. So übernehmen die Kinder Verantwortung für ihr eigenes Handeln. Nur so können sie lernen, selbstständig Entscheidungen zu treffen und zu Reitern zu werden (vgl. Abb. 9). Zwischen Voltigieren und Reiten wird in dieser Arbeit nicht weiter unterschieden, da in der Intervention im empirischen Teil dieser Arbeit ein fließender Übergang vom Voltigieren zum Reiten stattfindet, je nach den Bedürfnissen der Gruppe. Die in Kapitel 4 dargestellten Wirkungen gelten sowohl für das Heilpädagogische Voltigieren als auch für das Heilpädagogische Reiten.

Das folgende Kapitel betrachtet die Fördermöglichkeiten des Heilpädagogischen Voltigierens und Reitens auf der Grundlage seines ganzheitlichen Anspruchs. Im Einzelnen werden die motorische, die emotional-soziale und die kognitive Ebene vor dem Hintergrund psychomotorischer Auffälligkeiten näher betrachtet. Im zweiten Teil des Kapitels werden die besonderen Möglichkeiten des Heilpädagogischen Voltigierens und Reitens als Verbindung psychomotorischer und tiergestützter Therapie, auf der Grundlage der vorangegangenen Kapitel herausgearbeitet.

5. Psychomotorische Förderung im Heilpädagogischen Voltigieren und Reiten

Heilpädagogisches Reiten und Voltigieren wird innerhalb der Fachwissenschaft als ein Konzept der psychomotorischen Übungsbehandlung angesehen. Durch diese Fördermaßnahme werden umfangreiche Effekte in kompensatorisch-therapeutischer wie auch in präventiv-pädagogischer Hinsicht ausgelöst. Als spezifische Behandlung und Förderung richtet sie sich u.a. gezielt auf den Abbau motorischer Defizite, die Aufarbeitung von Wahrnehmungsstörungen bzw. von Störungen der sensorischen Integration sowie auch auf die Behandlung von Verhaltensstörungen. Eine Darstellung der Förderbereiche innerhalb des Beziehungsdreiecks liefert die Abbildung 10.

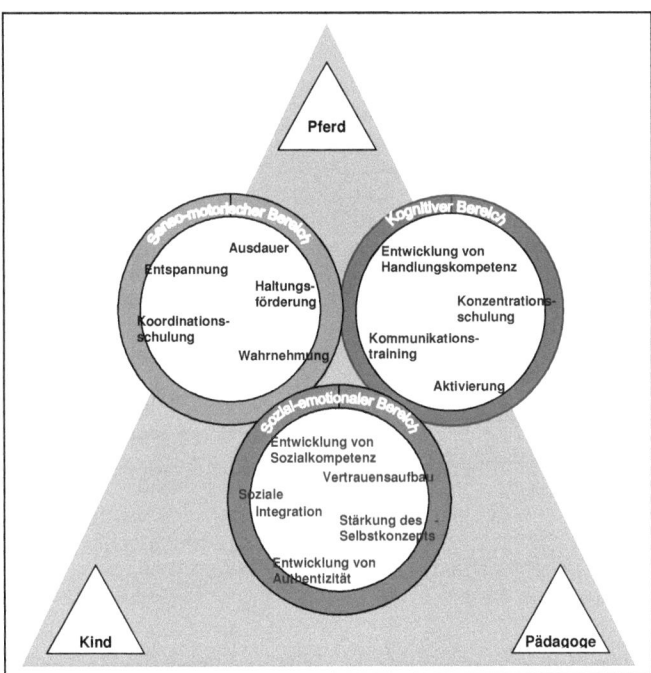

Abb. 10: Förderungsmöglichkeiten im Rahmen des Beziehungsdreiecks im Heilpädagogischen Voltigieren und Reiten (eigene Darstellung)

Diese zeigt die einzelnen Persönlichkeitsbereiche und die für Kinder mit psychomotorischen Auffälligkeiten relevanten Förderungsmöglichkeiten innerhalb des Heilpädagogischen Voltigierens und Reitens.

Ein besonderer Stellenwert wird dem Pferd in der Arbeit mit verhaltensauffälligen Kindern eingeräumt, da Korrekturen aufgrund der natürlichen und echten Reaktion des Pferdes in der Regel leichter angenommen werden können als von Erwachsenen. Gerade über das Heilpädagogische Reiten und Voltigieren werden Dimensionen angesprochen, die in anderen psychomotorischen Programmen und Konzepten nicht so leicht erreichbar sind. Heilpädagogisches Reiten und Voltigieren bedeutet immer psychomotorisches Geschehen, denn die enge Verbindung zwischen Bewegung und seelischem Erleben bezeichnet Psychomotorik.

Das Pferd als Medium ermöglicht eine ganzheitliche Förderung durch das Erfahren von Selbstwirksamkeit, die Übernahme von (sozialer) Verantwortung, das Gefühl getragen zu werden. Dabei spielt sich das Reiten nicht in einer künstlich geschaffenen Situation ab, sondern hat durch verschiedene Tätigkeiten die mit oder für das Tier ausgeführt werden immer einen Bezug zum „wahren Leben", zur Realität.

5.1 Aktueller Forschungsstand zum Heilpädagogischen Voltigieren und Reiten

Das Heilpädagogische Reiten und Voltigieren hat sich in den letzten Jahren in der Praxis etabliert. Seit den Anfängen in den 70er-Jahren (vgl. Kapitel 6) liegen Erfahrungsberichte in der Arbeit mit unterschiedlichen Zielgruppen vor, die jedoch selten über Einzelfalldarstellungen hinausgehen. Die Besonderheit in der Wirkung zwischen Mensch und Pferd in motorischer, sozial-emotionaler und kognitiver Weise ist oft beschrieben, jedoch wissenschaftlich noch nicht genügend evaluiert worden.

In den letzten Jahren gehen die Bemühungen der Untersuchungen verstärkt den pädagogischen und psychologischen Wirkungen nach, während in der Hippotherapie bereits Effekte wissenschaftlich nachgewiesen wurden. Pickartz stellte 2002 einen Überblick des Forschungsstandes in der Hippotherapie zusammen. Für die Effektivität des Heilpädagogischen Voltigierens bei Kindern mit psychomotorischen Auffälligkeiten liegen keine Studien vor. Aus diesem Grund sollen bisher vorliegende Studien zu Wirkungen des Heilpädagogischen Reitens und Voltigierens im motorischen, sozial-emotionalen und kognitiven Bereich hier dargestellt werden. Im Folgenden werden einige empirische Studien aufgeführt, die für die Untersuchungsgruppe dieser Arbeit relevant sind (vgl. Tab. 5).

Ringbeck (1988) weist in seiner Untersuchung mit 22 verhaltensauffälligen Kindern im Alter von 8 bis 12 Jahren signifikante Verbesserungen der Motorik nach. Desweiteren stellte er Verbesserungen des Bewegungsverhaltens, der Konzentrationsfähigkeit und eine Abnahme von aggressivem Verhalten und Leistungsangst fest (vgl. Ringbeck, 1988).

Biery und Kaufmann (1990) führten eine Untersuchung mit acht Menschen mit geistiger Behinderung durch, die am Heilpädagogischen Voltigieren teilnahmen. Sie stellten dabei positive Effekte des HPV/R auf das Gleichgewicht fest. Die Teilnehmer waren im Alter zwischen 12 und 22 Jahren und nahmen an einer sechsmonatigen Intervention teil. Das 20-minütige Reitprogramm fand einmal wöchentlich statt. Das Gleichgewicht wurde mit den Gleichgewichtstests nach Cratty (1997) erfasst.

Eine weitere Studie zum Heilpädagogischen Voltigieren wurde 1994 von Schmidtchen, Koch und Schuldt durchgeführt. Sie untersuchten u.a. den motorischen Bereich, das Selbstwertgefühl und die Schulangst von Kindern mit Seh- und Lernbehinderungen im Alter von 10 bis 13 Jahren. Sie stellten jedoch nur Verbesserungen im motorischen Bereich fest. Positive Veränderungen von 22-100% werden in einer Skala zur allgemeinen Entwicklungsverbesserung angegeben.

Kaestner (1996) stellt anhand von Fallbeispielen psychiatrisch erkrankter Kinder und Jugendlicher Veränderungen im emotionalen und sozialen Verhalten dar. Besonders positiv fallen ihre Beobachtungen bezüglich der Integration, der Motivation, der Einhaltung von Regeln und der Anstrengungsbereitschaft aus.

Autor (Jahr)	Stichprobe	Verfahren	Therapieeffekte
Ringbeck (1988)	Verhaltensauffällige Kinder (N = 22) Kontrollgruppe (N = k.A.)	Persönlichkeitstest, Konzentrationstest, Motoriktest	Sign. Verbesserung der Motorik
Biery und Kaufmann (1990)	Geistig behinderte Kinder und Erwachsene (N = 8) Keine Kontrollgruppe	Gleichgewichtstest nach Cratty	Verbesserung Gleichgewichtsfähigkeit
Schmidtchen, Koch & Schuldt (1994)	Seh- und Lernbehinderte (N = 7) Keine Kontrollgruppe	Prä-/Posttest Ratingskalen zur Entwicklungsverbesserung	Verbesserungen im motorischen Bereich und der allgemeinen Entwicklung
Kaestner (1996)	Psychiatrie (Fallbeispiele) Keine Kontrollgruppe	Beobachtungen	Verbesserung der Integration, der Motivation, der Einhaltung von Regeln und der Anstrengungsbereitschaft
Kröger (1995)	Sonderturnbedürftige Grundschüler (N = 8) Keine Kontrollgruppe	Beobachtungen	Verbesserungen des Sozialverhaltens
Hamsen (2003)	ADHS Kinder 7-10 (N = 6) Keine Kontrollgruppe	Beobachtungen von Aufm.- und Bewegungsverhalten	Verbesserungen der motorischen, Verhaltensänderungen im Bereich der Aufmerksamkeit
Riedel (2005)	ADHS Kinder (N = 18) Kontrollgruppe (N = 12)	KTK, 6-Minuten-Lauf, Conners- Fragebogen, Katecholaminmessung	Verbesserung der Ausdauerleistungsfähigkeit , Änderung der Aktivität des vegetativen Nervensystems führt, was sich bei ADHS Kindern in einem ruhigeren Verhalten äußert
Kaiser et al. (2006)	Verhaltensauffällige Kinder (N = 31, davon 17 Risikokinder, 14 Sonderschulkinder) Keine Kontrollgruppe	Beobachtungen Befragung der Eltern	Reduzierung von Wutausbrüchen nach der Reittherapie, Verhaltensänderung

Tab. 5: Studien zur Effektivität des Heilpädagogischen Voltigierens und Reitens

Kröger (1995) geht in seiner Ausarbeitung auf das Heilpädagogische Voltigieren als soziales Training in einer Grundschule ein. Insgesamt acht Kinder, die vom Schularzt als „sonderturnbedürftig" eingestuft wurden, nahmen teil. Das Projekt wurde wöchentlich als freiwillige Arbeitsgemeinschaft durchgeführt, und Tätlichkeiten wurden tabellarisch dokumentiert. Kröger konnte so Verbesserungen der Teilnehmer im Sozialverhalten aufzeigen.

In jüngster Zeit sind zwei weitere Studien entstanden, die hier erwähnt werden sollen. Zum einen ist das die Untersuchung von Hamsen (2003), die sich mit dem Heilpädagogischen Voltigieren als Fördermaßnahme für Kinder mit ADHS beschäftigt, zum anderen die Arbeit von Riedel (2005).

Riedel (2005) untersuchte in ihrer sportmedizinischen Wirkanalyse des Heilpädagogischen Reitens 30 Kinder mit ADHS im Alter von 5 bis 10 Jahren im Rahmen eines 15-wöchigen Therapieangebotes. In der Untersuchungsgruppe führten 18 Kinder ein Koordinations- und Ausdauertraining mit und auf dem Pferd durch. Die Kinder der Untersuchungsgruppe wie auch die Kinder der Kontrollgruppe wurden einem Prä- und Posttest unterzogen, indem neben dem KTK, ein 6-Minuten-Lauf und der Connors Fragebogen durchgeführt sowie die Katecholaminwerte gemessen wurden.

Riedel folgert aus ihren Ergebnissen, dass ein Trainingsprogramm in der von ihr durchgeführten Form des Heilpädagogischen Voltigierens mit Belastungsreizen zur Verbesserung der Ausdauerleistungsfähigkeit kombiniert werden kann und dass das Heilpädagogische Voltigieren in der von ihr durchgeführten Form zu einer Änderung der Aktivität des vegetativen Nervensystems führt, was sich bei ADHS Kindern in einem ruhigeren Verhalten äußert.

Hamsen (2003) setzte sich in ihrer Einzelfallstudie das Ziel, zu klären, ob sich das Heilpädagogische Voltigieren als bewegungsorientierte Fördermaßnahme positiv auf das Bewegungsverhalten und die Aufmerksamkeit von Kindern mit Aufmerksamkeitsdefizit- und Hyperaktivitätsstörungen auswirkt. Alle sechs von ihr untersuchten Kinder, im Alter von 7 bis 10 Jahren, zeigten Verbesserungen der motorischen Leistung nach der Intervention. Verhaltensänderungen im Bereich der Aufmerksamkeit können in ihrer Studie sowohl in der Fördersituation als auch in Schule und häuslichem Umfeld beobachtet werden. Diese Übertragung konnte bezüglich des Bewegungsverhaltens von ihr nicht festgestellt werden.

Kaiser et al. (2006) beobachteten in einer in den USA durchgeführten Studie positive Effekte von Therapeutischem Reiten bei verhaltensauffälligen Kindern. An der Studie nahmen sechs Jungen und elf Mädchen teil, die Risiken für Verhaltensstörungen aufwiesen, desweiteren sieben Jungen und sieben Mädchen aus speziellen Erziehungsprogrammen, bei denen der Umgang mit Wut und die Fähigkeit, Fröhlichkeit auszudrücken, untersucht wurde; bei den Risikokindern wurde das Ausmaß an Wut, Angst, Selbstbewusstsein und Koordinationsfähigkeit untersucht. Die Einschätzung des Verhaltens durch die Mütter wurde ebenfalls dokumentiert. Alle Untersuchungen wurden in einem Prä- und Posttest einer Intervention mit acht Einheiten Therapeutischem Reitens durchgeführt. Bei den Jungen wurde eine Reduzierung der Wutausbrüche nach der Reittherapie festgestellt. Auch die Mütter bestätigten deutliche Verbesserungen im Verhalten der Jungen, nachdem das Reitprogramm beendet war.

Insgesamt weisen die wenigen Studien auf positive Wirkungen des Heilpädagogischen Voltigierens und Reitens auf motorische, soziale und emotionale Persönlichkeitsbereiche hin. Die Ergebnisse basieren jedoch auf Studien mit geringer Probandenzahl oder auf nicht allgemein anerkannten und praktikablen Durchführungsbedingungen der Therapie.

Aufgrund der fehlenden Forschungsergebnisse zur Effektivität des Heilpädagogischen Reitens und Voltigierens bei Kindern mit psychomotorischen Auffälligkeiten im Vergleich mit anderen bewegungsorientierten Förderungen ergibt sich die Fragestellung dieser Arbeit, die im folgenden Kapitel erarbeitet wird.

5.2 Förderung auf senso-motorischer Ebene

Die verschiedenen Bewegungsimpulse des Pferdes lassen sich besonders zur Förderung der Motorik und Wahrnehmung einsetzen.

5.2.1 Wahrnehmung

Wahrnehmung bezeichnet den Prozess, indem der Mensch Reize aus der Umwelt und dem eigenen Körper aufnimmt und verarbeitet. Die Sinne sind somit die Schlüsselpunkte, an denen die Förderung mit dem Pferd ansetzt.

Durch die Variation von Weite der Schritte, Tritte und Sprünge, Hubhöhe, Geschwindigkeit, Zentrifugalkraft und Rhythmus können sehr unterschiedliche Wahrnehmungsimpulse geboten werden. Exakte Wiederholungen der Bewegung sind nicht möglich, da immer nur Ähnliches wiederholt wird. Somit ist ein kognitives Einstellen auf die Bewegung nicht möglich.

Damit bietet das Reiten eine optimale Förderung der taktilen, vestibulären und propriozeptiven Wahrnehmungsimpulse (vgl. Delius, 1997). Diese Reize werden durch die Wärmeübertragung des Pferdes, dessen Temperatur ca. ein Grad über der Temperatur des Menschen liegt, intensiviert (vgl. Strauss 2000, 24).

Klüwer (1995) beschreibt verschiedene Stimuli, die vom Pferd ausgehend den Reiter „nötigen", sich selbst wahrzunehmen. Sie nennt die taktile Stimulation, die vestibuläre Stimulation (vgl. 5.1.1), die Körperhaltung auf dem Pferd und den Bewegungsdialog.

„Aus dem Bestreben, den Sitz auf dem Pferderücken so komfortabel wie möglich zu gestalten, d.h. die Position auf dem Pferd in der Bewegung zu optimieren, ergibt sich eine Aufrichtung im Sitz. Das korrigiert nicht nur die Körperhaltung, sondern fördert die bessere Wahrnehmung des eigenen Körpers was zu einer Verbesserung des Körperschemas führt." (Klüwer 1997, 19)

Die Verknüpfung der ständig neu eingehenden taktilen, vestibulären und kinästhetischen Informationen über den eigenen Körper formt das innere Bild des Körpers: „Über ein intaktes Körperschema werden koordiniertes Handeln und harmonische Bewegungsabläufe möglich." (Klüwer 1997, 19)

Ein ganzheitlicher Ansatz, der grundsätzlich alle Sinne einbezieht, kann der Wahrnehmungsförderung, bei der grundsätzlich alle Teile des Gehirns zusammenarbeiten, am ehesten gerecht werden. Beim Reiten können die Grundsinne, denen eine zentrale Bedeutung zukommt, im Besonderen gefördert werden; sie sollen im Folgenden genauer betrachtet werden.

Beim Umgang mit dem Pferd werden vielfältige taktile Sinneseindrücke vermittelt. Das Vorbereiten für die Reitstunde beinhaltet Putzen, Aufsatteln bzw. Aufgurten und Auftrensen. Schon beim Putzen und Auskratzen der Hufe bietet das Pferd verschiedene taktile Reize. Das Fell fühlt sich warm und weich an, Mähne und Schweif sind etwas härter, die Nüstern sind weich und samtig, und man spürt den warmen Atem des Pferdes. Diese Anregungen können über einen Zeitraum stattfinden, der in anderen Therapieformen kaum möglich ist (vgl. Hauser 1997). Weitere Berührungsreize müssen beim gegenseitigen Helfen beim Aufsteigen verarbeitet werden. Auf dem Pferderücken spürt der Reiter die Wärme des Pferdes und dessen rhythmische Atembewegungen. Die intensiven Tastempfindungen der Haut helfen, den Körper in seinen Ausmaßen zu empfinden.

Kinder mit einer ungenügenden taktil-kinästhetischen Wahrnehmung zeichnen sich durch unangemessene Kraftdosierung aus und sind ständig auf der Suche nach neuen Druckerlebnissen. Am Pferd bieten sich viele Möglichkeiten für Tast- und Wahrnehmungsaufgaben (z.b. Fell, Mähne, weiche, knochige Körperteile ertasten). „Kraft- und Druckerfahrungen können bei der Arbeit mit dem Pferd gesammelt werden und haben eher realen als spielhaften Charakter." (Bär 2003, 129) Auch hier spielt das direkte Feedback des Tieres wieder eine zentrale Rolle, wenn z.b. das richtige Zügelmaß gefunden werden muss um die Richtung beim Reiten bestimmen zu können.

Kinder mit Bewegungsauffälligkeiten begeistern sich für psychomotorische Übungsgeräte wie Rollbrett, Pedalo, Schaukel, Trampolin etc. Der Aufforderungscharakter dieser Geräte motiviert auch die schwächsten Kinder nach erstem Ausprobieren. Diese Geräte fordern das vestibuläre System durch Dreh- und Schaukelbewegungen und sind somit den Bewegungsanforderungen auf dem galoppierenden Pferd sehr ähnlich. Zum Pferd jedoch können die Kinder eine tiefe Beziehung aufbauen, die sogar manchmal über die therapeutischen Reitstunden hinausgeht und zu einer Fortführung des Reitens in einem Reitverein führt (vgl. Ringbeck, 1997).

Sich in jeder Gangart und Bewegungsrichtung aufrecht zu halten, die Balance und das Gleichgewicht zu bewahren, ist das Ziel eines jeden Reiters. Ohne Balance würde der Reiter vom Pferd fallen oder müsste sich mit Kraft festhalten. Das Gleichgewichtsgefühl und die Koordination der aufrechten Haltung in allen Bewegungssituationen des Pferdes sind somit Grundvoraussetzungen für jeden Reiter (vgl. Buch 1997, 13f).

Drehbeschleunigung, Fliehkraft und Geschwindigkeitswechsel fordern die Kinder ununterbrochen zur Informationsverarbeitung des vestibulären und propriozeptiven Systems. Schon beim Stehen kann der Mensch sich nie völlig bewegungslos verhalten. Er führt stets kleinste Ausgleichsbewegungen durch, um die Balance zu halten. Diese Bewegungen finden auch beim Sitzen auf dem Pferd statt. Durch das Becken des Reiters werden ständig, je nach Gangart, verschiedene, Impulse auf die Wirbelsäule des Reiters übertragen, die ihn zu Ausgleichsbewegungen veranlassen (vgl. Strauss 1991, 17).

Auf dem Pferd können intensivierende Übungen zur Gleichgewichtsschulung eingesetzt werden, wie z.b. das Reiten von gebogenen Linien, Wendungen, Steigungen oder Stangenarbeit. Die die Aufrichtung des Reiters auf dem Pferd, können auch bei sonst häufig auftretender Übelkeit in der Gleichgewichtsschulung, Übungen lange durchgeführt werden. Hinzu kommt die hohe Motivation mit der Kinder ihre Übungen auf dem Pferd ausführen, die oft nicht mit der in anderen Therapien vergleichbar ist.

Es ist unmöglich, völlig passiv auf dem Pferderücken zu sitzen. Der Reiter ist einer ununterbrochenen Reizzufuhr ausgesetzt, die er angemessen verarbeiten muß, um sein Gleichgewicht nicht zu verlieren.

Nach der Sensorischen Integrationstherapie nach Ayres modifizieren äußere Erregungen die ständige innere Oszillation des sensomotorischen Integrationsprozesses (vgl. Ayres 2002; Kapitel 10). Ständig müssen Informationen über die Stellung der Gliedmaßen verarbeitet werden, um die eigenen Bewegungen denen des Pferdes

anzupassen und das Gleichgewicht zu halten. Dies fördert neben der Gleichgewichtsfähigkeit auch die Eigenwahrnehmung.
Das Reiten stellt aus der Sicht des Pferdes vor allem eine Gefährdung des eigenen Gleichgewichts dar. Was es für ein Pferd bedeutet, einen Reiter zu tragen, lässt sich in etwa mit dem Gefühl vergleichen, einen Rucksack zu tragen, der am angenehmsten zu tragen ist, wenn er gut gepackt ist und sich mit dem eigenen Gleichgewicht im Einklang befindet (vgl. Swift 1989, 13).
Dieses Bild verdeutlicht den ausgeprägten Sinn des Pferdes für die Selbstbalance, welches immer bestrebt ist, seinen eigenen Schwerpunkt (in der Vertikalen) mit dem des Reiters in Einklang zu bringen, „unter die Last zu treten". Somit leistet das Pferd einen aktiven Beitrag zu Gleichgewichtsfindung des Reiters. Das Pferd verstärkt im Sinne eines Bio-Feedbacks (vgl. Klüwer 1981, 1987) den Korrekturreiz für die Balance des Reiters auf dem Pferderücken, und es wird ein Gefühl von Sicherheit und des „Gehalten-werdens" erfahrbar.
Jede Gewichtsverlagerung, ob beabsichtigt oder nicht, bewirkt eine sofortige Antwort des Pferdes. Schulz beschreibt es wie folgt: Kinder müssen sich auf dem Pferd ständig anpassen und aktiv mit zielgerichteten Bewegungen reagieren. Der Unterschied zu anderen Bewegungen wie dem Radfahren oder Schlittschuhlaufen liegt darin begründet, dass das Kind nicht allein Ursprung der Bewegungshandlung ist, sondern durch die Pferdebewegung ein ständiges Korrektiv erfährt (vgl. Schulz, 1982).
In der Psychomotorik wird angenommen, dass innere und äußere Bewegung miteinander korrespondieren, das heißt, wenn man sich körperlich bewegt, lässt man sich auch innerlich eher bewegen, und wenn man äußerlich berührt wird, spürt man den Kontakt auch innerlich. Hier wird ein Bezug zwischen Emotionen und Bewegung erkennbar.
„Das Pferd bietet mit seinem dreidimensionalen Schwingungsimpuls eine Vielzahl von sensorischen Impulsen für das Kind, die mit keinem anderen „Übungsgerät" in so komplexer Form erreicht werden können." (Delius 1997, 46) Dabei erfolgt die Bewegungsübertragung immer gleichzeitig horizontal, longitudinal und vertikal.
Die verschiedenen Gangarten des Pferdes können ähnlich wie in der Musiktherapie durch ihren Rhythmus verschiedene Stimmungen auf den Reiter übertragen. In Abbildung 11 ist die Bewegungsübertragung des Pferdes auf den Reiter anhand der acht Schrittphasen des Pferdes dargestellt. Die schwarz gekennzeichneten Beine haben in der entsprechenden Phase Bodenkontakt.
Jede Gangart stellt neue Anforderungen an die lockeren, sich anpassenden Beckenbewegungen des Reiters. Durch das Becken des Reiters werden wiederum ständig, je nach Gangart, verschiedene Impulse auf die Wirbelsäule des Reiters übertragen, die ihn zu Ausgleichsbewegungen veranlassen (vgl. Strauss 1991, 17).
„Der Schritt ist eine schreitende Bewegung im Viertakt ohne Schwebephase" (Deutsche Reiterliche Vereinigung 1994, 99). Der Pferderücken wird dabei in alle Richtungen bewegt, vor und zurück, hoch und runter, und zu beiden Seiten anhebend und absinkend (vgl. Strauss 1991, 12). Der Schritt ist die ideale Gangart, um sich mit dem Gefühl vertraut zu machen, vom Pferd getragen zu werden. Die meisten Kinder sind in der Lage, sich angstfrei auf das Reiten im Schritt einzulassen. Dadurch gelingt ihnen auch nach einiger Zeit die passive Beckenbewegung, die für den losgelassenen Sitz notwendig ist. Der Viertakt des langsamen Schrittes wirkt lösend und ent-

spannend auf den Reiter, der Viertakt des schnell schreitenden Pferdes hingegen konzentrierend (vgl. Klüwer 1997a, 10).

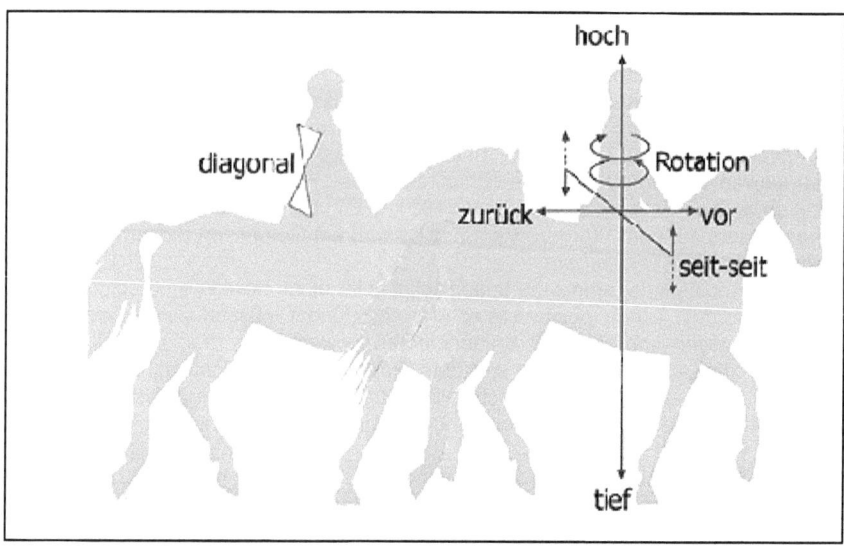

Abb. 11: Bewegungsübertragung des Pferdes nach Strauß 2000 (aus: Mucha 2007)

Der Trab ist für den Anfänger die schwierigste Gangart. Der Pferderücken schwingt im Trab wesentlich mehr als im Schritt. „Der Trab ist ein Zweitakt mit einem Moment der freien Schwebe" (Deutsche Reiterliche Vereinigung 1994, 100). Es werden in erster Linie Auf- und Abbewegungen auf den Reiter übertragen, wodurch die vestibuläre Wahrnehmung besonders geschult wird. Der Zweitakt im Trab wirkt anregend und belebend.

„Im Galopp bewegt sich das Pferd im Dreitakt in einer Folge von Sprüngen mit einem Moment der freien Schwebe" (Deutsche Reiterliche Vereinigung 1994, 102). Dadurch entsteht für den Reiter eine Art Schaukelbewegung, die von Anfängern in der Regel als angenehmer empfunden wird als die härtere Trabbewegung. Da man im Galopp einerseits mit etwas Übung angenehm sitzen kann und der Galopp andererseits sehr schwungintensiv ist, wird diese Gangart bevorzugt zum Voltigieren eingesetzt. Beim Galoppieren auf dem Zirkel sind Pferd und Reiter zusätzlich einer starken Zentrifugalkraft ausgesetzt, der sie mit entsprechender Zentripetalkraft entgegenwirken müssen. Dies stellt eine zusätzliche Anforderung an die Gleichgewichtsfähigkeit des Reiters dar.

Der Dreitakt im Galopp beschwingt, hier liegt die Assoziation von Tanzrhythmen, wie z.B. dem Walzer, nahe (vgl. Klüwer 1997a, 10).

Auch die übrigen Sinne werden beim Reiten und beim Umgang mit dem Pferd angesprochen.

Die Bewegungen im Schritt, Trab und Galopp können akustisch im Takt und Rhythmus wahrgenommen werden. Auch die Reaktion und das Verhalten des Pferdes kann akustisch wahrgenommen werden, z.B. durch das Atmen, Schnauben und Wiehern. Mit geschlossenen Augen kann das Richtungshören (z.B. andere Pferde) geschult werden. Der oft als angenehm empfundene Geruch des Pferdes wird wahrgenommen. Pferde reagieren als Herdentiere mit deutlicher Mimik und können so visuell in ihrer ganzen Reaktionsbreite erfahren werden (vgl. Ihm 2004, 44). Im Umfeld lassen sich Tiere und Menschen visuell verfolgen und fixieren.

5.2.2 Koordinative Fähigkeiten

Die Koordination ist das Zusammenwirken von Zentralnervensystem und Skelettmuskulatur innerhalb eines gezielten Bewegungsablaufs (vgl. Hollmann/ Hettinger, 1990). Sie lässt sich durch Übungen im Sinne systematischer Wiederholung verbessern, wobei sich neben der Qualität neuromuskulärer Funktionsabläufe auch der Übungszustand der Muskulatur leistungsbegrenzend auswirkt (vgl. Heipertz 1991, 20f).

Den drei Grundfähigkeiten der Koordination, der motorischen Lernfähigkeit, motorischen Steuerungsfähigkeit und motorischen Umstellungs- und Anpassungsfähigkeit, werden fünf koordinative Grundfähigkeiten zugeordnet. Das Modell von Hirtz (1985) ist derzeit im deutschen Sprachraum am meisten verbreitet. Als Arbeitsgrundlage, insbesondere für den Schul- und den Nachwuchsleistungssport haben sich seine fünf koordinativen Konstrukte erwiesen (vgl. Hirtz, 1985):

Die *räumliche Orientierungsfähigkeit* meint, seinen Körper im richtigen Verhältnis zur Umwelt und Zeit einzuschätzen und die eigenen Bewegungen bezüglich des Raumes und eines Gegenstandes richtig abstimmen zu können. Dies ist eine wichtige Voraussetzung des Reiters, da er nicht nur seine eigenen Bewegungen, sondern auch die seines Pferdes berücksichtigen muss (vgl. Meyners, 1996).

Die *Gleichgewichtsfähigkeit* ist die Fähigkeit, den gesamten Körper im Gleichgewichtszustand zu halten oder während und nach umfangreichen Körperverlagerungen diesen Zustand beizubehalten bzw. wieder herzustellen (vgl. Meinel/ Schnabel 1987, 253). Der Reiter muss seinen Körper auf dem Pferd ständig ausbalancieren, um über dem Schwerpunkt des Pferdes zu bleiben. „Jede Bewegung des Pferdes (...), verschiebt den Schwerpunkt des Pferdes mehr oder weniger. Der Reiter muss seinen Schwerpunkt möglichst immer in Übereinstimmung mit dem Pferd bringen oder halten, d.h. er muss balancieren." (Müseler 1981, 36). Der Reiter kann sich so mit möglichst geringem Kraftaufwand in jeder Phase rhythmisch mit dem Pferd bewegen.

Die *Rhythmusfähigkeit* beschreibt die Fähigkeit, einen von außen vorgegebenen Rhythmus zu erfassen und motorisch zu reproduzieren sowie den „verinnerlichten", in der eigenen Vorstellung existierenden Rhythmus einer Bewegung in der eigenen Bewegungstätigkeit zu realisieren (vgl. Meinel/ Schnabel 1987, 255). Die Rhythmusfähigkeit ist ein zentraler Faktor beim Reiten; der Takt ist der erste Punkt der klassischen Ausbildungsskala des Pferdes. Der Reiter kann das Gleichmaß der Pferdebewegung nur mit einem guten Rhythmusgefühl erkennen und somit zeitlich korrekt einwirken. Ein gut ausgebildetes Therapiepferd verfügt über gleichmäßige Bewegungen, nimmt den Reiter in seinem Takt mit und schult über dessen Rhythmusgefühl.

Der *kinästhetischen Differenzierungsfähigkeit* liegt der kinästhetische Analysator zugrunde, dessen Rezeptoren sich in Muskeln, Sehnen, Gelenken und Bändern befinden. Sie registrieren Muskelspannung, Muskellängenveränderung, Stellung, Richtung, Beschleunigung und Geschwindigkeit von Körperteilen. Je differenzierter der kinästhetische Analysator des Reiters funktioniert, desto leichter kann er kleinste Veränderungen seines Pferdes registrieren und entsprechend reagieren (vgl. Meyners 1985, 59).

Die *Reaktionsfähigkeit* benötigt der Reiter, um sich entsprechend schnell auf veränderte Situationen einzustellen. Da es sich beim Reiten um einen Sport mit einem lebenden Partner handelt, können solche Situationen häufig auftreten. Vor allem die zeitlich korrekte Hilfengebung entscheidet über den Erfolg beim Reiten einer Lektion. (vgl. Stackelberg 1989, 41ff).

Meyners (1985) fasst die koordinativen Grundlagen für das Reiten folgendermaßen zusammen: Eine bestimmte Qualität von koordinativen Fähigkeiten ist Voraussetzung für die Ausbildung von Fertigkeiten (Reitlektionen). Die Ausbildung dieser Fertigkeiten führt wiederum zur Verbesserung des Niveaus koordinativer Fähigkeiten. Neben allgemeinen koordinativen Fähigkeiten wie motorischer Lernfähigkeit, motorischer Steuerungsfähigkeit und situativer Anpassungs- und Umstellungsfähigkeit sind für den Reiter nach Meyners vor allem drei der fünf koordinativen Fähigkeiten interessant: die Gleichgewichtsfähigkeit, die Rhythmusfähigkeit und die muskuläre Unterscheidungsfähigkeit.

Je differenzierter der kinästhetische Analysator des Reiters funktioniert, desto leichter kann er auch kleinste Veränderungen seines Pferdes registrieren und entsprechend reagieren (vgl. Meyners 1985, 59). Erst diese Fähigkeit ermöglicht dem Reiter einen genauen und zweckmäßigen Einsatz seiner Muskulatur.

Die Rhythmusfähigkeit ist ein unerlässlicher Faktor beim Reiten, denn der Takt ist der erste Punkt der Ausbildung eines nach klassischen Grundsätzen (diese Grundsätze sind Jahrhunderte alt) ausgebildeten Pferdes, wobei diese Guenière (1733) in seiner „Reitschule" aufgeführt hat. Der Reiter kann nur mit einer guten Rhythmusfähigkeit das Gleichmaß der Bewegungen des Pferdes erkennen, um so in die Bewegungen des Pferdes einzugehen und zeitlich korrekt einzuwirken (vgl. Stackelberg 1989, 41ff). Ohne diese Fähigkeit ist es dem Reiter nicht möglich, den geforderten Takt des Pferdes positiv zu beeinflussen.

Die Grundform der körperlichen Tätigkeit „Reiten" definiert sich als Sitzen zu Pferde in den Grundgangarten Schritt, Trab und Galopp in Form des Vollsitzes oder als Leichtsitz. Der Reiter sitzt so, dass sein Schwerpunkt senkrecht über dem Schwerpunkt des Pferdes liegt (vgl. Deutsche Reiterliche Vereinigung 1994, 51). Sich in jeder Gangart und Bewegungsrichtung aufrecht zu halten, die Balance und das Gleichgewicht zu bewahren, ist das Ziel jedes Reiters. Ohne Balance würde der Reiter vom Pferd fallen oder müsste sich mit Kraft festhalten. Das Gleichgewichtsgefühl und die Koordination der aufrechten Haltung sind somit Grundvoraussetzungen für jeden Reiter (vgl. Buch 1997, 13f).

„Jede Bewegung des Pferdes, jedes Seitwärtsbiegen links oder rechts, verschiebt den Schwerpunkt des Reiters mehr oder weniger. Der Reiter muss seinen Schwerpunkt möglichst immer in Übereinstimmung mit dem Pferd bringen oder halten, d.h. er muss balancieren." (Müseler 1981, 36)

5.2.3 Haltung

Wie bereits erwähnt, muss der Reiter seine eigene Position wahrnehmen, um nicht vom Pferd zu fallen. Die Bewegungsimpulse stimulieren über das Einschwingen des Beckens die Rumpfaufrichtung durch Streckung der Wirbelsäule. Die mehrdimensionalen raschen Schwingungsimpulse im Rhythmus der Pferdebewegung wirken sich normalisierend auf den Muskeltonus aus (vgl. Strauss 2000, 24). Die direkten Reaktionen des Pferdes erleichtern die andauernde Tonusregulation, die für einen ruhigen Sitz auf dem Pferd nötig ist. Das Balancieren der Wirbelsäule auf dem dreidimensional bewegten Becken beim Reiten gelingt umso besser, je gerader die Wirbelsäule sich aufrichten lässt. In dieser Haltung sind optimale Gleichgewichtsreaktionen möglich (vgl. Strauss 1991, 16).

Um eine Haltungsstabilität zu erreichen, muss der Reiter das richtige Maß zwischen passivem Sich-bewegen-lassen und aktivem Sich-der-Bewegung-und-dem-Rhythmus-anpassen finden. Reitsportlich ausgedrückt: der Reiter muss in die Bewegung eingehen oder in der Bewegung sein. Nur so findet er zur „Losgelassenheit", die in der Reiterei ein harmonisches, entspanntes Zusammenspiel der Muskulatur in schwingender taktmäßiger Bewegung beschreibt.

Verschiedene Autoren gehen auf die wichtige Verbindung von Körper und Geist beim Reiten ein und verdeutlichen dies anhand der Haltung auf dem Pferderücken. Swift (1993) stellt ein Konzept vor, das die körperlich emotionale Ganzheit beim Reiten verdeutlicht und durch das beim Reiten sowohl äußere als auch innere Balance hergestellt werden kann (vgl. Swift 1993,12f). Baum (1986) vertritt die Ansicht, dass Haltung auf dem Pferd nicht nur ein physiologisches, sondern auch ein psychologisches Phänomen ist, wobei die Körperhaltung eine innere Einstellung widerspiegelt. Klüwer stellt die Verbindung zwischen Haltung und Körperwahrnehmung heraus: „Indem der Reiter/Patient seine eigene innere Balance aufrichtet, korrigiert er nicht nur seine körperliche Haltung, sondern er gewinnt (...) eine bessere Wahrnehmung seines Körpers im Sinne des Körperschemas (Klüwer 1989, 7).

5.2.4 Entspannung

Riedel (2005) stellte in ihrer Untersuchung mit insgesamt 30 ADHS Kindern, von denen 18 an einem 15-wöchigen Koordinations- und Ausdauertraining mit dem Pferd teilnahmen eine messbare Änderung der Aktivität des vegetativen Nervensystems fest, welche sich bei ADHS Kindern in einem ruhigeren Verhalten äußerte. Aufschluss über die Aktivität des vegetativen Nervensystems gab der Noradrenalin/Adrenalin-Quotient der Kinder. Otterstedt führt in ihrem Beitrag die Senkung der Herzfrequenz und eine puls- und keislaufstabilisierende Wirkung durch die reine Präsenz oder das Streicheln von Tieren an (vgl. Otterstedt, 2003).

5.2.5 Ausdauer

Die Auswirkungen des Heilpädagogischen Voltigierens und Reitens auf die Ausdauerleistungsfähigkeit sollten kritisch betrachtet werden. Eine Verbesserung der Herz-Kreislauftätigkeit und der Atmung ist in großem Maße abhängig von der Durchführung verschiedener Laufspiele und Übungen am Pferd bzw. beim Voltigieren. Riedel hat hier kürzlich eine Studie vorgestellt, in der Kinder mit ADHS ihre Ausdauerleistungsfähigkeit durch zweimal wöchentlich durchgeführtes Heilpädagogisches Voltigieren verbessern konnten. Sie unterstreicht jedoch die besondere Methodik ihrer Fördereinheiten, in die ein spezielles Ausdauertraining integriert wurde (vgl. Riedel, 2005; Kapitel 5.1).

Dem Reitsport wird insgesamt zwar eine positive Wirkung auf die Muskulatur, jedoch nur eine relativ geringe Herz-Kreislauf-Belastung für den Reiter zugeschrieben (vgl. Hollmann/ Hettinger, 1990; Rost, 1997). Das Reiten wird als eine überwiegend statische, allgemeine aerobe Langzeitbelastung beschrieben (vgl. Heipertz-Hengst, 1996).

5.3 Förderung auf sozial-emotionaler Ebene

Neben den verschiedenen Möglichkeiten durch die Stimuli des Pferdes spricht das Pferd den Menschen emotional an und kann als Verhaltensregulativ auftreten.

5.3.1 Vertrauensaufbau

Das Pferd ist zu Beginn der Förderung eine besondere Möglichkeit, Kontakt zu den Kindern aufzunehmen. Es bietet so vielfältige Möglichkeiten: beobachten, pflegen, füttern, reiten, misten – das alles macht Pferde begehrt. Das Pferd als großes, schönes Tier weckt häufig das Interesse der Kinder und Jugendlichen und ist meistens durch keine negativen Erfahrungen vorbelastet. So kann zunächst das Pferd im Vordergrund der Beziehungsaufnahme stehen und nicht der Therapeut. Schnell ist ein Gesprächseinstieg über Name, Alter und Eigenschaften des Pferdes gefunden, wodurch das Pferd als Eisbrecher für den Einstieg in die Therapie bezeichnet werden kann.

Der Aufforderungscharakter des Pferdes kann mit dessen Fähigkeit beschrieben werden, verschiedene Grundbedürfnisse des Menschen im körperlichen und sozialen Bereich zu befriedigen. Hierzu gehören u.a. gesellschaftlich bedingte Bedürfnisse, das Bedürfnis nach Gefühlszuwendung und Bewegung. Anfänglich überwundene Ängste werden mit dem Erlebnis, getragen zu werden, belohnt.

Dabei verhalten sich Pferde im Umgang mit Menschen in der Regel zunächst zurückhaltend, sodass das Vertrauen des Pferdes erst erworben und aufgebaut werden muss.

Dies kommt Kindern mit Verhaltensauffälligkeiten, einem unsicheren Selbstwert, sehr entgegen. Das Pferd empfängt das Kind, lässt ihm Zeit anzukommen und stellt, ohne dass das Kind dies als einengend erlebt, den klaren Rahmen für künftige Tätigkeiten. Die Therapeutin hat hier die Chance, sich aus dem Beziehungsgefüge zurückzuziehen und sich auf vermittelnde, kompetenzstärkende Interaktionen zu beschränken, z.B. durch Vorzeigen, so tritt der Pädagoge eher in die Rolle eines Helfers als eines Lehrers. Auf diese Weise kann Selbstvertrauen aufgebaut werden, indem das Kind bspw. lernt, ein Pferd selbstständig zu führen. Der Therapeut tritt als Vermittler auf und kann die Beziehung sachlich (vgl. Kapitel 5.4) gestalten.

Eine gestörte Persönlichkeitsentwicklung bedeutet oft Verunsicherung bzw. das Fehlen von Selbstsicherheit. In unterschiedlichen Lebensbereichen haben sich infolge negativer Erfahrungen Vorurteile gebildet, die häufig das Verhalten der Kinder beeinflussen. Sie werden zum Teil von ihren Mitmenschen gemieden belächelt und nicht voll akzeptiert. Dadurch ist ihr Vertrauen in ihre Umwelt stark erschüttert, aber nur durch Vertrauen lässt sich Selbstsicherheit wieder aufbauen. Diese Kinder müssen lernen, sich mit ihren Stärken und Schwächen anzunehmen. Dabei ist es wichtig, dass dem Kind sein Verhalten bewusst ist, um anhaltende Verhaltensmodifikationen einzuleiten (vgl. Burgdorf 1995, 27f).

Eine weitere Möglichkeit des Pferdes, Vertrauen aufzubauen, ist sein Verhalten als Herdentier, denn das Verhalten des Pferdes ist immer echt. Seine Reaktionen erfolgen direkt und eindeutig auf bestimmte Verhaltensweisen. Die Kinder können durch das echte Reagieren des Pferdes ein ehrliches Feedback erhalten und so neues Vertrauen aufbauen (vgl. Ihm 2004, 42).

Verhaltensauffällige Kinder „ecken" mit ihrem Verhalten oft an, mit dem Pferd können sie die wichtige Erfahrung machen, dass sie nicht immer auf negative Reaktionen stoßen. Pferde reagieren verlässlich und zeigen Stimmungsveränderungen durch verschiedene Bewegungen.

„Für Menschen, die im zwischenmenschlichen Bereich starke Kränkungen und Enttäuschungen erlitten haben, bedeutet das eine enorme Chance. Über die Vertrauensbildung zum Pferd und über das Pferd zum Übungsleiter ist es möglich, eine verschüttete Kontaktbereitschaft wieder zu aktivieren." (Klüwer 1995, 77)

Verhaltensgestörte Kinder sind oft stark verunsichert und überdecken dies durch Aggression oder Resignation. Ängste überwinden und Selbstsicherheit erlangen geschieht durch einen scheinbar „paradoxen Umkehrakt": Man muss das Pferd beruhigen, ihm seinen Fluchtimpuls nehmen, um selbst sicher zu werden. Diese Erfahrung, dass man als kleiner Mensch ein so großes Tier beschwichtigen und ihm Angst nehmen muss, „ist eine Grunderfahrung, die (...) nicht hoch genug veranschlagt werden kann." (Greiffenhagen 1991, 153) Nachdem das Grundvertrauen aufgebaut ist, kann der Partner mehr Beachtung finden, das kann zunächst das Pferd und später die Gruppenteilnehmer sein.

5.3.2 Selbstkonzept

Das Gefühl zu erleben, von einem Geschöpf vollkommene Akzeptanz als Individuum zu erhalten, ist ausschlaggebend für ein gehobenes Selbstwertgefühl. Beim Reiten erfahren die Kinder eine Steigerung ihres Selbstwertgefühls direkt nach vollbrachter Leistung: durch Selbstüberwindung, durch positive Verstärkung und Gewinnen von Zutrauen in die eigenen Fähigkeiten.
Erfolg oder Misserfolg des eigenen Handelns sind an den Reaktionen des Pferdes für die Kinder direkt erkennbar.
Hierzu gehört auch das Erlernen richtiger Selbsteinschätzung. Verhaltensauffällige Kinder weisen oft eine mehr oder minder stark ausgeprägte Fehleinschätzung ihrer Fähigkeiten auf. Dies sind auf der einen Seite Kinder, die ihre eigenen Fähigkeiten und Leistungsmöglichkeiten absolut verneinen und deren Vertrauen zu sich selbst auf ein Minimum geschrumpft ist. Kröger sieht aber auch für Kinder, die ihr Potenzial wegen Unterschätzung erst gar nicht zum Einsatz bringen, die Chance eine Verhaltensänderung im Sinne realistischer Selbsteinschätzung zu erreichen: Solche Kinder

erfahren unmittelbar Selbstbestätigung, „wenn beim Heilpädagogischen Reiten und Voltigieren die Prinzipien der kleinsten Schritte und das der positiven Verstärkung richtig zum Einsatz kommen." (Kröger 1997, 84) Auf der anderen Seite stehen Kinder mit übertrieben angegebenem Leistungsvermögen. In der Gruppe muss dies dann oft unter Beweis gestellt werden und findet bei den Übungen auf dem Pferd seine Korrektur.

Reiten und der Umgang mit dem Pferd machen ein Einstellen auf den Partner zwingend notwendig. Um Einigkeit mit dem Partner zu erreichen, sind Selbstorientierung und Selbstkorrektur erforderlich, eigene Grenzen werden so sichtbar (vgl. Grebing, 1990). Durch die unmittelbare Selbsterfahrung im Umgang mit und auf dem Pferd lernt der Schüler, sich selbst richtig einzuschätzen und sich für das Gelingen einer Übung anzustrengen, was ihm Selbstsicherheit und Selbstvertrauen verschafft, die Ich-Identität und eine Erhöhung der Frustrationstoleranz fördert (vgl. Klüwer 1995, 75). Durch ein positives Selbstwertgefühl kann auch das Sozialverhalten positiver gestaltet werden. Kontaktaufnahme und Partnerübungen werden möglich. Erst durch die intensive Schulung des Körperschemas können viele Kinder auch die Kontaktaufnahme zu anderen Kindern ertragen und Partnerübungen durchführen (vgl. Hauser, 1995).

5.3.3 Soziale Kompetenz

Das gemeinsame Interesse am und die gemeinsame Beschäftigung mit dem Pferd verbindet die Gruppe und nimmt beim Heilpädagogischen Voltigieren und Reiten mit psychomotorisch auffälligen Kindern und Jugendlichen eine zentrale Stellung ein. Die mit dem Pferd erlebten Situationen und Bewegungen fördern das Zusammengehörigkeitsgefühl und stellen Übungssituationen für die Integration der Kinder im Alltag dar.

„Das Medium Pferd ist hier gemeinsamer Fokus und Erfahrungshintergrund, auf dem individuelle Erlebnisse und Gefühle für andere nachvollziehbar, vermittelbar und vergleichbar sind, sowie auch Anreiz für gemeinsames Tun." (Papke 1997, 126)

„Damit eine Gruppe Bestand hat, müssen deren Mitglieder gegenseitige Antipathien möglichst schnell durch positive Erfahrungen im Miteinander abbauen." (Gäng 1994, 116). Mit Partnerübungen auf dem Pferd können oft bestehende Antipathien überwunden werden. Das gegenseitige Widerstreben hat auf dem Pferderücken einfach keinen Platz, weil sich dann beide Reiter in Absturzgefahr bringen würden. Sogar Stöße in den Rücken von den Knien des anderen werden ertragen, wenn der Partner noch nicht sicher stehen kann, und es folgt Freude auf beiden Seiten, weil man gemeinsam etwas geschafft hat (vgl. Gäng, 1994). Somit ist Einfühlungsvermögen, Rücksichtnahme, Kontakt und Kommunikation mit den Gruppenteilnehmern nötig, um individuell und gemeinsam Erfolg zu haben. Auch Kritikfähigkeit und Selbstbehauptung kann bei gemeinsamen Tätigkeiten mit dem Pferd geübt werden, indem z.B. das Hufeauskratzen nach dem Reiten unter den Kindern aufgeteilt wird. Scheidhacker beschreibt eine regulierende Wirkung des Pferdes von Nähe und Distanz, indem es „dazwischen" bleibt und gleichzeitig gemeinsames Thema ist (vgl. Scheidhacker, 1996).

Vielen Kindern fällt es schwer, ihre eigenen Interessen denen anderer unterzuordnen, selbst zurückzustecken, sich anzupassen. Pferde verfügen über eine hohe Sensibilität für Ausdruckssignale, sodass sie häufig in der Lage sind, Angst, Unruhe, Ungeduld zu spiegeln. Die Auswirkungen des eigenen Verhaltens sind damit am Verhalten des Pferdes unmittelbar zu erkennen. Indem das Pferd das Verhalten einer Gruppe spiegelt, hat der Pädagoge die Möglichkeit, den Kindern das eigene Verhalten und dessen Wirkung auf andere bewusst zu machen. Anschließend kann gemeinsam überlegt werden, wie man sich in Zukunft besser verhält, wenn bspw. das Pferd auf Unruhe beim Putzen ausweichend reagiert hat.

Hierbei ist es von Vorteil, dass das Pferd als neutraler Partner mit seinem artspezifischen Verhalten akzeptiert wird. Mit dieser Akzeptanz wird es möglich, das eigene Verhalten auf das des Pferdes abzustimmen (vgl. Klüwer 1995, 77).

Die Reaktion wird so nicht als sanktionierende Maßnahme erlebt, denn beim Reiten gibt es klare Regeln durch Vorlieben/ Abneigungen des Pferdes. Diese durch das Pferd gegebenen eindeutigen Regeln müssen vom Pädagogen nicht untermauert werden. Dies hilft den Kindern, die Regeln anzunehmen und sie nicht als Angriff zu erleben. Indem das Pferd mit seinem artspezifischen Verhalten akzeptiert wird, wird es auch möglich, sich auf das Pferd als Partner einzustellen, denn das Feedback und damit die Korrektur die vom Pferd ausgeht, wird von den Kindern leichter angenommen (vgl. Kröger, 1977). „Die Auseinandersetzung mit den individuellen Eigenschaften des Pferdes fördert die Fähigkeit, andere Personen verstehen zu lernen und sich in eindeutiger Weise verständlich zu machen." (Ihm 2004, 41) Partnerübungen oder das gemeinsame Vorbereiten des Pferdes zum Reiten sind in kooperativer Zusammenarbeit besser zu bewältigen. So können Pferde als „gemeinsames Drittes" die Anbahnung von Sozialkontakten, Kommunikation und Kooperation unter den Kindern fördern und Erfahrungen befriedigender sozialer Integration unterstützen (vgl. Papke 1997, 119).

Zu dem Einfühlen in die Eigenarten des Pferdes kommt das Einstellen auf seine Bewegung. Das Sitzen auf dem Pferd erfordert ein hohes Maß an Vertrauen und die Fähigkeit, sich auf ein Lebewesen einzulassen. Denn ein sicherer Sitz auf dem Pferd ist nur möglich, wenn sich der Reiter auf das Pferd einlässt und sich auf die Bewegung des Pferdes einstellt.

Nach Scheidhacker (1996, 45) werden durch das erforderliche losgelassene und vertrauensvolle Mitschwingen positive, lebensbejahende Gefühle spürbar. Im Umgang mit dem Pferd können die Kinder positiv sozial aktiv werden, indem sie bspw. eine helfende Rolle einnehmen und Verantwortung übernehmen. Selbstvertrauen wird gewonnen, wenn ein Pony alleine geführt werden kann oder die Hufe selbstständig ausgekratzt werden können. Kinder lernen so sich in der Gruppe für die Bedürfnisse des Pferdes einzusetzen.

In der Reitstunde kann ganz konkret Verantwortung an die Kinder übertragen werden. Zum Beispiel kann der Trensendienst eingeteilt werden, der dafür verantwortlich ist, das Gebiss der Trense nach der Reitstunde gewaschen wieder an seinen Platz zu hängen. Die Gruppe achtet gemeinsam auf den sachgemäßen Umgang mit dem Pferd, auf die Einhaltung der Reihenfolge beim Reiten, damit die Stunde reibungslos abläuft.

Die Fähigkeit mit anderen Menschen mitfühlen zu können, sich in ihre Lage zu versetzen und seine Mitmenschen verstehen zu können ist eine weitere grundlegende Fähigkeit um sich sozial kompetent zu verhalten. Empathie für ein Tier bzw. ein

Pferd zu zeigen, fällt vielen Kindern aufgrund ihrer Vorerfahrungen und Vorverurteilungen oft leichter und bietet so ein Übungsfeld um erste Empathiefähigkeiten zu entwickeln, die später auch auf Mitmenschen übertragen werden können.

5.3.4 Authentizität

Pferde spiegeln das Verhalten eines Menschen und reagieren auf dessen reales Verhalten. Aufgrund ihrer hohen Sensibilität für unsere Mimik, Gestik, unsere Körperhaltung und den Klang unserer Stimme erkennen sie fehlende Übereinstimmungen in unserer Kommunikation und reagieren entsprechend. Durch dieses Feedback des Pferdes wird die Reflektion des eigenen Verhaltens erleichtert und erlaubt eine Integration des eigenen Verhaltens und der eigenen Emotionen (vgl. hierzu auch Kapitel 3.5.2.1).

5.3.5 Soziale Unterstützung

Emotional bedeutsame Beziehungen zu Tieren können ein Gefühl der Sicherheit, der gefühlten emotionalen Unterstützung und der Zuverlässigkeit in Beziehung zum Tier zeigen (vgl. Beetz, 2003). Im Heilpädagogischen Voltigieren und Reiten kann die Beziehung zum Pferd als Grundlage zur Bildung neuer internaler Arbeitsmodelle über Beziehungen zu anderen Menschen dienen. Hier kann bei Kindern mit psychomotorischen Auffälligkeiten der Beziehungsaufbau zu einem zuverlässigen Therapiepferd zunächst leichter sein, als die direkte Veränderung der internalen Arbeitsmodelle von Beziehungen zu anderen Menschen. Pferde akzeptieren Menschen ohne Vorurteile und ohne Bedingungen, sie sind den Kindern gegenüber wohlwollend, auch wenn das Kind gerade Probleme hat; dies spüren Kinder und suchen Tiere besonders dann auf, wenn sie ein Problem haben (vgl. Bachmann, 1975).

5.4 Förderung auf kognitiver Ebene

Die besondere Rolle des Pferdes in der Psychomotorik liegt nicht allein in seinem besonderen Aufforderungscharakter, der zu experimentierender oder vorausdenkender Lösungsfindung motiviert. Spezielle Übungen im kognitiven Bereich lassen den Schüler Begriffe von Räumlichkeit und Zuordnungen durch Bewegung und zusätzlichen Einsatz von Bällen, Ringen und anderen Gegenständen spielerisch erfahrbar machen. Das Erlernte kann auf dem Pferd direkt umgesetzt und aktiv angewendet werden. Die verfügbaren Bewegungsmuster werden durch Abwandlungen immer wieder an die neuen Erfordernisse angepasst und weiterentwickelt.

5.4.1 Kommunikation

Bewegung ist eine der grundlegenden Kommunikationsmöglichkeiten des Menschen. Beim Reiten entsteht aus dem Bewegungsdialog ein Beziehungsdialog. Die Kinder stehen zum Beispiel bei jedem Galoppsprung im Bewegungsdialog mit dem Pferd.

Jeder Galoppsprung, jeder Schritt ist anders, mal kürzer oder länger, eher rechts oder links. Anfangs steht der Bewegungsdialog natürlich im Vordergrund - um nicht herunterzufallen. Nach und nach lernen die Kinder das Pferd als Partner kennen, mit eigenen Bedürfnissen, die respektiert werden müssen, will man gemeinsam zu einem Ergebnis kommen. Es galoppiert heute besonders schnell, weil es gestern nicht geritten wurde, heute geht es dem Pferd nicht so gut, der Hufschmied hat zu viel Huf abgeschnitten, darum müssen wir heute ein anderes für die Reitstunde nehmen. Wenn ich mich schwer hinsetze, galoppiert es langsamer, mit meiner ruhigen Stimme kann ich es beruhigen, schreie ich auf seinem Rücken, erschreckt es sich vielleicht. Dabei erfahren sich die Kinder auch selbst. Auch sie haben mal einen schlechten Tag, sind wütend auf einen Mitschüler, das spürt das Pferd und reagiert. So erleben sie ihren Körper als Ausdruck ihrer Befindlichkeit.

Vom Pferd getragen zu werden, vermittelt auch das Gefühl von Geborgenheit und Vertrauen. Mit der Bewegungs- und Erfahrungssituation auf dem Pferderücken lässt sich an frühe prae-verbale „coenästhetische" (gemeinsam/ganzheitlich wahrgenommene) Erfahrungen des Säuglings im Bewegungsdialog mit der Mutter anknüpfen. Während des Reitens findet ein ähnlicher Dialog zwischen Mensch und Pferd statt. Hierbei wird die coenästhetische Wahrnehmung als Voraussetzung für einen sicheren und harmonischen Sitz in der (Pferde-)Bewegung gefördert.

Beim Reiten verständigen sich Reiter und Pferd durch Signale. Der Reiter übermittelt dem Pferd Gewichts-, Schenkel- und Zügelhilfen, und das Pferd reagiert. Swift vergleicht diesen Bewegungsdialog mit dem eines Tanzpaares, das über körperliche Aufforderungen und Antworten kommuniziert und zu einer gemeinsamen harmonischen Bewegung findet (vgl. Swift, 1993).

Pferde gehen offen auf den Menschen zu und sind nicht nachtragend, wenn diese Kontaktbereitschaft nicht gleich erwidert wird. So können die Kinder selbst entscheiden, wie viel Kontakt sie zulassen. Im Umgang mit dem Pferd erfordern Tätigkeiten wie das Putzen, Satteln oder Führen das Pferd auch zu berühren und helfen so, Berührungsängste abzubauen und in Kontakt zu treten.

Im Gegensatz zum Körperkontakt zwischen Pferd und Kind wird eine vergleichbare körperliche Nähe auf menschlicher Ebene als sehr intim gewertet. So kann das Pferd Kindern die Möglichkeit bieten, Nähe und Zuneigung zu erfahren, die mit einem anderen Kind oder Erwachsenen nicht möglich wäre. Wie in Kapitel 5.2.1 (Vertrauen aufbauen) beschrieben, kann das Pferd durch angenehm erlebten Körperkontakt (beim Reiten, Putzen) der Eisbrecher für den Einstieg in die Kommunikation mit dem Therapeuten sein.

„Ohne Zweifel können diese Erfahrungen im HPR einen tiefen Einfluss im Gesamt der psychiatrischen und psychotherapeutischen Behandlungen haben und verschüttete Möglichkeiten des Kontakts und der Kommunikation wiederbeleben, die in der heilpädagogischen Anwendung die psychomotorische Entwicklung fördern." (Klüwer 1989, 8) „Durch die immer wieder wechselnden natürlichen Reaktionen des Pferdes auf unterschiedlichste Situationen lernen die Kinder auch in schwierigen Situationen neue Lösungsstrategien. Daraus können sie lernen, ihre eigenen Interessen angemessen, weder übertrieben noch zurückhaltend, zu äußern und mit anderen Kindern abzustimmen." (Ihm 2004, 42) „Der Kontakt zum Pferd setzt die Bereitschaft, mit dem Lebewesen in Kontakt treten zu wollen, voraus. Die Auseinandersetzung mit den individuellen Eigenschaften des Pferdes fördert die Fähigkeit, andere Personen verstehen zu lernen und sich in eindeutiger Weise verständlich zu machen." (Ihm 2004,

41) Durch die Dreieckskommunikation können Probleme leichter angegangen werden und innere Barrieren der Kinder überwunden werden, da sich das Pferd als völlig neuer Kommunikationspartner im nonverbalen Bereich darstellt. Das Voltigieren ist durch das Zusammenwirken von Sprache und Wahrnehmung auch ein Sprachtraining. Verbale Anweisungen des Pädagogen müssen von den Kindern in adäquate Handlungen umgesetzt werden. Wahrnehmung und Handeln müssen kognitivsprachlich verknüpft und gesteuert werden (vgl. Kaune 1983, 438). Zur Aktivierung der kognitiven Lernprozesse wird der Reiter immer wieder aufgefordert, die neuen Bewegungen und Gefühle zu beschreiben. Dazu gehört die Verbalisierung von Lagebezeichnungen wie oben, unten etc., Eigenschaften wie weich, hart etc. und abstrakten Dingen wie Gefühlen. Hinzu kommen reitsportspezifische Begriffe, die den Wortschatz erweitern (vgl. Luhmann, 1995).

5.4.2 Aufmerksamkeit

Aufgrund der hohen Motivation, die der Umgang mit dem Pferd auslöst, lassen sich Aufmerksamkeitsdauer und -intensität gezielt fördern, z.B. in dem eine bestimmte Übung auf dem Pferderücken immer detaillierter ausgeführt wird.

„Das Geschehen auf dem Pferd hat unzweifelhaften Realitätscharakter und lässt wegen der Gefahr des Abrutschens kein weites Abschweifen der Fantasie zu. So wird eine aufmerksame Konzentration geübt, die dann auf andere Handlungen übertragen werden kann." (Klüwer 1994, 76)

Körperteile und Zubehör des Pferdes werden von den Kindern benannt, ebenso wie Namen verschiedener Übungen, die in den Stunden erinnert werden. Somit wird die Merkfähigkeit und Konzentration der Kinder geschult (vgl. Kaune, 1995).

5.4.3 Aktivierung

Die direkten Erfolgserlebnisse im Umgang mit dem Pferd motivieren stark zu neuen Anstrengungen. Das Feedback erleben die Kinder direkt vom lebendigen Tier ausgehend, ohne das ein Erwachsener eingreifen muss. Kinder, die in anderen Kontexten Leistungsanforderungen eher vermeiden, entwickeln durch das Tier eine höhere Lernbereitschaft. Der Umgang mit Pferden und das Reiten und Voltigieren stellen umfassende Lernvorgänge dar, in denen sachliche und soziale Kompetenzen erworben und neue praktische Erfahrungen gesammelt werden können (vgl. Gäng, 1994; Kröger, 1997).

Meyners (1996, 114) stellt drei Methoden des Reiten-Lernens dar. Dabei geht er von der Grundannahme aus, dass Reiten ein Dialog zwischen Reiter und Pferd ist. Mit der Methode des spontanen Lernen ist das spontane, unmittelbare und problemlose Eingehen des Kindes auf das Pferd gemeint, wie bspw. das spielerische Umgehen der Kinder mit Ponys. Hier können Grunderfahrungen des „Spürens und Bewirkens" (Meyners, 1996) gesammelt werden, weil Bewegungen des Reiters vom Pferd direkt beantwortet werden. Selbstständiges spielerisches Ausprobieren erleichtert das Erkennen von Ursache und Wirkung im Verhalten der Pferde. Aufgrund des unmittelbaren Feedbacks des Pferdes kann das Kind unabhängig vom Erwachsenen Erfolgserlebnisse erfahren. Die Methode des Lernens von Absichten ist wie das Lernen durch Nachahmung gemeint. Meyners bezieht dies allerdings nicht auf das Nachahmen der Form, sondern auf das Nachahmen der Absicht, d.h. nicht eine ideale Bewegungsform, sondern die Verwirklichung eines bestimmten Zwecks steht im Vordergrund. Das durch diese zweite Methode erreichte Einheitserlebnis von Reiter und Situation ermöglicht dem Reiter, erfinderisch und schöpferisch tätig zu werden. Die Methode des Erfindens basiert auf der Beherrschung des Pferdes und beschäftigt sich mit der selbstständigen Entwicklung von Lektionen und deren Bewältigung. Durch diese Lernformen kann auch im Umgang mit dem Pferd Verantwortung an die Kinder übertragen werden, indem z.b. verschiedene Aufgaben fest an bestimmte Kinder verteilt werden. Dies kann vom Säubern der Trense bis zum Füttern des Pferdes nach der Reitstunde reichen.

Das Lernen im Stall hat immer direkten Realitäts- und Handlungsbezug und motiviert durch die Bedürfnisse und direkten Reaktionen des Pferdes.
Im komplexen Umfeld des Pferdes sind darüber hinaus viele Möglichkeiten gegeben, das Pferd nicht als „Sportgerät", sondern als Lebewesen in seinem natürlichen Umfeld zu verstehen. Hierzu gehören neben der Pflege und dem Versorgen bspw. die Gewinnung von Heu und Stroh.

5.4.4 Handlungsplanung

Auf die verschiedenen handlungstheoretischen Ansätze einzugehen, würde an dieser Stelle zu weit führen. Jedoch beschreibt der Grundgedanke, dass eine zielgerichtete Aktivität, die vorher durchdacht und während des Handlungsablaufs erinnert wird, einen Prozess, der beim Reiten und Vorbereiten geschult werden kann. Viele Kinder mit psychomotorischen Auffälligkeiten laufen begeistert los, um das Pferd aus dem Stall zu holen, ohne jedoch vorher Halfter und Strick organisiert zu haben.

„Der Reiter hat gleichzeitig eine Vielzahl von Zielen zu verfolgen. Er muss sich, sein Pferd und die Umweltbedingungen mit einbeziehen." (Meyners 2000, 48).

5.4.5 Übertragungsfähigkeit

„Nach den lerntheoretischen Gesetzmäßigkeiten erhöht die Verstärkung eines Verhaltens nicht nur die Wahrscheinlichkeit der Wiederholung dieses Verhaltens in der gleichen Situation, sondern auch in ähnlich strukturierten Situationen. Das Erlebnis, einen angsterzeugenden Reiz nicht vermieden, sondern ihn erfolgreich bewältigt zu haben, erhöht die Wahrscheinlichkeit, dass der Schüler auch andere angsterzeugende Situationen nicht mehr meidet. Das Erlebnis eines Lernerfolgs verstärkt sowohl das Verhalten in der betreffenden Übung als auch die Lernbereitschaft gegenüber ähnlichen Situationen des Alltagslebens." (Kaune 1995, 55f)
Scheidhacker (1996) beschreibt, dass die Deutung der Eigenschaften des Pferdes vom Kind die selbst gelebten Eigenschaften und das Selbstbild des Patienten spiegeln. Die individuelle Deutung des Geschehens bei Pferden und der jeweilige Zugang enthält als Übertragung der persönlichen Erfahrungen und Erwartungshaltung des Kindes auf das therapeutische Setting wichtige differenzialdiagnostische Informationen und eröffnet dem Therapeuten einen verständnisvollen Zugang zu den in-

dividuellen Gefühlen und Entwicklungsbedürfnissen. Sorgen, Wünsche, Konflikte, Ängste, etc. sowie die Wahrnehmung von Beziehungsmustern des Kindes können thematisch aufgegriffen werden.

5.5 Zwischenfazit: Betrachtung der Förderungsmöglichkeiten im Heilpädagogischen Voltigieren und Reiten als Symbiose bewegungsorientierter und tiergestützter Förderung für Kinder mit psychomotorischen Auffälligkeiten

Zusammenfassend können aus den vorangegangenen Überlegungen zum Heilpädagogischen Voltigieren und Reiten und den Ausführungen zu psychomotorischen Auffälligkeiten im Grundschulalter die besonderen Möglichkeiten des Pferdes als Medium in der Therapie dargestellt werden. Als Erklärungsansätze für die unterschiedlichen Wirkungen können Überlegungen aus der Psychomotorik und der tiergestützten Therapie herangezogen werden. Auffälligkeiten in den einzelnen (Förder-) bereichen engen den Handlungs- und Bewegungsraum des Kindes ein und hemmen es in seinen sozialen Aktivitäten.

Hinsichtlich der möglichen Auffälligkeiten im senso-motorischen Persönlichkeitsbereich ist bei Kindern im Grundschulalter zunächst die Gruppe der Wahrnehmungsstörungen zu nennen, wie Unter- oder Überempfindlichkeiten bzw. eine mangelnde Integration der Sinnesreize und die damit oft verbundenen Haltungsschwächen. Die Wahrnehmungsfähigkeit wird in der Entwicklungspsychologie als Grundlage der kindlichen Handlungsfähigkeit gesehen. Jedoch wird nur dann eine Wirkung auch auf psychische Prozesse möglich, wenn die sinnlichen Erfahrungen in Tätigkeiten gewonnen werden, die für das Kind sinnvoll erscheinen (vgl. Zimmer, 2004a). Das Heilpädagogische Voltigieren und Reiten kann diese Verbindung zwischen Psyche und Motorik schaffen. Einerseits übertragen die dreidimensionalen Schwingungsimpulse des Pferdes eine Vielzahl von sensorischen Impulsen auf den Reiter, wodurch die Körperwahrnehmung gefördert wird, andererseits findet die Förderung in einem realen Kontext statt, in dem Beziehungen zum Pferd und zur Gruppe in intensivster Weise aufgebaut werden können. Durch die verbesserte Eigenwahrnehmung kann wiederum eine Verbesserung von Haltung und Aufrichtung erreicht werden.

Im Bereich der körperlichen und motorischen Entwicklung ist besonders die Wichtigkeit der regelmäßigen körperlichen Beanspruchung zu nennen, die für die Entwicklung der inneren Organe, des Haltungs- und Bewegungsapparates und des Immunsystems grundlegend ist. Andernfalls kann es zu Konditions- und Koordinationsschwächen und zu einer mangelnden Ausbildung der Muskulatur kommen. Auffälligkeiten der Motorik im Rahmen psychomotorischer Auffälligkeiten zeigen sich besonders in der Koordinationsfähigkeit der Kinder.

Durch die Bewegungsimpulse des Pferdes findet gleichzeitig eine Haltungs- und Koordinationsförderung auf dem Pferderücken statt. Die Impulse des Pferdes in der Bewegung fordern das vestibuläre und propriozeptive System und können in den verschiedenen Gangarten unterschiedliche Stimmungen auf den Reiter übertragen. Desweiteren unterstützt die dreidimensionale Bewegungsübertragung auf den Reiter eine Normalisierung des Muskeltonus. Das Gleichgewicht als ein Bereich der Koordinationsfähigkeit wird beim Reiten besonders gefordert, Pferd und Reiter müssen sich in der Bewegung ständig ausbalancieren. Schon beim Vorbereiten des Pferdes lassen sich durch gezielte Aufgaben Bewegungsplanung und Koordination verbessern. Die Anwesenheit eines Tieres wirkt dabei beruhigend und entspannend und unterstützt und beschleunigt so den Beziehungsaufbau.

Korrekturen sollten aus neurophysiologischer Sicht direkt nach der Übung erfolgen, sich auf das Wesentliche beschränken und die Motivationslage des Kindes berücksichtigen, d.h. „Spaß machen". Besonders bei Kindern mit Leistungsschwächen bzw. psychomotorischen Auffälligkeiten nimmt die Motivation in einem lange andauernden Übungsprozess wie bspw. dem Sportunterricht, in dem sie oft an ihre Leistungsgrenze gelangen, ab. Das Pferd motiviert jedoch über einen langen Zeitraum regelmäßig an der Förderung teilzunehmen, die Kinder bauen nach und nach eine Beziehung zum Tier auf und übernehmen Verantwortung. In der Förderung mit dem Pferd werden Grundsätze wie „vom Einfachen zum Komplexen" schon allein aus Sicherheitsgründen konsequent berücksichtigt, die Kinder entwickeln aus der Grobform der Voltigierübungen ein Bewegungsgefühl welches schließlich zur Feinform der Reittechnik führt. Aus dem Heilpädagogischen Voltigieren und Reiten kann im Sinne einer Lifetime-Sportart eine lebenslange erfüllende Freizeitgestaltung wachsen. Über die Bewegungsimpulse des Pferdes wird die Eigenwahrnehmung des Reiters geschult, der ständig gefordert ist, sich neu auszubalancieren. Durch diese Bewegungsübertragung und das bewusste Empfinden der eigenen Haltung kann diese geschult werden. Durch die Anwesenheit des Tieres entspannen sich viele Menschen, und sind so konzentrierter in der Therapie.

In der kognitiven Entwicklung werden Konzentrationsprobleme und eine mangelnde Fähigkeit zur Handlungsplanung im Rahmen psychomotorischer Auffälligkeiten häufig genannt. Der Realitätsbezug im Umgang mit dem Pferd macht eine konzentrierte Arbeit unbedingt notwendig, will man sich selbst oder andere nicht in Gefahr bringen. Durch das natürliche, direkte und ehrliche Feedback des Pferdes erhält das Kind direkte Rückmeldung über seine Aktivitäten und erhält Motivation und Anregung seine Handlungen neu zu planen, da es die eigene Wirksamkeit direkt erlebt.

Die Kommunikation mit dem Pferd verläuft auf non-verbaler Ebene, also durch Bewegung. Die nonverbalen Rückmeldungen vom Pferd sind aufgrund seines Herdenverhaltens erklärbar, echt, wertungsfrei und konstant und fördern die nonverbale Kommunikation des Kindes. Über die Bewegung tritt das Kind mit dem Pferd in Kontakt und aus dem anfänglichen Bewegungsdialog kann im Laufe der Förderung ein Beziehungsdialog wachsen.

Als Kernpunkt der Auffälligkeiten im sozial-emotionalen Bereich kann ein mangelndes Selbstkonzept sowie die daraus entstehenden sozialen Auffälligkeiten und Ausgrenzungen betrachtet werden. Zu Beginn des HPV/R kann das Pferd hier den Einstieg und den Vertrauensaufbau erleichtern. Es fungiert gewissermaßen als Eisbrecher, denn das Pferd steht in der Therapie im Vordergrund, der Pädagoge ist nur Vermittler und gibt Hilfestellung zum selbstständigen Handeln. Der Aufforderungscharakter des Tieres und die evolutionär verankerte Verbundenheit zu anderen Lebewesen, sowie die verlässlichen und ehrlichen Reaktionen des Pferdes unterstützen diesen Prozess des Vertrauensaufbaus.

Ziel einer Förderung des Selbstkonzepts muss es also u.a. sein, Situationen zu ermöglichen, in denen die Kinder erleben können, dass sie selbst Verursacher bestimmter Effekte sind und die Rückmeldungen direkt aus den eigenen Handlungen erfahrbar werden. Wichtig sind in diesem Zusammenhang Erfahrungen, etwas nach intensiver Übung lernen zu können. Leistungen und Fortschritte sollten hierbei anhand der eigenen Entwicklung bewusst gemacht werden und nicht anhand allgemeiner Normen.

Durch die direkte Erfahrung der Wirksamkeit des eigenen Verhaltens im Umgang mit dem Pferd kann eine Selbstwertsteigerung initiiert werden. das echte bzw. ehrliche Feedback des Pferdes, die Spiegelung des eigenen Verhaltens unterstützt den Aufbau einer realistischen Selbsteinschätzung. Diese verschiedenen Komponenten können in ihrer Summe zu einer Steigerung des globalen Selbstkonzepts beitragen. Menschen, die als authentisch wahrgenommen werden, erhalten genauere Rückmeldungen aus ihrer Umwelt und werden stärker respektiert. Im Kontext psychomotorischer Auffälligkeiten im Kindesalter ist Authentizität mit einem „gesunden" Selbstkonzept in Verbindung zu setzen. Verfügt ein Kind über ein gutes Selbstkonzept, wird es nicht versuchen sich anzupassen, sich zu verstellen, es wird sich vielmehr authentisch verhalten. Tiere bemerken fehlende Übereinstimmungen zwischen analoger und digitaler Kommunikation und reagieren entsprechend; auch das Pferd spiegelt das eigene Verhalten, welches dadurch leichter reflektiert werden kann.

Auch soziale Ressourcen und Kompetenzen haben eine große Bedeutung für eine gesunde Persönlichkeitsentwicklung im Kindesalter. Faltermeier und Sengling (1997) verstehen darunter etwa die Unterstützung durch Freunde, Verwandte und Institutionen und die Einbindung in ein soziales Netzwerk. Grundvoraussetzungen für den Aufbau sozialer Beziehungen sind soziale Kompetenzen wie Kommunikationsfähigkeit, Sensibilität, Toleranz, Kontakt- und Kooperationsfähigkeit, wie sie im Kontext des Heilpädagogischen Voltigierens und Reitens durch das Pferd als gemeinsamen Interessenspunkt vermittelt werden. Das gemeinsame Interesse am Pferd in der Gruppe fördert Kommunikations- und Kooperationsbereitschaft. Im Umgang mit dem Pferd erwerben die Kinder ein Regelbewusstsein, lernen Konflikte zu lösen und Kompromisse zu schließen.

Tabelle 6 verdeutlicht noch einmal die Förderbereiche im Heilpädagogischen Voltigieren und Reiten im Kontext psychomotorischer Auffälligkeiten und die entsprechenden Erklärungsansätze.

	Förderbereich	Erklärungsansatz
Senso-motorisch	Wahrnehmungsförderung	Bewegungsimpulse des Pferdes, Bio-Feedback als ständiger Korrekturreiz für die Haltung
	Koordinationsförderung	Bewegungsimpulse
	Haltungsförderung	Bewegungsimpulse
	Entspannung, Blutdrucksenkung	Biophilie
Sozial-emotional	Selbstkonzept (Selbstwertsteigerung, Selbstwirksamkeitserfahrung, realistische Selbsteinschätzung)	Echtes und direktes Feedback
	Entwicklung von Authentizität	Das Pferd als Katalysator für die Entwicklung sozialer Interaktionen
	Vertrauensaufbau, Erleichterung des Therapieeinstiegs	Aufforderungscharakter des Pferdes, Biophilie, echtes und direktes Feedback, das Pferd als Eisbrecher bzw. soziales Gleitmittel
	Soziale Kompetenzen (Kooperation, Verantwortung, Empathie)	Gemeinsamer Interessenspunkt, nonverbaler Bewegungsdialog, Bindungstheorie, Biophilie
Kognitiv	Kommunikation (Sprache)	Bewegungsdialog
	Handlungsplanung	Natürliches Feedback
	Aktivierung	Bio-Feedback
	Aufmerksamkeit	Realitätsbezug

Tab. 6: Förderbereiche und Erklärungsansätze im Heilpädagogischen Voltigieren und Reiten

Nach dieser Darstellung der Besonderheiten und Förderungsmöglichkeiten des Heilpädagogischen Voltigierens und Reitens sollen nun entsprechende Möglichkeiten des Sportförderunterrichts betrachtet werden. Dieser wird als Vergleichsintervention im empirischen Teil dieser Studie berücksichtigt und steht im Rahmen dieser Arbeit exemplarisch für eine psychomotorisch und bewegungsorientierte Förderung.

6. Sportförderunterricht

In diesem Kapitel sollen die Inhalte und Zielsetzungen des heutigen Sportförderunterrichts dargestellt werden, der sich in den letzten Jahren stark an der Psychomotorik orientiert hat. Die folgenden Ausführungen verdeutlichen den inzwischen ganzheitlichen Förderanspruch des Sportförderunterrichts, der aus diesem Grund in der vorliegenden Arbeit als exemplarisch für eine bewegungs- und psychomotorisch orientierte Förderung steht und neben dem Heilpädagogischen Reiten und Voltigieren Gegenstand der durchgeführten Interventionsstudie ist.

6.1 Entwicklung des psychomotorisch orientierten Sportförderunterrichts

Die medizinisch-orthopädische Ausrichtung des Schulsonderturnens wird in den 60er-Jahren durch pädagogisch-psychologische Ansätze erweitert. Kiphard und Huppertz fordern bereits 1968, dass Kinder im Schulsonderturnen auch psychomotorische und psychosoziale Förderung erhalten. Die Förderung der motorischen Entwicklung und der Bewegungskoordination nach dem Prinzip „Erziehung durch Bewegung" steht in dieser Zeit im Vordergrund. Die Verbesserung der motorischen Hauptbeanspruchungsformen verliert an Bedeutung gegenüber Bewegungserlebnissen unter Berücksichtigung sozialintegrativer und freizeitrelevanter Aspekte (vgl. Rusch 1998, 26ff). 1982 führte die Kultusministerkonferenz die Bezeichnung „Förderunterricht im Schulsport" ein; der Begriff des Sportförderunterrichts wird schließlich 1999 in die überarbeitete Fassung der Kultusministerkonferenz von 1982 aufgenommen. Seit Februar 2000 sind mit dem Lehrplan für die Grundschule nach den Prinzipien psychomotorischer Bewegungsförderung zwei neue Inhaltsbereiche „Den Körper wahrnehmen und Bewegungsfähigkeiten ausprägen" und „Das Spielen entdecken und Spielräume nutzen" (Ministerium für Schule und Weiterbildung, 1999) eingeführt worden. Zur Relevanz des Sportförderunterrichts wird hervorgehoben, dass „schulische Lernleistungen und auffälliges psycho-soziales Verhalten bei Schülerinnen und Schülern oft sehr eng mit körperlichen Entwicklungsrückständen und Leistungsdefiziten" in Zusammenhang stehen (vgl. KMK 1999, 3). Der Sportförderunterricht versteht sich heute als ganzheitliche Förderung der Persönlichkeitsentwicklung durch Bewegung, Spiel und Sport für Schüler mit motorischen und psychosozialen Auffälligkeiten (vgl. KMK 1999, 2).

6.2 Ziele und Zielgruppen

Bis zur psychomotorischen Ausrichtung des Sportförderunterrichts wurden besonders Kinder mit motorischen bzw. körperlichen Auffälligkeiten für die Teilnahme berücksichtigt. Heute ist der Sportförderunterricht „vor allem für Schülerinnen und Schüler bestimmt, die motorische Defizite und psychosoziale Auffälligkeiten aufweisen, und zielt darauf ab, ihre Bewegungsentwicklung positiv zu beeinflussen und ihre Gesundheit und damit ihr Wohlbefinden zu steigern" (KMK, 1999). In den Rahmenrichtlinien für Sportförderunterricht (Niedersächsisches Kultusministerium 2002, 9) wird dieser genauer empfohlen für Kinder mit Entwicklungsauffälligkeiten im Bereich der Wahrnehmung, der Motorik, mit Integrationsschwierigkeiten, Misserfolgsorientierung in Bezug auf Bewegung, Konzentrationsproblemen, einer geringen Leistungsbereitschaft, Adipositas und Verhaltensauffälligkeiten wie Ängstlichkeit, Gehemmtheit, motorische Unruhe oder Aggressivität. Rusch und Weineck (2007) nennen besonders Schüler, „die aufgrund von Einschränkungen ihrer motorischen Leistungsfähigkeit so gefördert werden sollen, dass sie die notwendigen physischen, psychischen und sozialen Voraussetzungen erhalten, um an den sportlichen Aktivitäten ihrer Mitschüler uneingeschränkt teilnehmen zu können." (Rusch/ Weineck 2007, 59) Nach den vorangegangenen Ausführungen wird deutlich, der Sportförderunterricht ist heute eine Förderung für Schülerinnen und Schüler mit Entwicklungsauffälligkeiten, die zu Problemen mit sich selbst und ihrer Umwelt führen können (vgl. Gaschler, 2001) bzw. für Schüler und Schülerinnen mit psychomotorischen Auffälligkeiten. Folglich ist es heute die Aufgabe des Sportförderunterrichts, die Kinder ganzheitlich zu fördern und somit einen Beitrag zur Stabilisierung und Harmonisierung ihrer Persönlichkeit zu leisten (vgl. Gaschler, 2001). Nach den neuen Richtlinien besteht die allgemeine Zielsetzung des Sportförderunterrichts darin, mit einer ganzheitlichen Förderung einen Beitrag zur Unterstützung, Stabilisierung und Harmonisierung der Persönlichkeit der Kinder zu leisten (vgl. Niedersächsisches Kultusministerium 2002, 7). Diese individuelle, ganzheitlich orientierte Entwicklungsförderung erfolgt über das Medium Bewegung (vgl. Dordel 2003, 463). Neben der Aufgabe der Persönlichkeitsförderung ist der Sportförderunterricht auch ein wichtiger Baustein der Gesundheitserziehung und der Freizeiterziehung. Er soll einen Beitrag dazu leisten im Sinne des salutogenetischen Ansatzes Schutzfaktoren der Kinder aufzubauen (vgl. Gaschler, 2001). Die Gesundheitsförderung als weiteren wichtigen Bestandteil des Sportförderunterrichts nennen auch Rusch und Weineck (2007). Hier ist vor allem die Körperwahrnehmung zu nennen, die im Sportförderunterricht geschult wird und neben z.B. der Erfahrung von körperlicher Leistungsfähigkeit zum Wohlbefinden und damit zu Gesundheit beitragen kann (vgl. Rusch/ Weineck, 2007). Im Sportförderunterricht sollen die Kinder auf eine lebenslange sportliche Betätigung vorbereitet werden, die sich aufgrund ihrer Dispositionen eher vom Sport distanzieren würden (vgl. Rusch/ Weineck, 2007). Auf die speziellen Zielsetzungen des Sportförderunterrichts, die individuell auf die Zielgruppen abgestimmt werden, möchte ich im Folgenden näher eingehen. Neben der Verwirklichung motorischer, sozialer, emotionaler und kognitiver Ziele strebt der Sportförderunterricht als Teil der Gesundheitserziehung die Vermittlung von Bewegung als „bedeutsames Element der Freizeitgestaltung" an (vgl. Niedersächsisches Kultusministerium 2002, 7; Rusch/ Weineck, 2007) und will somit Freude an Bewegung wecken. Die Kinder sollen zu lebenslangem Sporttreiben motiviert werden, da dies einen sinnvollen Beitrag zur Vorbeugung von zivilisationsbedingten Krankheiten im Jugend- und Erwachsenenalter leisten kann (vgl. Dordel 2003, 466). Der Sportförderunterricht soll Haltungs-, Organleistungs- und Koordinationsschwächen beheben beziehungsweise diesen vorbeugen sowie ängstliche oder bewegungsgehemmte Schüler durch individuelle Erfolgserlebnisse an den allgemeinen Leistungsstand der jeweiligen Jahrgangsstufe heranführen (vgl. Rusch/ Weineck 2007). Auf *motorischer Ebene* wird die Entwicklung der Wahrnehmungsfähigkeit und Verbesserung von Koordination und Kondition angestrebt (vgl. Niedersächsisches Kultusministerium 2002, 7). Im Bereich der Wahrnehmung sollen die Kinder körperliche Signale erkennen und verstehen lernen. Sie sollen die Möglichkeit haben, ihre körperlichen Ausdrucksmöglichkeiten als grundlegende Kommunikationsform zu verbessern. Zimmer und Circus (2003) weisen drauf hin, dass Bewegungshandlungen beim Kind nicht nur Medium der Erfahrungsgewinnung sind, sondern das Kind dabei auch gleichzeitig seinen Körper kennen lernt. Über die Erweiterung des Bewegungsschatzes und über die Entwicklung von sportmotorischen Fähigkeiten und Fertigkeiten sollen die Schüler an das Leistungsniveau ihrer Jahrgangsstufe herangeführt werden. Der Ausgleich von Haltungs- und Koordinationsschwächen, Organleistungs- und Konditionsschwächen geschieht über entsprechende Übungen, somit wird auch der allgemeine Gesundheitszustand verbessert (vgl. Rusch/ Weineck, 2007). Die Kinder sollen in ihren *sozial-emotionalen Kompetenzen* wie Toleranz, Kooperations- und Kommunikationsfähigkeit gefördert werden. Sie lernen, sich ihrer Gefühle und Wünsche bewusst zu werden, sie zum Ausdruck zu bringen und negative Erlebnisse zu bewältigen. Durch die Vermittlung von Erfolgserlebnissen wird das Selbstwertgefühl gestärkt und Hemmungen im Sportunterricht abgebaut (vgl. Rusch/ Weineck, 2007). Im Mittelpunkt steht die Vermittlung von Freude an Bewegung, Spiel und Sport. Als *kognitive Zielsetzungen* gilt u.a. die Vermittlung von Wissen über den eigenen Körper und die realistische Einschätzung der eigenen Leistungsfähigkeit (vgl. Niedersächsisches Kultusministerium 2002, 7). Die Kinder sollen ein Bewusstsein für Bewegungsmangel und seine Folgen entwickeln und für den außerschulischen Sport motiviert werden (vgl. Rusch/ Weineck, 2007). In einem psychomotorisch orientierten Sportförderunterricht wird die Motorik in ihrem Zusammenhang mit der Handlungsfähigkeit und Gesamtpersönlichkeit des Menschen betont. Zimmer und Circus (2003) haben sich mit der Umsetzung psychomotorischer Inhalte im Sportförderunterricht beschäftigt, auch Rusch und Weineck stellen die gemeinsame Zielsetzung von Psychomotorik und Sportförderunterricht heraus: Die gemeinsame Zielsetzung dieser beiden Bereiche ist es, durch Bewegung, Spiel und Sport präventiv und rehabilitativ Einfluss auf Kinder zu nehmen (vgl. Rusch/ Weineck, 2007). Für Schilling (1982) übernimmt ein entwicklungsbedingter Sportförderunterricht, „nicht nur die Aufgabe der motorischen Entwicklungsförderung sondern wesentlich auch die Aufgabe der Resozialisierung und des Abbaus von psychomotorischen Auffälligkeiten" (Schilling 1982, 8), indem er zur Stabilisierung der Persönlichkeit beiträgt und die motorischen und emotionalen Voraussetzungen für die Teilnahme an einem mehr sportartspezifischen Sportunterricht schafft (vgl. Schilling 1982, 5f). Dieses Ziel ist auch in den Rahmenrichtlinien für Sportförderunterricht 2003 verankert: „Sportförderunterricht eröffnet Schülerinnen und Schülern perspektivisch Möglichkeiten, ohne umfassende und dauerhafte Probleme am regulären Sportunterricht und am Schulleben teilnehmen zu können." (Niedersächsisches Kultusministerium 2002, 8) Auf die Umsetzung dieser Ziele gehe ich in Kapitel 7 näher ein und zeige konkrete Förderungsmöglichkeiten auf.

6.3 Inhalte und Methoden im Sportförderunterricht

Ein psychomotorisch orientierter Sportförderunterricht führt auch zu veränderten methodischen Vorgehensweisen.

Der Sportförderunterricht sollte so früh wie möglich nach Schuleintritt beginnen und mindestens über ein Schuljahr durchgeführt werden. Die Förderung findet in Kleingruppen von 8-15 Schülern statt. Die Lehrkraft muss über eine zusätzliche Qualifikation zur Erteilung von Sportförderunterricht verfügen (vgl. Niedersächsisches Kultusministerium 2002, 21), und trägt mit ihrer Persönlichkeit grundlegend zur Atmosphäre im Sportförderunterricht bei. Um eine freundliche und vertrauensvolle Atmosphäre zu schaffen, sollte der Lehrer über Geduld, Verständnis und Einfühlungsvermögen verfügen und den Kindern Wertschätzung entgegenbringen. Im heutigen Sportförderunterricht steht die Förderung der Eigenaktivität der Schüler im Vordergrund. Im Sportförderunterricht kann den Kindern durch die Mitgestaltung des Unterrichts, die Verwirklichung eigener Ideen Verantwortung für den Unterricht übertragen werden. Diese Möglichkeit der Selbstverwirklichung kann dazu beitragen, dass die negative Einstellung zum Schulsport und damit gegenüber dem eigenen Körper abgebaut wird. Eine streng organisierte Methodik, wie z.b. durch festgelegte Übungsreihen, sollte daher vermieden werden (vgl. Zimmer/ Circus 1987, 36). Der Sportförderunterricht bezieht unter Berücksichtigung sportmedizinischer Aspekte alle Formen des Schulsports ein und konzentriert sich weniger auf funktionelle Gymnastik oder einseitiges Spiel (vgl. Rusch/ Weineck, 2007). Zunächst sollte die Variation von Bewegungshandlungen in unterschiedlichen Situationen im Vordergrund stehen. Nachdem sich bei den Kindern durch die Berücksichtigung ihrer spezifischen Interessen und Bedürfnisse wieder Freude an Bewegung und Sport eingestellt hat, wenn sie durch das Erleben von persönlichem Erfolg motiviert sind, auch gezielte Übungs- und Trainingsprogramme im Unterricht zu verfolgen, kann auch auf sportartspezifische Fertigkeiten zurückgegriffen werden (vgl. Zimmer/ Circus 1987, 38).

Die folgenden methodischen Grundsätze sollten im psychomotorisch orientierten Sportförderunterricht berücksichtigt werden (nach Zimmer/ Circus 1987, 36; Niedersächsisches Kultusministerium 2002, 10):

1. Die Bewegungssituationen sollten attraktiv und erlebnisorientiert gestaltet werden, sodass die Motivation vom Aufforderungscharakter des Angebotes ausgeht.
2. Eine freundliche und vertrauensvolle Atmosphäre ist Voraussetzung für erfolgreiche Förderung.
3. Die Bewegungsangebote sollen Selbsttätigkeit und selbstständiges Handeln der Schüler fördern und ihnen die Möglichkeit bieten, den Sinn ihres Tuns selbst bestimmen zu können.
4. In der Einstiegsphase findet eine Orientierung an den Stärken der Kinder statt, nach einer Stabilisierung werden spezifische Probleme bearbeitet.
5. Regeln und andere Absprachen im Sportförderunterricht werden gemeinsam mit den Kindern eingeführt und konsequent eingehalten.
6. Die Kinder sollen im Sportförderunterricht wiederholt Entlastungssituationen erfahren, die ihre Aktivität nicht einschränken, sondern zu einer besseren Organisation ihres Verhaltens führen.
7. Leistungsdruck und individuelle Leistungsvergleiche sollen vermieden werden, kleinste Lernfortschritte im intraindividuellen Vergleich bewusst gemacht werden.
8. Bewegungsaufgaben sollen in unterschiedlichsten Schwierigkeitsgraden angeboten werden und den Schülern ermöglichen, ihren individuellen Einstieg in die Lernsituation selbst zu finden.

Insgesamt sollte außerdem ausreichend Übungszeit zur Stabilisierung und Variation zur Verfügung stehen. Ein psychomotorisch orientierter Sportförderunterricht orientiert sich nicht an den Defiziten, sondern spricht das Kind unter dem Aspekt der

Ganzheitlichkeit in allen seinen Sinnen an, ermöglicht dem Kind, seinen Körper anzunehmen und sich selbst als wichtiges Element einer Gruppe zu erfahren, denn psychomotorische Fördermaßnahmen basieren auf der Annahme, dass durch vielseitige Bewegungs- und Wahrnehmungserfahrungen die Grundlage für eine harmonische Persönlichkeitsentwicklung geschaffen wird. Durch diese Erfahrungen und die resultierenden Lernprozesse wird nicht nur die motorische, sondern auch die kognitive und soziale Handlungsfähigkeit erweitert (vgl. Zimmer/ Circus 1987, 33ff). Auf die methodischen Vorgehensweisen zum Ausgleich von Haltungsschwächen, zur Ausdauerschulung, zur Schulung der koordinativen Fähigkeiten, des Krafttrainings etc. gehen Rusch und Weineck (2007) ausführlich ein. Auf der Grundlage von vier miteinander verknüpften Inhaltsbereichen, die laut Rahmenrichtlinien behandelt werden sollten, wählt die Fachkraft im Hinblick auf die Förderbedürfnisse der Kinder Schwerpunkte für die Unterrichtsdurchführung aus. Die folgenden Inhaltsbereiche sind nach den Rahmenrichtlinien 2003 zu berücksichtigen:

1. Wahrnehmungsförderung
2. motorische Förderung
3. sozial-emotionale Förderung
4. kognitive Förderung

Daraus ergeben sich Förderungsmöglichkeiten auf verschiedenen Ebenen, die im folgenden Kapitel näher betrachtet werden sollen.

7. Psychomotorische Förderung im Sportförderunterricht

Nachdem die allgemeinen Zielsetzungen des Sportförderunterrichts vorgestellt wurden, sollen nun detailliert die psychomotorischen Aspekte und Möglichkeiten des Sportförderunterrichts herausgearbeitet werden. Die grundlegenden Theorien und Inhalte der Psychomotorik wurden bereits in Kapitel 3.5 beschrieben. Die Förderung der gesamten Persönlichkeit, die Entwicklung von (Handlungs-)kompetenzen in der Auseinandersetzung mit dem eigenen Körper, der materialen und sozialen Umwelt, findet demnach auf der motorischen, sozial-emotionalen und der kognitiven Persönlichkeitsebene statt.

Ich möchte nun die Chancen des Sportförderunterrichts anhand dieser Persönlichkeitsbereiche erläutern.

7.1 Förderung auf senso-motorischer Ebene

Auf die Bedeutung der Wahrnehmung für die Persönlichkeitsentwicklung wurde bereits in Kapitel 2.1 eingegangen. Durch Bewegungshandlungen und Körpererfahrungen sollen die Kinder im Sportförderunterricht lernen ihren Körper einzuschätzen und dessen Signale zu verstehen. Inhaltlich gehört hierzu das Einüben von Entspannungs- und Körpererfahrungstechniken wie z.B. dem Yoga, die von den Schülern an unterschiedliche Situationen angepasst werden (vgl. Rusch/ Weineck, 2007). Insbesondere für die Entwicklung des Selbstkonzepts gelten die körperlichen Fähigkeiten bzw. die Vorstellung über die eigenen Fähigkeiten als Ankervariable.

Die Wahrnehmung als Voraussetzung für Erfahrungen des eigenen Körpers, der dinglichen und sozialen Umwelt nimmt im Sportförderunterricht eine zentrale Stellung ein. Im Wahrnehmungsprozess sind psychische und physische Vorgänge eng miteinander verknüpft, sodass sich Defizite in der Wahrnehmung auch in der Motorik eines Kindes zeigen können. Durch möglichst vielfältige Erfahrungen können die Kinder eine Differenziertheit von der Umwelt entwickeln und das „Körper-Selbst" bildet sich heraus (vgl. Oerter/ Montada, 1995). Das Körperkonzept wird von Bielefeld (1991) in die Dimensionen Körperschema und Körpergefühl aufgeteilt (vgl. Kapitel 2.1.1 Exkurs). Besonders die Wahrnehmung des eigenen Körpers und damit der Aufbau des Körperschemas sollte im Sportförderunterricht verfolgt werden, denn das Körperschema ermöglicht das Erkennen der Körperposition in verschiedenen Bewegungsaufgaben (vgl. Fischer 2001, 52).

Die auditive Wahrnehmung ist die Voraussetzung für die sprachliche Entwicklung und Grundlage der menschlichen Kommunikation. Sie kann im Sportförderunterricht durch Lokalisieren, Unterscheiden und Benennen von Geräuschen gefördert werden (vgl. Niedersächsisches Kultusministerium 2002, 11f).

Eigene Bewegungsabläufe kontrollieren, durch Nachahmen neue Bewegungsabläufe erlernen und sich im Raum orientieren ist nur durch die Verarbeitung optischer Reize möglich. Im Sportförderunterricht kann die visuelle Wahrnehmung durch verschiedene Übungen wie Umsetzen von Zahlen und Buchstaben in Bewegung gefördert werden. Die taktile Wahrnehmung ist die Grundlage der personalen und sozialen Entwicklung eines Kindes. Durch Aufnehmen von Berührungsreizen und aktives Berühren und Erkunden von Gegenständen lernt das Kind, mit Gegenständen zielgerichtet umzugehen und Berührungen die entsprechende Bedeutung zuordnen zu können. Durch Ertasten, Vergleichen und Zuordnen unterschiedlicher Materialien kann die taktile Wahrnehmung im Sportförderunterricht gefördert werden. Die kinästhetische Wahrnehmung bezeichnet die Eigenwahrnehmung durch Rezeptoren in Muskeln, Sehnen, Bändern und Gelenken. Sie ist Voraussetzung für Körperschema, Bewegungskoordination und motorisches Lernen. Die Kinder lernen im Sportförderunterricht, ihre Kraft in unterschiedlichen Bewegungssituationen richtig zu dosieren, bestimmte Körperhaltungen einzunehmen, Veränderungen in ihrer Muskelspannung wahrzunehmen und schulen so ihre kinästhetische Wahrnehmung. Die vestibuläre Wahrnehmung ist für die Aufrechterhaltung des Gleichgewichts verantwortlich und ermöglicht gemeinsam mit dem kinästhetischen Wahrnehmungsbereich die Raum-Lage Orientierung. Die Förderung kann über Auf- und Abbewegungen des Körpers in der Senkrechten, Beschleunigen und Abbremsen des Körpers in der Waagerechten sowie Dreh-, Schaukel-, Roll- und Rutschbewegungen erreicht werden (vgl. Niedersächsisches Kultusministerium, 2002).

Es werden fünf koordinative Fähigkeiten unterschieden: räumliche Orientierungsfähigkeit, kinästhetische Differenzierungsfähigkeit, Reaktionsfähigkeit, Gleichgewichtsfähigkeit und Rhythmusfähigkeit. Die koordinativen Fähigkeiten beeinflussen die Bewegungssicherheit und die „Teilnahme von Kindern an schulischen und freizeitorientierten Bewegungsaktivitäten" (Niedersächsisches Kultusministerium 2002, 14). Im Sportförderunterricht können verschiedene Lauf- und Wurfspiele, Themen wie „Rollen" oder „Rhythmus" die Koordination schulen. Hier sollte besonders das Prinzip der Variation der Bewegungsausführung und der Übungsbedingungen berücksichtigt werden (vgl. Niedersächsisches Kultusministerium 2002, 14).

Insgesamt existiert eine Vielzahl von altersgemäßen Übungen mit Geräten oder Mitschülern, die zum Ausgleich von Koordinationsschwächen aber auch von Atmungs- und Herz-Kreislauf-Schwächen, Muskel- oder Haltungsschwächen eingesetzt werden können (vgl. Rusch/ Weineck 2007, 59). „Körpererfahrungen sind Grundlage jeder Haltung und Bewegung. Der Aufbau des Selbstkonzeptes hängt unter anderem davon ab, wie sich das Kind über seinen Körper die Umwelt aneignet und sich mit ihr auseinandersetzt. Für den Sportförderunterricht bedeutet das, Unterrichtssituationen zu arrangieren, in denen vielfältige Körpererfahrungen (...) ermöglicht werden." (Niedersächsisches Kultusministerium 2002, 17) Den Körper erfahren, heißt auch den Wechsel von An- und Entspannung während und nach einer Belastung wahrzunehmen.

Im Sportförderunterricht sollen die Kinder lernen, Belastungssituationen selbstständig zu regulieren, d.h. kindgemäße Entspannungstechniken erlernen, mit denen sie Unruhe, Angst oder hohe körperliche Belastung regulieren können.

Die Haltung spiegelt die psychische und physische Befindlichkeit eines Menschen wider und trägt zur Erhaltung und Stärkung dessen personaler und körperlicher Gesundheitsressourcen bei. Physiologisch gesehen, sind Becken und Wirbelsäule im hüftbreiten Stand aufgerichtet, der Kopf ist hochgehoben und das Brustbein nach vorne geschoben, die Schulterblätter sind angelegt, die Gesäßmuskulatur angespannt (vgl. Rusch/ Weineck, 2007). Um die Haltung als „ganzheitliches Phänomen" (Niedersächsisches Kultusministerium 2002, 14) zu fördern, sollen die Kinder lernen, schädliche Belastungen im Alltag zu vermeiden und vielfältige Körpererfahrungen sammeln. Nur über die Vermittlung von umfassenden Körpererfahrungen über Wahrnehmungsprozesse ist die Einflussnahme auf die Haltung bzw. auf das Bewegungsverhalten möglich (vgl. Rusch/ Weineck, 2007).

Auf das Schema der Körpererfahrungen nach Bielefeld wurde unter Kapitel 2.2 bereits ausführlich eingegangen.
Unter dem Aspekt der Gesundheitsförderung soll im Sportförderunterricht auch die Ausdauerleistungsfähigkeit verbessert werden. Für die Ausdauerschulung in der Schule eignen sich vor allem die kontinuierliche Dauermethode und die extensive Intervallmethode (vgl. Rusch/ Weineck, 2007). Diese können durch Wandern, Laufen, Spielen in Verbindung mit Orientierungsaufgaben etc. umgesetzt werden.

7.2 Förderung auf sozial-emotionaler Ebene

Die psychische und physische Auseinandersetzung mit einer Herausforderung ist wichtig für den Aufbau eines positiven Selbstkonzeptes. Im Sportförderunterricht soll eine realistische Selbsteinschätzung, das Herantasten an individuelle Grenzen und verantwortungsvolles Handeln in Risikobereichen erlernt werden (vgl. Niedersächsisches Kultusministerium 2002, 18). Im Sportförderunterricht erwerben die Kinder einerseits die Fähigkeit, ihre eigenen Gefühle und Bedürfnisse zu erkennen und zum Ausdruck zu bringen, andererseits lernen sie auch auf die Bedürfnisse ihrer Mitschüler einzugehen und negative Erlebnisse zu bewältigen (vgl. Gaschler, 2002).
Die Kinder sollen lernen, selbstständig zu handeln und die Konsequenzen des eigenen Handelns erfahren. „Entscheidungen selbstbestimmt treffen zu können sowie die Wirksamkeit des eigenen Handelns zu erfahren, sind wichtige Bausteine zum Aufbau eines positiven Selbstkonzepts" (Niedersächsisches Kultusministerium 2002, 19). Die Bewegungssituationen im Sportförderunterricht sollen so gestaltet werden, dass den Kindern selbstbestimmtes und eigenverantwortliches Handeln sowie experimentierendes Lernen möglich ist, wie z.B. durch Erproben von veränderten Spielregeln (vgl. Niedersächsisches Kultusministerium 2002, 19).
Voraussetzung für die Gestaltung von sozialen Interaktionen ist die Kontakt- und Kooperationsfähigkeit. Im Sportförderunterricht stehen zur Förderung der Kooperation die sozialen Zusammenhänge gemeinsam durchgeführten Sports im Mittelpunkt, die die Beteiligung aller Mitschüler voraussetzt (vgl. Rusch/ Weineck, 2007). Der Sportförderunterricht kann helfen, Beziehungen zu anderen aufzunehmen, gemeinsam Aufgaben zu lösen, Hilfestellung zu leisten und anzunehmen, indem z.B. Bewegungsaufgaben mit einem Partner entwickelt und durchgeführt, kooperative Spiele erprobt und gemeinsam verändert werden (vgl. Niedersächsisches Kultusministerium 2002, 16).
Die Fähigkeit, die Gefühle, Bedürfnisse und Wünsche eines anderen wahrzunehmen und zu verstehen, ist eine Voraussetzung, um soziale Prozesse zufriedenstellend gestalten zu können. Im Sportförderunterricht können Bewegungssituationen so gestaltet werden, dass Entgegenbringen von Vertrauen, Übernahme von Verantwortung und Abstimmung mit anderen notwendig sind (vgl. Niedersächsisches Kultusministerium 2002, 17).
Das Miteinander und Führeinander steht daher in allen Lernbereichen des Sportförderunterrichts im Vordergrund, „damit Selbstbewusstsein und Selbstwertgefühl der Schüler ohne Überforderung, Konkurrenz und gegenseitiges Sich-Überbieten entwickelt werden können." (Rusch/ Weineck 2007, 60)

7.3 Förderung auf kognitiver Ebene

Sich in der Handlung mit Dingen seiner Umwelt auseinanderzusetzen, ist Grundlage für die kognitive Entwicklung. Im Sportförderunterricht sollten deshalb Möglichkeiten geboten werden, verschiedene Materialien zu erproben und dabei Zusammenhänge und Unterschiede erkennen zu können (vgl. Niedersächsisches Kultusministerium 2002, 19). Hier sei auf den Zusammenhang von Bewegung und Kognition durch sensomotorische Erfahrungen (z.b. Raum-Zeit-Maße) hingewiesen. Diese sind u.a. für die Schulung von mathematischen Fähigkeiten und allgemeiner Raum-Zeit-Orientierung bedeutend (vgl. Fischer 2001, 142). Die Schüler lernen im Sportförderunterricht ihr Leistungsvermögen einzuschätzen, Handlungsabläufe zu planen und zu reflektieren (vgl. Gaschler, 2002). In einer Gruppe Konflikte lösen zu können und somit zu kooperieren, setzt die Fähigkeit zu kommunizieren voraus. Im Sportförderunterricht können Situationen geschaffen werden, in denen einschätzbare Konflikte auftreten und anhand deren man Lösungsmöglichkeiten mit den Kindern erarbeiten kann. Das gemeinsame Erreichen eines Ziels, wie bspw. Planung und Aufbau eines Geräteparcours, kann ein Übungsfeld für einen wertschätzenden Umgang miteinander und Konfliktlösung bieten (vgl. Niedersächsisches Kultusministerium 2002, 17).

Im Sinne der Gesundheitserziehung werden als kognitive Zielsetzung außerdem gesundheitsrelevante Verhaltensweisen und Sicherheitsaspekte vermittelt (vgl. Gaschler, 2002).

TEIL II   EMPIRISCHE STUDIE

8. Entwicklung der Hypothesen

Ausgehend von den theoretischen Hintergründen werden im folgenden Kapitel die zu überprüfenden Hypothesen entwickelt. Querverweise zu den vorangegangenen Kapiteln verdeutlichen die Zusammenhänge zu den bereits dargestellten theoretischen Hintergründen. Ausgehend von den Darstellungen der Bewegungswelt in der heutigen Kindheit wurde in Kapitel zwei die wesentliche Bedeutung von Selbstkonzept und Motorik für die gesamte Persönlichkeitsentwicklung herausgearbeitet. Körper- und Bewegungserfahrungen bilden die Grundlage der Identitätsentwicklung. Die über den motorischen Bereich gemachten Erfolgs- und Misserfolgserlebnisse oder Störungen im Bereich der Motorik können folglich auch Auswirkungen auf andere Bereiche der Persönlichkeit haben (vgl. Kapitel 2.1).

Die zentrale Annahme, dass durch das Heilpädagogische Voltigieren und Reiten in der beschriebenen Zielgruppe eine besonders effektive Förderung von Selbstkonzept und Motorik ermöglicht wird, erklärt sich wie folgt (vgl. auch Kapitel 5). Im Bereich der motorischen Förderung bietet das Pferd verschiedene Bewegungsimpulse, die sich zur Förderung der Motorik und Wahrnehmung einsetzen lassen. Im Besonderen ist hier der dreidimensionale Schwingungsimpuls des Pferdes zu nennen. Durch diese vielseitigen Impulse wird die Körperwahrnehmung in besonderem Maße gefördert. Der Reiter ist ständig zu Gleichgewichtsreaktionen gefordert; beim Reiten balancieren Pferd und Reiter sich aus. Diese Förderung der taktilen, vestibulären und propriozeptiven Wahrnehmungsimpulse (vgl. Delius, 1995) wird durch die Wärmeübertragung des Pferdes, dessen Temperatur ca. ein Grad über der Temperatur des Menschen liegt, intensiviert (vgl. Strauss 2000, 24). Kinder mit Bewegungsauffälligkeiten nehmen psychomotorische Übungsgeräte, die das vestibuläre System durch Dreh- und Schaukelbewegungen fordern und den Bewegungsanforderungen auf dem Pferd sehr ähnlich sind, gerne an. Zum Pferd können die Kinder aber auch eine Beziehung aufbauen, die manchmal sogar über die therapeutischen Reitstunden hinausgeht.

Im Bereich der sozial-emotionalen Förderung ermöglicht die Arbeit mit dem Pferd ein Beziehungsdreieck zwischen Kind, Pferd und Pädagoge; wobei das Pferd im Vordergrund steht und der Pädagoge die Rolle eines Vermittlers auf dem Weg zum selbstständigen Handeln einnimmt. Da die Kommunikation mit dem Pferd an den Grundlagen der Kommunikation, nämlich in nonverbaler Weise anknüpft und diese schult, ist anzunehmen, dass die nonverbalen Rückmeldungen des Pferdes auch die nonverbale Kommunikation des Kindes fördern. Es besteht die Annahme, dass sich infolge einer verbesserten Kommunikation auch das Selbstkonzept positiv entwickelt. Das direkte Feedback vom Pferd, ohne dass ein Kommentar des Pädagogen notwendig wäre, motiviert zu neuen Anstrengungen, und Selbstwirksamkeit wird erfahrbar. Erfolge oder Misserfolge des eigenen Handelns sind an den Reaktionen des Pferdes für die Kinder sofort erkennbar.

Das gemeinsame Interesse am Pferd in der Gruppe fördert Kommunikations- und Kooperationsbereitschaft und kann so Erfahrungen befriedigender sozialer Integration unterstützen. Das Pferd spiegelt das eigene Verhalten, welches dadurch leichter reflektiert werden kann. Durch das echte Reagieren des Pferdes erhalten die Kinder ein ehrliches Feedback und können so neues Vertrauen aufbauen. Wichtig scheint auch der Bezug der therapeutischen Reitstunden zur Realität. Das Reiten findet im natürlichen Bezugsrahmen statt, Fütterung und Pflege müssen auch im „wahren Leben" erledigt werden.

Aus diesen Überlegungen wird deutlich, dass besonders beim Heilpädagogischen Voltigieren und Reiten Dimensionen angesprochen werden, die in anderen psychomotorischen Programmen nicht so leicht erreichbar sind.

Besonders im Bereich psychomotorischer Auffälligkeiten liegen wenige Untersuchungen zum Heilpädagogischen Voltigieren und Reiten vor, die über Einzelfallstudien hinausgehen. Die ganzheitliche Wirkung wird allgemein positiv eingeschätzt, ist aber wissenschaftlich noch nicht genügend evaluiert worden. In zwei Studien mit verhaltensauffälligen Kindern im Alter von 8 bis 12 Jahren von Ringbeck (1988) zeigen sich signifikante Verbesserungen der Motorik. Kröger (1995) beschreibt ein Projekt mit dem Titel „Heilpädagogisches Voltigieren als soziales Training in einer Grundschule", an dem Kinder mit motorischen Störungen und Verhaltensauffälligkeiten teilnahmen. Durch eine tabellarische Dokumentation wurden hier Verbesserungen im Sozialverhalten der Kinder nachgewiesen. Kaestner (1996) stellt Veränderungen im emotionalen und sozialen Verhalten anhand von Fallbeispielen jugendlicher psychiatrischer Patienten deskriptiv dar. Dabei hebt sie Verbesserungen im Bereich der Motivation, Integration in die Gruppe, Beachten von Regeln und Anstrengungsbereitschaft hervor.

Insgesamt weisen die berichteten Veränderungen auf positive Auswirkungen des Heilpädagogischen Voltigierens und Reitens auf motorische, emotionale und soziale Aspekte hin. Vor diesem theoretischen Hintergrund ergeben sich die folgenden Hypothesen. Zur besseren Übersicht sollen hier die zu überprüfenden Nullhypothesen nicht zusätzlich aufgelistet werden, sondern werden anhand der Verneinung in Klammern aufgeführt.

H1: Das Heilpädagogische Voltigieren und Reiten wirkt sich bei Grundschülern mit psychomotorischen Auffälligkeiten [nicht] positiv auf
a) die motorische Entwicklung
b) das Selbstkonzept
c) die Selbstkonzepteinschätzung
d) das Sozialverhalten
e) das Bewegungsverhalten
aus.

H2: Sportförderunterricht wirkt sich bei Grundschülern mit psychomotorischen Auffälligkeiten [nicht] positiv auf
a) die motorische Entwicklung
b) das Selbstkonzept
c) die Selbstkonzepteinschätzung
d) das Sozialverhalten
e) das Bewegungsverhalten
aus.

H3: Bei Grundschülern mit psychomotorischen Auffälligkeiten trägt das Heilpädagogische Voltigieren und Reiten [nicht] zu einer signifikant stärkeren Verbesserung
a) der motorischen Entwicklung
b) des Selbstkonzepts
c) der Selbstkonzepteinschätzung
d) des Sozialverhaltens
e) des Bewegungsverhaltens
bei als Sportförderunterricht.

Selbstkonzept und motorische Leistung werden als abhängige Variablen in den Hypothesen nicht zusammengefasst, sondern einzeln betrachtet. Dies geschieht aufgrund der in Kapitel 3 zur Darstellung der Symptome aufgeführten Überlegungen. Psychomotorische Auffälligkeiten können sowohl den motorischen, kognitiven und sozial-emotionalen Persönlichkeitsbereich betreffen. Bei Kindern mit psychomotorischen Auffälligkeiten sollen in dieser Arbeit zum einen das Selbstkonzept, das Spiel- und Bewegungsverhalten und das Sozialverhalten, zum anderen aber auch die motorische Leistung betrachtet werden.

9. Untersuchungsdesign

Die in Kapitel 8 aufgeführten Hypothesen zur Wirksamkeit des Heilpädagogischen Voltigierens und Reitens im motorischen und sozial-emotionalen Bereich sollen in einer Längsschnittuntersuchung über einen Interventionszeitraum von einem Schuljahr überprüft werden.

Hierzu wurden Kinder mit psychomotorischen Auffälligkeiten in drei Untersuchungsgruppen eingeteilt. In der Interventionsgruppe 1 nahmen die Kinder einmal wöchentlich am Heilpädagogischen Voltigieren und Reiten teil, in der Interventionsgruppe 2 nahmen sie einmal wöchentlich am Sportförderunterricht teil, in der Kontrollgruppe wurde keine Intervention durchgeführt.

9.1 Untersuchungsaufbau

Es wurde eine Versuchspersonenstärke von insgesamt 120 Kindern angestrebt. An der Untersuchung nahmen insgesamt 93 Kinder mit psychomotorischen Auffälligkeiten (68 Jungen, 25 Mädchen) aus zehn verschiedenen Grundschulen aus den Kreisen Herford, Bielefeld und Osnabrück teil. Die Verteilung des Alters, des Gewichts, der Größe und der Ergebnisse des Screenings können aus Tabelle 10 und 11 entnommen werden. Die Rekrutierung erfolgte in den 1.-3. Klassen, sodass die Schüler zum Zeitpunkt der Intervention die 2.-4. Klassen besuchten.

Die Einteilung in zwei Interventions- und eine Kontrollgruppe soll den Effektivitätsvergleich von Heilpädagogischem Reiten und Sportförderunterricht ermöglichen und somit Aussagen zum spezifischen Wert des Pferdes in der Förderung ermöglichen.

Zur Entscheidung der Frage, ob sich zwei unterschiedliche Interventionen in ihrer Effektivität unterschieden, ist eine dritte Versuchsgruppe erforderlich. So soll sichergestellt werden, dass mögliche Verbesserungen tatsächlich auf die Interventionen zurückzuführen sind und nicht z.b. auf sportliche Tätigkeiten im Allgemeinen (vgl. Willimczik/ Singer 1985, 29). „Alle Variablen, von denen angenommen werden kann, dass sie neben der unabhängigen Variablen ebenfalls Änderungen bei der abhängigen Variablen hervorrufen können, werden als Störvariablen bezeichnet. Sie können gleichermaßen als Situations- (z.B. Reitplatz, Anmerkung d. Verf.) und als Personen-Störvariablen (z.B. in Bezug auf die Versuchspersonen) auftreten." (Willimczik/ Singer 1985, 18) Willimczik nennt als mögliche Störvariablen, die für sportwissenschaftliche Untersuchungen relevant sein können und daher mit einer Kontrollgruppenanordnung kontrolliert werden müssen (vgl. Willimczik 1985, 22):
1. zwischenzeitliches Geschehen
2. biologische Veränderungen und Lernen der Versuchspersonen
3. Testwirkungen
4. Veränderungen des Testinstrumentariums
5. statistische Regression

„Der Kontrolle aller Störvariablen, die nicht eliminiert werden können, dient die Kontrollgruppenanordnung. (...) Mit der Versuchsgruppe wird die Wirkung der Behandlung überprüft, über die Kontrollgruppe wird ein Vergleichswert zur Beantwortung der Frage ermittelt, ob festgestellte Veränderungen bei der abhängigen Variablen nur oder zumindest auch auf die Einwirkung von Störvariablen zurückzuführen sind und die Veränderungen damit ganz oder zum Teil auch ohne die Behandlung zustande gekommen sein können." (Willimczik/ Singer 1985 , 21)

Die Zuordnung der ausgewählten Kinder in die drei Untersuchungsgruppen erfolgte durch zufällige Auswahl, wobei alle Schulen aus dem Kreis Bielefeld aus organisatorischen Gründen der Interventionsgruppe 2 (Sportförder-unterricht) zugeordnet wurden.

Als Variablen der Gesamtpersönlichkeitsentwicklung wurden die motorische Entwicklung, das Selbstkonzept, die Selbstkonzepteinschätzung, das Sozialverhalten und das Verhalten in Spiel- und Bewegungssituationen in die Studie einbezogen. Weitere Merkmale wie Alter, Geschlecht, Gewicht und reiterliche Vorerfahrungen wurden in der Eingangsdiagnostik erfasst. Als Ausschlusskriterien galten reiterliche Vorerfahrungen in Untersuchungs- und Kontrollgruppe sowie die Teilnahme am Sportförderunterricht in der Untersuchungsgruppe. Vorerfahrungen oder eine parallele Teilnahme an sonstigen Reit- oder Voltigierstunden wurden durch eine Befragung der Eltern im Zuge der Anmeldung ausgeschlossen. Ebenso wurde eine parallele Teilnahme am Sportförderunterricht ausgeschlossen.

Die Testdurchführung (Prä- und Posttest) fand vormittags in den teilnehmenden Schulen statt und wurde von zwei unabhängigen und geschulten Sportwissenschaftlerinnen durchgeführt, um eine motivationsbedingte Verzerrung der Daten durch den Therapeuten zu verhindern.

Für die Durchführung der Interventionen wurde aus inhaltlichen und organisatorischen Gründen ein Schuljahr angesetzt (s. Abb. 12). Da die Teilnahme für den Sportförderunterricht für ein Schuljahr festgelegt wird, wurde auch die Durchführung des Therapeutischen Reitens in diesem Zeitrahmen realisiert. Außerdem wird für die Durchführung des Therapeutischen Reitens ein Zeitraum von mindestens einem Jahr empfohlen.

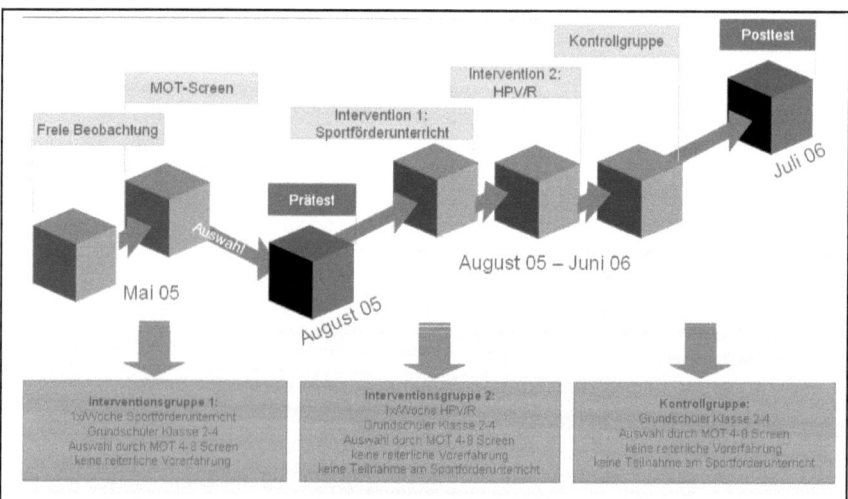

Abb. 12 : Zeitlicher Verlauf der Untersuchung
Um nach den Sommerferien direkt in die Förderung einsteigen zu können, wurde die Rekrutierung der Probanden, mit Einverständnis der Eltern, sowie die Organisation

innerhalb der Schulen vor den Ferien durchgeführt. Zu Beginn des Schuljahres erfolgte die Eingangsdiagnostik, woran sich die Interventionen anschlossen. In den Schulferien wurden keine Interventionen durchgeführt. Im Juli 2006 fand zum Ende des Schuljahres die Abschlussdiagnostik statt. Durch die Wahl eines Schuljahres wurde die Zeit der Ferien im Sommer ausgeklammert, sodass keine längere Unterbrechung der Interventionen entstand.

9.2 Auswahl der Probanden

Da sich psychomotorische Auffälligkeiten sowohl im motorischen als auch im sozial-emotionalen Persönlichkeitsbereich zeigen können, erfolgte eine erste Auswahl anhand von freien Beobachtungen der Sport- und Klassenlehrer zum emotionalen und sozialen Verhalten. Die so ausgewählten Kinder nahmen am MOT 4-8 Screen (Zimmer, 2005) teil. Für die endgültige Teilnahme an der Studie wurden die Kinder mit einem MQ unter 86 ausgewählt. Da diese zu diesem Zeitpunkt nicht älter als 8 Jahre und 11 Monate alt waren, gelten alle Kinder mit einem MQ unter 86 als auffällig bzw. unterdurchschnittlich in ihrer motorischen Entwicklung. Nach den Erfahrungen von Zimmer und Circus (2003) sollte Kindern mit einem MQ im MOT 4-6 unter 85 die Teilnahme am Sportförderunterricht empfohlen werden. Nach dieser Empfehlung richtet sich auch die Auswahl der Kinder zur Teilnahme an der vorliegenden Studie.

Diese Vorgehensweise wird beispielsweise auch für die Auswahl zum Sportförderunterricht empfohlen. Heute wird die Auswahl nicht mehr vom Arzt, sondern von einer Lehrkraft mit der Qualifikation zur Erteilung des Sportförderunterrichts durchgeführt, da so der allgemeine motorische Entwicklungsstand und spezifische Auffälligkeiten am ehesten beurteilt werden können (vgl. Zimmer/ Circus 1987, 49). Auch die Auswahl für den Sportförderunterricht erfolgt heute nach motorischen, pädagogischen und psycho-sozialen Gesichtspunkten (vgl. Niedersächsisches Kultusministerium 2002, 22).

Kinder im Grundschulalter erscheinen vor allem als sinnvolle Zielgruppe für diese Studie, da gerade nach der Einschulung die vielschichtigen psychomotorischen Auffälligkeiten zu Schwierigkeiten führen. Wie bereits in Kapitel 3 beschrieben, bleiben diese Kinder in ihren schulischen Leistungen oft hinter ihren tatsächlichen kognitiven Fähigkeiten zurück. Grundschüler wurden ausgewählt, da sie im Gegensatz zu Sonderschülern oft nur Auffälligkeiten, aber noch keine Störungen im eigentlichen Sinn aufweisen, zudem bestehen bei Sonderschülern oft noch weitreichendere Probleme.

9.3 Durchführung der Interventionen

9.3.1 Interventionsgruppe 1: Heilpädagogisches Voltigieren und Reiten

Für die Wirksamkeit der Intervention spielen die Rahmenbedingungen eine wesentliche Rolle, die hier näher erläutert werden sollen. Das Therapeutische Reiten fand in einer vom Deutschen Kuratorium für Therapeutisches Reiten e.V. anerkannten Einrichtung statt und wurde von einer lizenzierten Fachkraft durchgeführt, wodurch eine Vergleichbarkeit des Heilpädagogischen Voltigierens und Reitens in anderen Einrichtungen nachvollziehbarer wird. Jedoch hängt die Durchführung, wie auch beim Sportförderunterricht, von Kompetenz, Engagement und pädagogischem Stil des Therapeuten statt. Zwei der beteiligten Grundschulen führten das Heilpädagogische Reiten als freiwillige Arbeitsgemeinschaft durch, alle anderen Kinder nahmen außerhalb der Schulzeit an der Förderung teil.

Die Anlage liegt in ruhiger, ländlicher Lage, angrenzend an ein Naturschutzgebiet. Wald- und Wiesenwege werden ebenso genutzt wie der Reitplatz (20x40m). Da keine eigene Reithalle zur Verfügung steht, findet das Heilpädagogische Voltigieren und Reiten weitgehend ganzjährig im Freien statt. Es besteht allerdings die Nutzungsmöglichkeit einer nahe gelegenen Vereinshalle. In den Förderstunden halten sich die Kinder im Stallgebäude, auf den Weiden und auf dem Reitplatz auf. Für das Heilpädagogische Voltigieren und Reiten stehen sieben New Forest Ponys zur Verfügung, insgesamt befinden sich auf der Anlage 14 New Forest Ponys und ein Tinker, darunter Nachwuchs aus der eigenen Zucht. Die Pferde werden ganzjährig in der Herde auf der Weide gehalten, nur im Winter verbringen sie die Nächte im Stall bzw. Offenstall. Die Pferde wurden für die Intervention festen Gruppen zugeteilt, sodass der Beziehungsaufbau nicht durch ständiges Wechseln des Therapiepferdes gefährdet wurde.

Das Heilpädagogische Voltigieren und Reiten wird als Einzelförderung oder als Förderung in einer Kleingruppe von 4 bis 6 Kindern durchgeführt. Im Rahmen dieser Studie wird eine Gruppenförderung für Kinder mit psychomotorischen Auffälligkeiten als sinnvoll betrachtet, da Schwierigkeiten im Bereich des Sozialverhaltens zum Auffälligkeitsbild gehören.

Das Heilpädagogische Reiten findet in der Einrichtung und üblicherweise auch in anderen anerkannten Einrichtungen einmal wöchentlich im Umfang von 60 Minuten statt. In den Schulferien findet keine Förderung statt.

Auf die Inhalte und Methoden im Heilpädagogischen Reiten wurde bereits in Kapitel 5 näher eingegangen. Die ausgebildete Fachkraft hat die Prinzipien des Heilpädagogischen Voltigierens und Reitens, nach den Richtlinien des Deutschen Kuratoriums für Therapeutisches Reiten, durchgeführt.

9.3.2 Interventionsgruppe 2: Sportförderunterricht

Der Sportförderunterricht wurde in den teilnehmenden Grundschulen von einer für den Sportförderunterricht ausgebildeten Fachkraft durchgeführt. Der Sportförderunterricht fand in Gruppen von bis zu 10 Kindern, einmal wöchentlich im Umfang von einer Doppelstunde statt, womit abzüglich Umziehen, Ab- und Aufbau der Geräte effektiv 60 Minuten Förderung durchgeführt wurden. Auf die Inhalte und Methoden im Sportförderunterricht wurde bereits in Kapitel 8 näher eingegangen. Die Förderung wurde von ausgebildeten Fachkräften übernommen und nach psychomotorischen Grundprinzipien durchgeführt.

10. Diagnostische Methoden

Im folgenden Kapitel werden die verwendeten Erhebungsinstrumente beschrieben und nach ihrem Bezug zu den jeweiligen Hypothesen vorgestellt.

Wie in Kapitel 3 beschrieben, stellen psychomotorische Auffälligkeiten eine schwer diagnostizierbare Störung dar. Es kann nicht von einheitlichen und charakteristischen Symptomen ausgegangen werden, da inter- und intraindividuelle Unterschiede bestehen. Zurückhaltendes, verschlossenes und überangepasstes Verhalten tritt ebenso auf wie überaktives, aggressives Verhalten.

Zur Überprüfung der oben formulierten Hypothesen wurden verschiedene Untersuchungsmethoden miteinander kombiniert. Es wurden zwei standardisierte Testverfahren angewendet, um den Entwicklungs- und Leistungsstand in den Bereichen Motorik und Selbstkonzept festzustellen. Ergänzend zur Untersuchung der Kinder wurden Fragebögen zum Bewegungsverhalten, zum Selbstkonzept und zum Sozialverhalten von Eltern und Lehrern ausgefüllt.

Es existiert aktuell kein einheitliches Diagnoseschema für psychomotorische Auffälligkeiten, da sich die Störungen in vielschichtiger Weise zeigen können (vgl. Kapitel 3). Es stehen generell Verfahren aus der Medizin, der Psychologie, der Pädagogik und der Psychomotorik zur Verfügung. Außerdem sollten Angaben von Eltern und betreuenden Personen in Schule oder Kindergarten in die Anamnese einfließen. Diese Kombination verschiedener Verfahren soll einen umfassenderen Blick auf die Auffälligkeiten in den motorischen und sozial-emotionalen Persönlichkeitsbereichen ermöglichen. „Ein kurzfristiger Verhaltensausschnitt, der in erster Linie den körperlichen Zustand beurteilt, kann vor allem nicht die sozial-emotionalen Faktoren berücksichtigen, die mit Bewegungsauffälligkeiten verknüpft sind." (Zimmer/ Circus 1987, 49) Auf die Problematik der psychomotorischen Diagnostik soll im folgenden Exkurs kurz eingegangen werden.

Exkurs: Psychomotorische Diagnostik

Verschiedene theoretische Ansätze in der Psychomotorik bedingen ebenso viele Erklärungsmöglichkeiten von psychomotorischen Auffälligkeiten.
Aus der Perspektive der Sensorischen Integration, werden die Auffälligkeiten neurophysiologisch, mit der mangelnden Zusammenarbeit der Wahrnehmungssysteme erklärt. Kindzentrierte Ansätze berücksichtigen hingegen die gesamte Persönlichkeit des Kindes zur Erklärung seines Verhaltens. Systemisch-konstruktivistische Ansätze suchen eher im Umfeld des Kindes nach Ursachen für dessen Auffälligkeiten.
Psychomotorik kann auf die unterschiedlichen Ebenen der Persönlichkeit einwirken und sollte ebenso durch eine Diagnostik unterstützt werden, die nicht nur motorische Aspekte, wie beispielsweise die klassischen Motoriktests, die sensorischen Aspekte (Wahrnehmungstest), die Verhaltensaspekte (Verhaltenstests) oder die kognitiven Aspekte (Intelligenztests) misst, sondern die Person des Kindes als Ganzes auseinandersetzt.
Diese psychomotorischen Ansprüche gelten auch für die Diagnostiksituation selbst, die an den Bedürfnissen und Stärken des Kindes anknüpfen und Rückzugsmöglichkeiten erlauben sollte.
Einige Verfahren können bereits dieser psychomotorischen Förderdiagnostik zugerechnet werden, die eine Einheit von Diagnose und Therapie anstreben. Eggert und

Mitarbeiter (1993) sowie Cardenas („Diagnostik mit Pfiffigunde" 1992) und Schönrade (2000), sind Autoren, die diesen Ansprüchen nachkommen. Die Entwicklung steht hier jedoch noch am Anfang und es besteht weiterer Handlungsbedarf. Aus zeitlichen Gründen kann im Rahmen dieser Studie eine Diagnostik mit dem beschriebenen Anspruch nicht durchgeführt werden. Dennoch wird versucht, durch die Anwendung verschiedener Erhebungsinstrumente einen umfassenderen Blick auf die Entwicklung der Kinder zu ermöglichen.

10.1 Motorischer Bereich

10.1.1 MOT Screen 4-8, Zimmer 2005

Der MOT Screen 4-8 (Zimmer, 2005) ist aus dem MOT 4-6 (Zimmer/ Volkamer, 1984) entstanden. Das Screening befindet sich noch in der Erprobungsphase, an der sich bisher mehr als 3000 Kinder beteiligt haben. Zur Interpretation wird der Motorikquotient herangezogen. Als Hinweis auf eine auffällige motorische Entwicklung im Vergleich zu Kindern derselben Altersgruppe kann ein MQ-Wert unter 86 angesehen werden. Im Normbereich liegen Kinder mit einem MQ-Wert zwischen 86 und 115. Diese Normwerte gelten für den Altersbereich von 4 Jahre, 0 Monate bis 8 Jahre, 11 Monate; für ältere Kinder liegen keine Normwerte vor. Das Screening besteht aus insgesamt sieben Aufgaben, von denen einige weiter unterteilt sind:

1a	Balancieren vorwärts
1b	Balancieren rückwärts (1. Versuch)
1c	Balancieren rückwärts (2. Versuch)
2a	Einbeiniger Sprung (mit Halten) rechts
2b	Einbeiniger Sprung (mit Halten) links
3	Seitliches Hin- und Herspringen
4	Bohnensäckchentransport
5	Hampelmannsprung
6a	Bohnensäckchen fangen: beide Hände
6b	Bohnensäckchen fangen: rechts
6c	Bohnensäckchen fangen: links
7a	Drehsprung (1. Versuch)
7b	Drehsprung (2. Versuch)

10.1.2 MOT 4-6 (Zimmer/ Volkamer, 1987)

Aus verschiedenen Motoriktests wurde der MOT 4-6 (Zimmer/ Volkamer, 1987) ausgewählt. Der MOT 4-6 ist zur Diagnose der motorischen Fähigkeiten und des motorischen Entwicklungsstandes vier- bis sechsjähriger Kinder konzipiert, kann jedoch durchaus auch bei älteren Kindern eingesetzt werden. „Bei entwicklungsretardierten und in ihrer Motorik beeinträchtigten Kindern ist er jedoch durchaus noch bei sieben und achtjährigen einzusetzen; außerdem eignen sich einzelne Aufgaben des Tests auch als Grundlage für eine standardisierte Beobachtung." (vgl. Zimmer/ Circus 2003, 54) Da es sich in der vorliegenden Untersuchung um eine Erfolgskontrolle einer Therapie für Kinder mit motorischer Entwicklungsverzögerung handelt, soll der

MOT 4-6 hier dennoch eingesetzt werden. In den höheren Altersgruppen ist damit kein Deckeneffekt zu erwarten, so dass Effekte vom Prä- zum Posttest sichtbar werden können. Der Körperkoordinationstest für Kinder KTK (Kiphard/ Schilling, 1974) wäre für diese Altersgruppe ebenfalls denkbar. Aufgrund praktischer Überlegungen wie Motivation der Kinder und Transport des Materials und der nur insgesamt vier Aufgaben kam der KTK für diese Untersuchung ebenso nicht in Betracht wie förderdiagnostische Verfahren wie bspw. das „Diagnostische Inventar motorischer Basiskompetenzen" DMB (Eggert, 1996) aufgrund ihrer aufwendigen Durchführung (vgl. Exkurs zur psychomotorischen Diagnostik). Das vergleichsweise neue Movement ABC von Henderson und Sudgen (1992) wird vor allem bei Kindern mit motorischen Entwicklungsverzögerungen eingesetzt, erfasst jedoch eher feinmotorische Aufgaben und kommt deshalb in der vorliegenden Untersuchung ebenfalls nicht zum Einsatz.

Der MOT 4-6 besteht insgesamt aus 18 Aufgaben, die quantitativ wie qualitativ ausgewertet werden können. Jedes Item kann mit bis zu 2 Punkten bewertet werden. Der Gesamtwert aus der Summe der einzelnen Aufgaben kann dann anhand einer Tabelle in Normwerte (MQ, T-Werte, etc.) transformiert werden. Für normal entwickelte, 4- bis 6-jährige Kinder liegen Normwerte vor (vgl. Zimmer 2000, 117). Die Testdurchführung nimmt 20-25 Minuten in Anspruch und wird mit verschiedenen Sportgeräten (Ball, Reifen, Seil etc.) und Alltagsgegenständen (Streichhölzer, Taschentuch etc.) ausgeführt.

Die Testaufgaben werden verschiedenen motorischen Dimensionen zugeordnet, wodurch die qualitative Auswertung der Ergebnisse und eine Identifizierung von Schwächen und Stärken des Kindes möglich wird (vgl. Zimmer/ Circus, 2003).
Folgende sieben Dimensionen kindlicher Motorik werden gemessen: (1) gesamtkörperliche Gewandtheit und Koordinationsfähigkeit (5 Items), (2) feinmotorische Geschicklichkeit (3 Items), (3) Gleichgewichtsvermögen (5 Items), (4) Reaktionsfähigkeit (2 Items), (5) Sprungkraft (2 Items), (6) Bewegungsgeschwindigkeit (3 Items), (7) Bewegungssteuerung (2 Items).

10.2 Sozial-emotionaler Bereich

10.2.1 SPPC-D (Asendorpf/ Aken, v., 1993)

Die Befragung der Kinder zum Selbstkonzept wurde mithilfe der Selbstkonzeptskalen von Harter (1985) für Kinder ab der 3. Klasse durchgeführt. Grundlage der Auswahl dieses Instruments ist die Annahme, dass das Selbstkonzept bereits im Kindesalter bereichsspezifisch organisiert ist und sich ein bereichsübergreifendes globales Selbstwertgefühl herausgebildet hat (vgl. Asendorp/ Aken, v., 1993b) (vgl. Kapitel 2.2 Bedeutung des Selbstkonzepts für die Persönlichkeitsentwicklung). Diese Skalen sind von Harter bereits auch für Kinder der 2. Klasse eingesetzt worden, allerdings schlägt Asendorpf, der die Skalen ins Deutsche übersetzt hat, eine Anwendung ab der 3. Klasse vor. Für die vorliegende Studie sollen die Skalen in Interviewform auch in der 2. Klasse zur Anwendung kommen.
Das SPPC-D soll das Selbstbild von Kindern in den vier Bereichen kognitive Kompetenz, Sportkompetenz, Peerakzeptanz und Aussehen sowie das bereichsspezifische globale Selbstwertgefühl durch verbale Items erfassen. Die deutsche Version beruht auf dem Self-Perception Profile for Children (SPPC) von Harter (1985). Das SPPC-D

besteht aus 30 geschlechtsneutral formulierten Items, die auf einer vierstufigen Zustimmungsskala beantwortet werden. Jeder der folgenden Subskalen werden sechs Items zugeordnet:
(1) kognitive Kompetenz („Scholastic Competence");
(2) Sportkompetenz („Athletic Competence");
(3) Peerakzeptanz („Social Acceptance");
(4) Aussehen („Physical Appearance");
(5) Selbstwertgefühl („Global Self-Worth").

Testkonstruktion
In den USA wurde das SPPC in verschiedenen Stichproben mit insgesamt über 1500 Dritt- bis Achtklässlern in ihrer Bereichsspezifität überprüft. Die deutschen Daten basieren auf einer unausgelesenen Stichprobe von 81 Jungen und 81 Mädchen. Sie wurden in der 3. Klasse, im Alter von 9.0-9.9 Jahren (Mittelwert 9,4 Jahre), und anschließend noch einmal in der 4. Klasse im Einzeltest getestet (vgl. Asendorpf/ Aken, v., 1993).

Gütekriterien
Die Objektivität des SPPC-D ist bei Verwendung der schriftlichen Instruktion und Beachtung des zweistufigen Antwortmodus` auch bei Einzeltests hoch (vgl. Asendorpf/ Aken, v., 1993). Hinsichtlich der Reliabilität ist anzumerken, dass die internen Konsistenzen für alle Subskalen in der deutschen Stichprobe bei den Drittklässlern im ausreichenden Bereich (Alphawerte zwischen .74 und .81) und bei den Viertklässlern noch etwas höher lagen (vgl. Asendorpf/ Aken, v., 1993). Hinsichtlich der Validität wurden in der deutschen Stichprobe sehr hohe Korrelationen zwischen globalem Selbstwertgefühl und Aussehen (.70 bzw. .59) festgestellt. Nach Asendorpf wurde mithilfe von konfirmatorischen Faktorenanalysen „eine gerade noch ausreichende Passung für ein hierarchisches Strukturmodell mit dem globalen Selbstwertgefühl als übergeordnetem Faktor und den vier bereichsspezifischen Subskalen als untergeordneten Faktoren" festgestellt und damit Harters theoretisches Konzept bestätigt (vgl. Asendorpf/ Aken, v. 1993, 74). Hinsichtlich der Normierung werden Mittelwerte und Standardabweichungen für die Subskalen und den Gesamtwert der untersuchten Stichprobe angegeben (Asendorpf/ Aken, v. 1993, 74).

Die empirische Erfassung des Selbstkonzepts im Kindesalter bringt besondere Schwierigkeiten mit sich, da zur Erfassung von Selbstkonzepten meist mit Fragebögen gearbeitet wird.

Die Einschätzung eigener Eigenschaften anhand von Fragebögen, in denen sich die Kinder auf einer Skala selbst beurteilen sollen, scheint wegen noch fehlender Lesefähigkeiten und unterschiedlicher sprachlicher Fähigkeiten nicht sinnvoll. Aus diesem Grunde wurde der Fragebogen von Harter in Interviewform mit den Kindern ausgefüllt. Zimmer merkt dennoch kritisch an: „Die meisten der vorhandenen Verfahren sind für jüngere Kinder ungeeignet, da diese weder schriftlich befragt werden können, und auch die in Interviewform meist abstrakt formulierten Probleme nicht verstehen würden." (Zimmer 2000, 113)

Aufgrund dieser kritischen Überlegungen zum Einsatz von Fragebögen zur Selbstbeurteilung im Kindesalter wurde ergänzend zur Befragung der Kinder eine Einschätzung des Selbstkonzepts durch Eltern und Lehrer vorgenommen.

10.2.2 Einschätzungsbögen für Eltern und Lehrern

Die Selbstkonzepteinschätzung, das Sozialverhalten und das Verhalten in Spiel- und Bewegungssituationen wurde durch einen Beobachtungsbogen erfasst, der von Klassenlehrern, Sportlehrern und Eltern ausgefüllt wurde. Zu diesen Fragebögen sind keine psychometrischen Eigenschaften veröffentlicht worden; aufgrund der Praktikabilität wurden sie in dieser Untersuchung dennoch als sinnvolles Instrument im Rahmen der Verlaufskontrolle angesehen.

10.2.2.1 Selbstkonzepteinschätzung

Mithilfe des Selbstkonzepteinschätzungsbogens SKE (Zimmer, 1999) können Erzieher, Lehrer oder Übungsleiter das Selbstkonzept von Kindern beurteilen. Dieser umfasst insgesamt 10 Bereiche: Selbstsicherheit, Selbstvertrauen, Fähigkeitseinschätzung, Selbstakzeptanz, Selbstkontrolle, Aufgeschlossenheit, Aktivität, Umgang mit Misserfolg, Grundstimmung und Geselligkeit. Alle Bereich können in einer fünfstufigen Skala bewertet werden. Der SKE ist bereits in unterschiedlichen Untersuchungen zum Einsatz gekommen. Rethorst hat 2003 Informationen zu den Gütekriterien zusammengestellt, um seinen Einsatz auch methodisch abzusichern. Sie empfiehlt, auf Item 5 zur Selbstkontrolle zu verzichten, da es eine andere Dimension der Persönlichkeit misst. Für alle Items werden Trennschärfen von über .63 festgestellt; für die Skala ergibt sich ein Alpha-Wert von .92 (vgl. Rethorst, 2003).

Zur Einschätzung der Kinder durch Eltern und Lehrer ist kritisch anzumerken, dass diese weniger objektive Einschätzungen abliefern werden als unbeteiligte Personen. Allerdings könnte die Einschätzung durch unbeteiligte Personen auch weniger valide sein, da das Kind nur punktuell eingeschätzt wurde.

10.2.2.2 Spiel- und Bewegungsverhalten

In der Diagnostik psychomotorischer Störungen spielt neben der Überprüfung der motorischen Funktionen die Analyse des Bewegungsverhaltens eine große Rolle (vgl. Neuhäuser 1983, 77). Das Zusammenspiel komplexer Funktionssysteme im zentralen und peripheren Nervensystem spiegelt sich in vielfacher Hinsicht im Bewegungsverhalten wider, wobei emotionale Steuerung und Umweltfaktoren modifizierend mitwirken. Aus diesem Grund wird eine Befragung zum Bewegungsverhalten durchgeführt.

Nach Zimmer sind neben der qualitativen Beschreibung des Bewegungsverhaltens weitere Aspekte für das Verständnis des Verhaltens eines Kindes von Bedeutung. Beispielsweise kann sich die Beobachtung des Kindes bei Spiel- und Bewegungsangeboten auf seine Motivation, seinen Umgang mit Misserfolg und den Umgang mit Materialien konzentrieren. Diese Aspekte beziehen sich eher auf ein situationsüberdauerndes Verhalten und erfordern somit einen längeren Beobachtungszeitraum. Zimmer stellt in ihrem „Handbuch der Psychomotorik" eine Beobachtungsskala zur Einschätzung des Verhaltens bei Spiel- und Bewegungsaufgaben vor, die als Zusammenfassung von Einzelbeobachtungen verwendet werden kann (vgl. Zimmer 2000, 111).

Im Rahmen dieser Studie wird das Verhalten in Spiel- und Bewegungssituationen nach Zimmer (1999) erfasst. Die acht Items können ebenfalls auf einer fünfstufigen Skala bewertet werden und umfassen folgende Bereiche:

(1) Interesse an Neuem
(2) eigene Ideen
(3) Einschätzung der Aufgaben
(4) Eigeninitiative
(5) Bewegungsfreude
(6) Ausdauer
(7) Konzentration
(8) Umgang mit Materialien

Rethorst stellte eine interne Konsistenz der Skala von .90 bei Trennschärfekoeffizienten von über .59 für alle Items fest (vgl. Rethorst, 2003).

10.2.2.3 Sozialverhalten

Weitere wesentliche Ziele einer psychomotorischen Förderung sind nach Zimmer die Förderung der Kommunikation, der Kooperationsfähigkeit und -bereitschaft untereinander. Sie werden daher als wesentlich zur Beurteilung des Verlaufs der Fördermaßnahme erachtet (vgl. Zimmer 2000,113). Die Skala zur Beobachtung des Sozialverhaltens (Zimmer 1999) besteht aus elf Items:

(1) Trennungsverhalten
(2) Kontaktaufnahme zu den Erzieherinnen
(3) Orientierung am Erwachsenen
(4) Kontakt zu anderen Kindern
(5) Einordnung in die Gruppe
(6) Dominanz
(7) Gruppenintegration
(8) Hilfsbereitschaft
(9) Konfliktlösung
(10) selbstständige Konfliktlösung
(11) Regeleinhaltung

Rethorst stellt für die Skala einen Alpha-Wert von .85 und part-whole-Korrelationen über .30 für alle Items fest (vgl. Rethorst, 2003).
In Tabelle 7 sind die in der vorliegenden Untersuchung angewandten Methoden noch einmal im Überblick dargestellt.

| Persönlichkeits- | Angewandte Methoden (Prä- und Posttest) | | |
bereich	Kinder	Eltern	Lehrer
Motorischer Bereich	MOT 4-6 (Zimmer)	Beobachtungsbogen zum Spiel- und Bewegungsverhalten (Zimmer)	Beobachtungsbogen zum Spiel- und Bewegungsverhalten (Zimmer)
Sozial-emotionaler Bereich	SPPC-D (Harter)	Beobachtungsbogen zum Sozialverhalten (Zimmer) Selbstkonzepteinschätzungsbogen (Zimmer)	Beobachtungsbogen zum Sozialverhalten (Zimmer) Selbstkonzepteinschätzungsbogen (Zimmer)

Tab. 7 : Übersicht der diagnostischen Methoden

11. Ergebnisse

11.1 Statistische Methoden

Die Auswertung der Ergebnisse erfolgte mithilfe des Auswertungsprogramms „Statistical Package for Social Sciences" 2 (SPSS) Version 12.0.5 für Windows. Es wurden folgende statistische Analysen durchgeführt. Über die Kontrollgruppenanordnung und die zufällige Verteilung der Probanden in die Untersuchungsgruppen wurden die Personen-Störvariablen berücksichtigt, die auf die Unterschiedlichkeit der beteiligten Versuchspersonen zurückzuführen sind. Bezüglich der Störgrößen wurde überprüft, ob für die Interventionsgruppen und die Kontrollgruppe gleiche Verteilungen anzunehmen sind. Die Überprüfung der Baseline bzw. die Unterschiedsprüfung der Mittelwerte der Personen-Störgrößen erfolgte bei parametrischer Verteilung anhand einer Varianzanalyse (ANOVA), bei nicht-parametrischen Störgrößen anhand des Kruskal-Wallis-Tests.

Zur Untersuchung der Treatmenteffekte, bzw. zur Überprüfung der Frage, ob sich die Veränderungen bei den abhängigen Variablen zwischen den Interventionsgruppen und der Kontrollgruppe unterscheiden, wurde bei Nicht-Normalverteilung der Variablen der Wilcoxon-Test für jede Gruppe angewandt; anschließend wurden die Effektstärken berechnet. Posttest-Einzelvergleiche wurden anhand von Mann-Whitney-U-Tests durchgeführt. Das Alpha-Niveau wurde anschließend adjustiert (5%/3 = 1,66%). Bei Vorliegen einer Normalverteilung der Variablen wurde zur Prüfung auf Unterschiede zwischen Prä- und Posttest eine Varianzanalyse mit Messwiederholung und der T-Test für gepaarte Stichproben durchgeführt. Anschließend wurden die Effektstärken mit der Effektgröße d berechnet. Der Posttestvergleich erfolgte mithilfe einer Varianzanalyse mit dem Post-hoc-Test Games Howell. Für jede Gruppe wurde der Unterschied zu den anderen Gruppen mithilfe der Effektstärke d berechnet. Die angewandten Testverfahren sind im folgenden Ergebnisteil dokumentiert.

11.2 Tests der Normalverteilung

Es wurde geprüft, ob für die Variablen für jede Gruppe zu jedem Testzeitpunkt Normalverteilungen vorliegen. Für die Variablen „Selbstwertgefühl" (SW), „Aussehen" (AS), "Peerakzeptanz" (PA), und „Globales Selbstkonzept" (G) sowie für die Variablen „Reaktionsvermögen" (RF), „Sprungkraft" (SK), „Feinmotorische Geschicklichkeit" (FG), „Bewegungssteuerung" (BS) und Bewegungsgeschwindigkeit" (BG) liegt zu mindestens einem Zeitpunkt eine Nicht-Normalverteilung vor. Hinsichtlich der anderen Variablen liegen Normalverteilungen in den drei Untersuchungsgruppen vor. Die Testung der Störvariablen auf Gruppen-Unterschiede mit der Varianzanalyse (ANOVA) zeigt, dass keine Gruppenunterschiede bezüglich der Störvariablen Größe $F(2, 90) = 1.01$, $p > .05$; Gewicht $F(2, 90) = 0.16$, $p > .05$ Alter Screen $F(2, 85) = 3.02$, $p > .05$ und Screen MQ $F(2, 89) = 0.82$, $p > .05$ vorliegen.

11.3 Baseline

Zur Überprüfung der Frage ob sich die drei Gruppen in der jeweiligen abhängigen Variable im Prätest unterscheiden, wird die Baseline getestet. Da für die Variablen „Selbstwertgefühl" (SW) und „Feinmotorische Geschicklichkeit" (FG) keine Normalverteilung vorliegt, wird der Kruskal-Wallis-Test angewandt (vgl. Tabelle 8), alle anderen normalverteilten Variablen werden mit einer Varianzanalyse (ANOVA) getestet (vgl. Tabelle 9). Für die Variable „Motorischer Quotient" (MQ) liegen keine Baseline-Unterschiede von (F(2, 88) = 0.10, p > .05). Für die Variable „Kognitive Kompetenz" (KK) liegen Baseline-Unterschiede vor (F(2, 89) = 5.11, p ≤ .01). Der Post-Hoc Test zeigt, Interventionsgruppe 1 (Sportförderunterricht) unterscheidet sich von Interventionsgruppe 2 (HPV/R) (p > .01) und der Kontrollgruppe (p > .01). Für die Variable „Peerakzeptanz" (PA) liegen ebenfalls Baseline-Unterschiede vor (F(2, 89) = 5.80, p ≤ .01). Der Post-Hoc Test zeigt, Interventionsgruppe 1 (Sportförderunterricht) unterscheidet sich von Interventionsgruppe 2 (HPV/R) (p ≤ .01) und der Kontrollgruppe (p ≤ .05). Für die Variable „Sportkompetenz" (SK) liegen ebenfalls Baseline-Unterschiede vor (F(2, 89) = 4.82, p ≤ .01). Der Post-Hoc Test zeigt, Gruppe 1 unterscheidet sich von Gruppe 2 (p ≤ .05) und Gruppe 3 (p ≤ .05). Für die Variable „Aussehen" (AS) liegen ebenfalls Baseline-Unterschiede vor (F(2, 89) = 4.70, p > .05). Der Post-Hoc Test zeigt, Gruppe 1 unterscheidet sich von Gruppe 3 (p ≤ .05). Für die Variable „Globales Selbstwertgefühl" (G) liegen ebenfalls Baseline-Unterschiede vor (F(2,89) = 8.38, p ≤ .001). Der Post-Hoc Test zeigt Gruppe 1 unterscheidet sich von Gruppe 2 (p ≤ .01) und Gruppe 3 (p ≤ .01). Für die Variablen „Selbstkonzepteinschätzung durch die Eltern" (ESKE) (F(2,70) = 1,08, p > .05), „Spiel- und Bewegungseinschätzung durch die Eltern" (EBEW) (F(2, 69) = 1.46, p > .05) und „Einschätzung des Sozialverhaltens durch die Eltern" (ESOZ) (F(2,69) = 0.67, p > .05) liegen keine Baseline-Unterschiede vor. Für die Variable „Selbstkonzepteinschätzung durch die Lehrer" (LSKE) liegen keine Baseline-Unterschiede vor (F(2,87) = 3.05, p > .05). Für die Variable „Spiel- und Bewegungseinschätzung durch die Lehrer" (LBEW) liegen keine Baseline-Unterschiede vor (F(2, 87) = 1.64, p > .05). Für die Variable „Einschätzung des Sozialverhaltens durch die Lehrer" (LSOZ) liegen keine Baseline-Unterschiede vor (F(2,87) = 1.65, p > .05). Für die Variable „Gesamtkörperliche Gewandtheit und Koordinationsfähigkeit" (GK) liegen keine Baseline-Unterschiede zwischen den Gruppen vor (F(2,89) = 0.08, p> .05). Für die Variable „Gleichgewichtsvermögen" (GV) liegen keine Baseline-Unterschiede zwischen den Gruppen vor (F(2,89) = 1.509, p > .05). Für die Variable „Bewegungsgeschwindigkeit" (BG) liegen keine Baseline-Unterschiede zwischen den Gruppen vor (F(2,89) = 0.192, p > .05). Für die Variable „Selbstwertgefühl" (SW) wird zur Testung der Baseline-Unterschiede der Kruskal-Wallis-Test angewandt, da für diese Variable keine Normalverteilung vorliegt. Es liegen Baseline-Unterschiede vor (x^2 = 8,376; df = 2; p ≤ .05). Daher werden mithilfe des U-Test Posttest-Einzelvergleiche durchgeführt. Zwischen Interventionsgruppe 1 (Sportförderunterricht) und Interventionsgruppe 2 (HPV/R) werden Unterschiede festgestellt (z = -2.684, p ≤ .01). Zwischen der Interventionsgruppe 1 (Sportförderunterricht) und der Kontrollgruppe wurde kein Unterschied festgestellt (z = -2.244, p > .01). Zwischen der Interventionsgruppe 2 und der Kontrollgruppe wurde kein Unterschied festgestellt (z = -0.464, p > .05). Für die Variable „Feinmotorische Geschicklichkeit" (FG) wird noch einmal der Kruskal-Wallis-Test angewandt, da diese

Variable nicht normalverteilt ist; es liegen keine Baseline-Unterschiede zwischen den Gruppen vor (x^2 = 1.141; df = 2; p > .05).

Tab. 8: Testung der nicht normalverteilten Variablen auf Baseline-Unterschiede mithilfe des Kruskal-Wallis-Tests (x^2 = Prüfgröße; df = Freiheitsgrade; p = Alpha)

Variable	x^2	Df	P
SW	8,38	2	0,02
FG	1,14	2	0,57

Tab. 9: Testung der normalverteilten Variablen auf Baseline-Unterschiede mithilfe der Varianzanalyse (df = degrees of freedom (Freiheitsgrade); F = Prüfgröße; p = Alpha)

Variable	df (Zählerfreiheitsgrade, Nennerfreiheitsgrade)	F	P
MQ	2, 88	0.10	0.90
KK	2, 89	5.11	0.01
PA	2, 89	5.08	0.00
SK	2, 89	4.82	0.01
AS	2, 89	4.70	0.11
G	2, 89	8.38	0.00
ESKE	2, 70	1.08	0.35
EBEW	2, 69	1.46	0.24
ESOZ	2, 69	0.67	0.57
LSKE	2, 87	1.64	0.20
LSOZ	2, 87	1.65	0.20
GK	2, 89	0.08	0.92
GV	2, 89	1.51	0.23
BG	2, 89	0.19	0.83

11. 4 Personenstichprobe

Insgesamt nahmen 93 Kinder mit einer durchschnittlichen Größe von 131 cm, einem durchschnittlichen Alter von 93.34 Monaten, einem durchschnittlichen Gewicht von 29.96 kg und einem durchschnittlichen MQ im MOT Screen 4-8 von 77.37 an der Untersuchung teil (vgl. Tabelle 10).

Tab. 10: Daten der Gesamtstichprobe vor Beginn der Untersuchung (M = Mittelwert, SD = Standardabweichung, min = Minimum, max = Maximum, n = Probandenzahl)

N	Gesamtstichprobe
	93
Geschlecht	m/w
N (%)	68/25 (73/27)
Größe (cm) M	1.31
SD	0.75
Median	1.32
Min	1.16
Max	1.49
Alter (Mon.)	93.34
SD	9.78
Median	94.00
Min	72.00
Max	118.00
Gewicht (kg)	29.96
SD	8.68
Median	28.00
Min	18.00
Max	58.00
Screen MQ M	77.37
SD	6.81
Median	78.00
Min	60.00
Max	85.00

Die Interventionsgruppe 1 (Sportförderunterricht) umfasste n = 32 Probanden, und setzte sich aus 26 Jungen und 6 Mädchen mit einer durchschnittlichen Größe von 133.00 cm zusammen. Das Alter reicht von 72.00 bis 106.00 Monate und beträgt durchschnittlich 89.90 Monate. Im MOT 4-8 Screen erreichen die Teilnehmer einen durchschnittlichen MQ von M = 78.35 (SD = 6.48).

In der Interventionsgruppe 2 (HPV/R) befanden sich n = 39 Probanden, 29 Jungen und 10 Mädchen. Sie sind im Durchschnitt 130.00 cm groß und 95.49 Monate alt. Das Alter weist eine Range von 78.00 bis 111.00 Monaten auf. Im MOT 4-8 Screen erreichen die Teilnehmer einen durchschnittlichen MQ von M = 76.33 (SD = 6.89).

In der Kontrollgruppe wurden insgesamt n = 22 Probanden erfasst, davon 13 Jungen und 9 Mädchen. Sie sind im Durchschnitt 132.00 cm groß und zwischen 83.00 und 118.00 Monaten alt, das durchschnittliche Alter beträgt 94.48 Monate. Im MOT 4-8 Screen erreichen die Teilnehmer einen durchschnittlichen MQ von M = 77.82 (SD = 7.19). Tabelle 11 zeigt die Daten der Teilstichproben.

Tab. 11: Daten der Teilstichproben vor Beginn der Untersuchung (M = Mittelwert, SD = Standardabweichung, min = Minimum, max = Maximum, n = Probandenzahl)

	Sportförderunterricht	HPV/R	Kontrollgruppe
n	32	39	22
Geschlecht	m/w	m/w	m/w
n (%)	26/6 (81/19)	29/10 (74/26)	13/9 (59/41)
Größe (cm)	1.33	1.30	1.32
SD	0.08	0.07	0.07
Median	1.33	1.32	1.32
Min	1.16	1.16	1.20
Max	1.49	1.44	1.49
Alter (Mon.)	89.90	95.49	94.48
SD	9.70	9.29	9.84
Median	91.00	96.00	93.00
Min	72.00	78.00	83.00
Max	106.00	111.00	118.00
Gewicht (kg)	30.04	29.44	30.75
SD	9.02	7.80	9.93
Median	28.00	27.00	28.05
Min	18.00	19.00	18.00
Max	54.00	49.00	58.00
Screen MQ M	78.35	76.33	77.82
SD	6.48	6.89	7.19
Median	80.00	77.00	80.00
Min	60.00	60.00	60.00
Max	85.00	85.00	85.00

11.5 MOT 4-6 (MOTMQ)

Gesamt-MQ Vergleich der Untersuchungsgruppen im Prä- und Posttest
Zur Überprüfung der Hypothesen 1a und 2a (zur Auswirkung der Interventionen auf die motorische Entwicklung) wurde zunächst eine Varianzanalyse mit Messwiederholung durchgeführt. Als Ergebnis weisen alle Gruppen zusammengenommen einen signifikanten Unterschied zwischen T1 und T2 ($F_{(1,88)} = 70.43$, $p \leq .01$) als auch einen signifikanten Interaktionseffekt auf ($F_{(2,88)} = 3.56$, $p \leq .05$). Tabelle 12 zeigt die deskriptive Statistik des mittleren MQ (MOT4-6) im Prä- und Posttest der Untersuchungsgruppen.

Tab. 12: Deskriptive Statistik des mittleren MQ im Prä- und Posttest der Untersuchungsgruppen (n = Probandenzahl; M = Mittelwert; SD = Standardabweichung; min = Minimum; max = Maximum)

		n	M	SD	min	Max	Median
Sportförderunterricht	Prätest	31	92.74	16.31	52.00	116.00	95.00
	Posttest	31	102.68	14.35	73.00	125.00	107.00
HPV/R	Prätest	39	92.13	10.29	87.00	107.00	93.50
	Posttest	39	103.71	12,58	58.00	125.00	107.00
Kontrollgruppe	Prätest	22	93.64	9.44	70.00	104.00	95.00
	Posttest	22	98.36	10.06	76.00	113.00	99.50

Der MQ der Kinder aus der Interventionsgruppe 1 (Sportförderunterricht) hat sich vom Prä- (M = 92.74; SD = 16.31) zum Posttest (M = 102.68; SD = 14.35) verbessert. Die Effektstärke in Bezug auf den Leistungsgewinn vom Prä- zum Posttest beträgt in dieser Gruppe d = 0.65. Der MQ der Kinder aus der Interventionsgruppe 2 (Heilpädagogisches Voltigieren und Reiten) hat sich von M = 92.13; SD = 10.29 auf M = 103.71; SD = 12.58 verbessert. Die Effektstärke beträgt d = 1.01. Der MQ der Kinder aus der Kontrollgruppe (keine Intervention) hat sich vom ersten Zeitpunkt (M = 93.64; SD = 9.44) zum zweiten Zeitpunkt (M = 98.36; SD = 10.06) verbessert. Die Effektstärke beträgt d = 0.48.

Zur Überprüfung der Hypothese 1a und 2a (zur Auswirkung der Interventionen auf den MQ) wurde der T-Test für gepaarte Stichproben (alpha-adjustiert) angewandt, mit dessen Hilfe Veränderungen innerhalb der Gruppen von T1 zu T2 überprüft wurden. Für die Interventionsgruppe 1 (Sportförderunterricht) konnte hinsichtlich des MQ vom Prä- zum Posttest eine signifikante Veränderung festgestellt werden (t(30) = -6.67; p = .00). Für die Interventionsgruppe 2 (HPV/R) konnte hinsichtlich des MQ vom Prä- zum Posttest eine signifikante Veränderung festgestellt werden (t(37) = -5.89; p = .00). Für die Kontrollgruppe konnte hinsichtlich des MQ vom Prä- zum Posttest eine signifikante Veränderung festgestellt werden (t(21) = - 3.64; p = .00).

Zur Überprüfung der Hypothese 3a wird geprüft, ob zwischen den Gruppen Unterschiede hinsichtlich der Veränderungen vorliegen. Betrachtet man den Haupteffekt der Gruppe, d.h. alle Messzeitpunkte zusammen, unterscheiden sich die Gruppen nicht. Betrachtet man den Haupteffekt der Gruppe, unterscheiden sich die Gruppen nicht (F(2,88) = 0.21, p > .05). Die Testung mithilfe der Varianzanalyse (ANOVA) ergibt keine Gruppenunterschiede zu T2 (F(2, 89) = 1.35, p > .05). Somit muss die Nullhypothese beibehalten werden:
Bei Kindern mit psychomotorischen Auffälligkeiten trägt das Heilpädagogische Voltigieren und Reiten nicht zu einer signifikant stärkeren Verbesserung der motorischen Entwicklung bei als Sportförderunterricht.

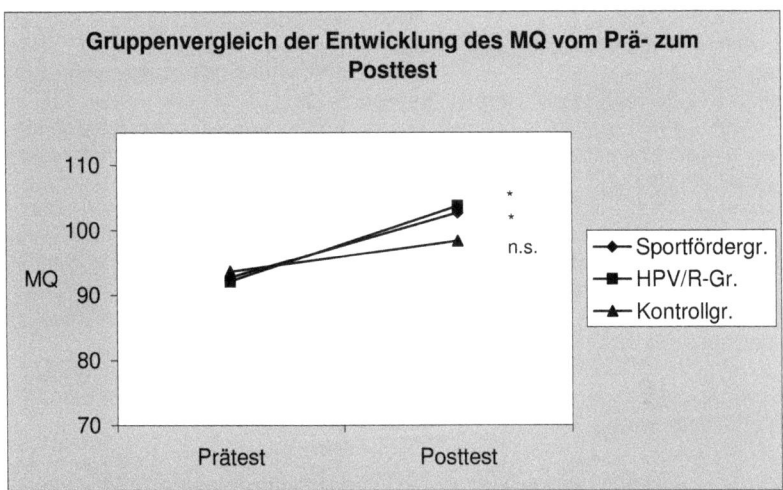

Abb. 13 : Gruppenvergleich der Entwicklung des motorischen Quotienten (MQ) vom Prä- zum Posttest (* = signifikante Veränderung, ** = hochsignifikante Veränderung, n.s. = nicht signifikante Veränderung)

Im Folgenden sollen die Entwicklungen der einzelnen Dimensionen des MOT 4-6 näher betrachtet werden.

Motorische Dimension „Gesamtkörperliche Gewandtheit und Koordinationsfähigkeit" (GK)
Die folgende Tabelle zeigt die deskriptive Statistik der motorischen Dimension „Gesamtkörperliche Gewandtheit und Koordinationsfähigkeit" (GK) (vgl. Tabelle 13) der Untersuchungsgruppen im Prä- und Posttest.

Tab. 13: Deskriptive Statistik der Motorischen Dimension „Gesamtkörperliche Gewandtheit und Koordinationsfähigkeit" (GK) (n = Probandenzahl; M = Mittelwert; SD = Standardabweichung; min = Minimum; max = Maximum)

		N	M	SD	Min	Max	Median
Sportförder- unterricht	Prätest	31	1.07	0.48	0.00	2.00	1.20
	Posttest	31	1.32	0.42	0.40	2.00	1.40
HPV/R	Prätest	39	1.06	0.30	0.40	1.60	1.00
	Posttest	39	1.33	0.35	0.40	2.00	1.40
Kontrollgruppe	Prätest	22	1.03	0.36	0.00	2.00	1.00
	Posttest	22	1.14	0.37	0.40	2.00	1.40

In der Interventionsgruppe 1 (Sportförderunterricht) konnte hinsichtlich dieser motorischen Dimension vom Prä- (M = 1.07; SD = 0.48) zum Posttest (M = 1.32; SD = 0.42) eine Effektstärke von d = 0.56 festgestellt werden. Für die Interventionsgruppe 2 (HPV/R) konnte hinsichtlich dieser motorischen Dimension vom Prä- (M = 1.06; SD

= 0.30) zum Posttest (M = 1.33; SD = 0.35) eine Effektstärke von d = 0.83 festgestellt werden. Für die Kontrollgruppe konnte hinsichtlich dieser motorischen Dimension vom Prä- (M = 1.03; SD = 0.36) zum Posttest (M = 1.14; SD = 0.37) eine Effektstärke von d = 0.30 festgestellt werden. Es konnte ein signifikanter Effekt über die Zeit $(F(1,89) = 46.71, p \leq .001)$ festgestellt werden, d.h. alle Gruppen zusammengenommen weisen einen Unterschied zwischen T1 und T2 auf. Es gibt keinen signifikanten Interaktionseffekt $(F(2, 89) = 2.43, p > .05)$, d.h. die verschiedenen Gruppen weisen keinen unterschiedlichen Effekt der Zeit auf. Betrachtet man den Haupteffekt der Gruppe, unterscheiden sich die Gruppen nicht $(F(2,89) = 0.84, p > .05)$. Die Testung mithilfe der Varianzanalyse (ANOVA) ergibt keine Gruppenunterschiede zu T2 $(F(2, 89) = 2.04, p > .05)$.

Motorische Dimension „Gleichgewichtsvermögen" (GV)
Die folgende Tabelle zeigt die deskriptive Statistik der Motorischen Dimension „Gleichgewichtsvermögen" (GV) (vgl. Tabelle 14) der Untersuchungsgruppen im Prä- und Posttest.

Tab. 14: Deskriptive Statistik der Motorischen Dimension „Gleichgewichtsvermögen" (GV) der Untersuchungsgruppen im Prä- und Posttest (n = Probandenzahl; M = Mittelwert; SD = Standardabweichung; min = Minimum; max = Maximum)

		N	M	SD	min	Max	Median
Sportförder-	Prätest	31	1.16	0.41	0.20	1.80	1.20
unterricht	Posttest	31	1.34	0.41	0.60	2.00	1.40
HPV/R	Prätest	39	1.28	0.37	0.40	2.00	1.40
	Posttest	39	1.47	0.32	0.60	2.00	1.60
Kontrollgruppe	Prätest	22	1.34	0.37	0.60	2.00	1.40
	Posttest	22	1.44	0.29	0.80	1.80	1.50

In der Interventionsgruppe 1 (Sportförderunterricht) konnte hinsichtlich dieser motorischen Dimension vom Prä- (M = 1.16; SD = 0.41) zum Posttest (M = 1.34; SD = 0.41) eine Effektstärke von d = 0.42 festgestellt werden. Für die Interventionsgruppe 2 (HPV/R) konnte hinsichtlich dieser motorischen Dimension vom Prä- (M = 1.28; SD = 0.37) zum Posttest (M = 1.47; SD = 0,32) eine Effektstärke von d = 0.55 festgestellt werden. Für die Kontrollgruppe konnte hinsichtlich dieser motorischen Dimension vom Prä- (M = 1.34; SD = 0.37) zum Posttest (M = 1.44; SD = 0.29) eine Effektstärke von d = 0.30 festgestellt werden. Es konnte ein signifikanter Effekt über die Zeit $(F(1,89) = 24.02, p \leq .001)$ festgestellt werden, d.h. alle Gruppen zusammengenommen weisen einen Unterschied zwischen T1 und T2 auf. Es gibt keinen signifikanten Interaktionseffekt $(F(2, 89) = 0.69, p > .05)$, d.h. die verschiedenen Gruppen weisen keinen unterschiedlichen Effekt der Zeit auf. Betrachtet man den Haupteffekt der Gruppe, unterscheiden sich die Gruppen nicht $(F(2,89) = 1.59, p > .05)$. Die Testung mithilfe der Varianzanalyse (ANOVA) ergibt keine Gruppenunterschiede zu T2 $(F(2, 89) = 1.37, p > .05)$.

Motorische Dimension „Feinmotorische Geschicklichkeit" (FG)
Da für diese Variable bei gleichem Ausgangsniveau keine Normalverteilung vorliegt, werden die Unterschiede vom Prä- zum Posttest mithilfe des Wilcoxon-Tests berechnet. Tabelle 15 zeigt die deskriptive Statistik der motorischen Dimension „feinmotorische Geschicklichkeit" (FG) der Untersuchungsgruppen im Prä- und Posttest.

Tab. 15: Deskriptive Statistik der motorischen Dimension „feinmotorische Geschicklichkeit" (FG) der Untersuchungsgruppen im Prä- und Posttest (n = Probandenzahl; M = Mittelwert; SD = Standardabweichung; min = Minimum; max = Maximum)

		N	M	SD	min	Max	Median
Sportförder-	Prätest	31	1.66	0.32	1.00	2.00	1.70
unterricht	Posttest	31	1.73	0.32	1.00	2.00	1.67
HPV/R	Prätest	39	1.56	0.35	0.67	2.00	1.67
	Posttest	39	1.71	0.38	0.33	2.00	2.00
Kontrollgruppe	Prätest	22	1.59	0.31	0.67	2.00	1.67
	Posttest	22	1.70	0.29	1.00	2.00	1.67

In der Interventionsgruppe 1 (Sportförderunterricht) konnte keine signifikante Veränderung hinsichtlich dieser motorischen Dimension vom Prä- (M = 1.66; SD = 0.32) zum Posttest (M = 1.73; SD = 0.32) festgestellt werden (z = -1.470; p > .05). Die Effektstärke beträgt d = 0.24. In der Interventionsgruppe 2 (HPV/R) konnte keine signifikante Veränderung hinsichtlich dieser motorischen Dimension vom Prä- (M = 1.56; SD = 0.35) zum Posttest (M = 1.71; SD = 0.38) festgestellt werden (z = -1.753; p > .05). Die Effektstärke beträgt d = 0.39. In der Kontrollgruppe konnte eine signifikante Veränderung hinsichtlich dieser motorischen Dimension vom Prä- (M = 1.59; SD = 0.31) zum Posttest (M = 1.70; SD = 0.29) festgestellt werden (z = -2.333, p ≤ .05). Es gibt keinen Unterschied zwischen T1 und T2 (da Alpha adjustiert wird, Alpha =.017), Die Effektstärke beträgt d = 0.39. Zur Überprüfung der Hypothese 3a werden nun Postest-Einzelvergleiche mithilfe des U-Tests durchgeführt. Im Posttest unterscheiden sich Interventionsgruppe 1 und 2 nicht (z = -0.051; p > .05). Interventionsgruppe 1 und die Kontrollgruppe unterscheiden sich nicht (z = -0.589, p > .05). Interventionsgruppe 2 und Interventionsgruppe 3 unterscheiden sich im Posttest nicht (z = -0.589; p > .05). Das heißt es kann nicht davon ausgegangen werden, dass eine der Interventionen einen positiven Einfluss auf die motorische Dimension „Feinmotorische Geschicklichkeit" hat.

Motorische Dimension „Reaktionsvermögen" (RF)
Da für diese Variable bei gleichem Ausgangsniveau keine Normalverteilung vorliegt, werden die Unterschiede vom Prä- zum Posttest mithilfe des Wilcoxon-Tests berechnet. Tabelle 16 zeigt die deskriptive Statistik der motorischen Dimension „Reaktionsfähigkeit" (RF) der Untersuchungsgruppen im Prä- und Posttest.
In der Interventionsgruppe 1 (Sportförderunterricht) konnte keine signifikante Veränderung hinsichtlich dieser motorischen Dimension vom Prä- (M = 0.95; SD = 0.35) zum Posttest (M = 1.06; SD = 0.22) festgestellt werden (z = -2.221; p = .03), da Alpha adjustiert wird, Alpha = 0.017. Die Effektstärke beträgt d = 0.41. In der Interventionsgruppe 2 (HPV/R) konnte eine signifikante Veränderung hinsichtlich dieser motorischen Dimension vom Prä- (M = 0.87; SD = 0.31) zum Posttest (M = 0.99; SD =

0.21) festgestellt werden (z = -2.721; p ≤ .01). Die Effektstärke beträgt d = 0.47. In der Kontrollgruppe konnte keine signifikante Veränderung hinsichtlich dieser motorischen Dimension vom Prä- (M = 0.98; SD = 0.16) zum Posttest (M = 1.01; SD = 0.24) festgestellt werden (z = 0.000, p = 1.00). Die Effektstärke beträgt d = 0.39.

Tab. 16: Deskriptive Statistik der motorischen Dimension „Reaktionsfähigkeit" (RF) der Untersuchungsgruppen im Prä- und Posttest (n = Probandenzahl; M = Mittelwert; SD = Standardabweichung; min = Minimum; max = Maximum)

		N	M	SD	min	max	Median
Sportförder-	Prätest	31	0.95	0.35	0.33	1.33	1.00
unterricht	Posttest	31	1.06	0.22	0.33	1.33	1.00
HPV/R	Prätest	39	0.87	0.31	0.00	1.33	1.00
	Posttest	39	0.99	0.21	0.33	1.33	1.00
Kontrollgruppe	Prätest	22	0.98	0.16	0.67	1.33	1.00
	Posttest	22	1.01	0.24	0.67	1.33	1.00

Zur Überprüfung der Hypothese 3a werden nun Postest-Einzelvergleiche mithilfe des U-Tests durchgeführt. Im Posttest unterscheiden sich Interventionsgruppe 1 und 2 nicht (z = -1.619; p > .05). Interventionsgruppe 1 und die Kontrollgruppe unterscheiden sich nicht (z = -1.380, p > .05). Interventionsgruppe 2 und Interventionsgruppe 3 unterscheiden sich im Posttest nicht (z = -0.235; p > .05). Das heißt, es kann nicht davon ausgegangen werden, dass eine der Interventionen einen positiven Einfluss auf die motorische Dimension „Reaktionsfähigkeit" hat.

Motorische Dimension „Sprungkraft" (SK)
Da für diese Variable bei gleichem Ausgangsniveau keine Normalverteilung vorliegt, werden die Unterschiede vom Prä- zum Posttest mithilfe des Wilcoxon-Tests berechnet. Tabelle 17 zeigt die deskriptive Statistik der motorischen Dimension „Sprungkraft" (SK) der Untersuchungsgruppen im Prä- und Posttest. In der Interventionsgruppe 1 (Sportförderunterricht) konnte keine signifikante Veränderung hinsichtlich dieser motorischen Dimension vom Prä- (M = 1.40; SD = 0.49) zum Posttest (M = 1.57; SD = 0.36) festgestellt werden (z = -2.066; p = .04), da Alpha adjustiert wird, Alpha = .017. Die Effektstärke beträgt d = 0.38. In der Interventionsgruppe 2 (HPV/R) konnte keine signifikante Veränderung hinsichtlich dieser motorischen Dimension vom Prä- (M = 1.33; SD = 0.52) zum Posttest (M = 1.56; SD = 0.50) festgestellt werden (z = -2.124; p > .01), da Alpha adjustiert wird, Alpha = .017. Die Effektstärke beträgt d = 0.45.

Tab. 17: Deskriptive Statistik der motorischen Dimension „Sprungkraft" (SK) der Untersuchungsgruppen im Prä- und Posttest (n = Probandenzahl; M = Mittelwert; SD = Standardabweichung; min = Minimum; max = Maximum)

		N	M	SD	min	max	Median
Sportförder-	Prätest	31	1.40	0.49	0.00	2.00	1.50
unterricht	Posttest	31	1.57	0.36	1.00	2.00	1.50
HPV/R	Prätest	39	1.33	0.52	0.50	2.00	1.50
	Posttest	39	1.56	0.50	0.00	2.00	1.50
Kontrollgruppe	Prätest	22	1.43	0.50	0.50	2.00	1.50
	Posttest	22	1.46	0.46	0.50	2.00	1.50

In der Kontrollgruppe konnte keine signifikante Veränderung hinsichtlich dieser motorischen Dimension vom Prä- (M = 1.43; SD = 0.50) zum Posttest (M = 1.46; SD = 0.46) festgestellt werden (z = -0.378, p > .01). Die Effektstärke beträgt d = 0.05. Zur Überprüfung der Hypothese 3a werden nun Postest-Einzelvergleiche mithilfe des U-Tests durchgeführt. Im Posttest unterscheiden sich Interventionsgruppe 1 und 2 nicht (z = -0.455; p > .01). Interventionsgruppe 1 und die Kontrollgruppe unterscheiden sich nicht (z = -0.837, p > .01). Interventionsgruppe 2 und Interventionsgruppe 3 unterscheiden sich im Posttest nicht (z = -1.066; p > .01). Das heißt es kann nicht davon ausgegangen werden, dass eine der Interventionen einen positiven Einfluss auf die motorische Dimension „Reaktionsfähigkeit" hat.

Motorische Dimension „Bewegungsgeschwindigkeit" (BG)
Da für diese Variable bei gleichem Ausgangsniveau keine Normalverteilung vorliegt, werden die Unterschiede vom Prä- zum Posttest mithilfe des Wilcoxon-Tests berechnet. Tabelle 18 zeigt die deskriptive Statistik der motorischen Dimension „Bewegungsgeschwindigkeit" (BG) der Untersuchungsgruppen im Prä- und Posttest.

Tab. 18: Deskriptive Statistik der motorischen Dimension Bewegungsgeschwindigkeit" (BG) der Untersuchungsgruppen im Prä- und Posttest (n = Probandenzahl; M = Mittelwert; SD = Standardabweichung; min = Minimum; max = Maximum)

		N	M	SD	min	max	Median
Sportförder-	Prätest	31	1.29	0.41	0.67	2.00	1.33
unterricht	Posttest	31	1.47	0.42	0.33	2.00	1.67
HPV/R	Prätest	39	1.31	0.37	0.33	2.00	1.33
	Posttest	39	1.58	0.40	0.67	2.00	1.67
Kontrollgruppe	Prätest	22	1.24	0.43	0.33	2.00	1.33
	Posttest	22	1.44	0.40	0.67	2.00	1.33

In der Interventionsgruppe 1 (Sportförderunterricht) konnte keine signifikante Veränderung hinsichtlich dieser motorischen Dimension vom Prä- (M = 1.29; SD = 0.41) zum Posttest (M = 1.47; SD = 0.42) festgestellt werden (z = -2.199; p > .01). Die Effektstärke beträgt d = 0.44. In der Interventionsgruppe 2 (HPV/R) konnte eine signifikante Veränderung hinsichtlich dieser motorischen Dimension vom Prä- (M = 1.31; SD = 0.37) zum Posttest (M = 1.58; SD = 0.40) festgestellt werden (z = -3.247; p ≤

.01). Die Effektstärke beträgt d = 0.71. In der Kontrollgruppe konnte eine signifikante Veränderung hinsichtlich dieser motorischen Dimension vom Prä- (M = 1.24; SD = 0.43) zum Posttest (M = 1.44; SD = 0.40) festgestellt werden (z = -2.807, p ≤ .01). Die Effektstärke beträgt d = 0.47.
Zur Überprüfung der Hypothese 3a werden nun Postest-Einzelvergleiche mithilfe des U-Tests durchgeführt. Im Posttest unterscheiden sich Interventionsgruppe 1 und 2 nicht (z = -1.096; p > .05). Interventionsgruppe 1 und die Kontrollgruppe unterscheiden sich nicht (z = -0.430, p > .05). Interventionsgruppe 2 und Interventionsgruppe 3 unterscheiden sich im Posttest nicht (z = -1.373; p > .05). Das heißt es kann nicht davon ausgegangen werden, dass eine der Interventionen einen positiveren Einfluss auf die motorische Dimension „Bewegungsgeschwindigkeit" hat.

Motorische Dimension „Bewegungssteuerung" (BS)
Da für diese Variable bei gleichem Ausgangsniveau keine Normalverteilung vorliegt, werden die Unterschiede vom Prä- zum Posttest mithilfe des Wilcoxon-Tests berechnet. Tabelle 19 zeigt die deskriptive Statistik der motorischen Dimension „Bewegungssteuerung" (BS) der Untersuchungsgruppen im Prä- und Posttest. In der Interventionsgruppe 1 (Sportförderunterricht) konnte eine signifikante Veränderung hinsichtlich dieser motorischen Dimension vom Prä- (M = 1.40; SD = 0.49) zum Posttest (M = 1.68; SD = 0.46) festgestellt werden (z = -3.153; p ≤ .01). Die Effektstärke beträgt d = 0.58.

Tab. 19: Deskriptive Statistik der motorischen Dimension „Bewegungssteuerung" (BS) der Untersuchungsgruppen im Prä- und Posttest (n = Probandenzahl; M = Mittelwert; SD = Standardabweichung; min = Minimum; max = Maximum)

		N	M	SD	Min	Max	Median
Sportförder-	Prätest	31	1.40	0.49	0.50	2.00	1.50
unterricht	Posttest	31	1.68	0.46	0.50	2.00	2.00
HPV/R	Prätest	39	1.41	0.48	0.00	2.00	1.50
	Posttest	39	1.54	0.48	0.50	2.00	1.50
Kontrollgruppe	Prätest	22	1.41	0.50	0.00	2.00	1.50
	Posttest	22	1.57	0.48	0.50	2.00	1.50

In der Interventionsgruppe 2 (HPV/R) konnte keine signifikante Veränderung hinsichtlich dieser motorischen Dimension vom Prä- (M = 1.41; SD = 0.48) zum Posttest (M = 1.54; SD = 0.48) festgestellt werden (z = -1.170; p > .01). Die Effektstärke beträgt d = 0.27. In der Kontrollgruppe konnte keine signifikante Veränderung hinsichtlich dieser motorischen Dimension vom Prä- (M = 1.41; SD = 0.50) zum Posttest (M = 1.57; SD = 0.48) festgestellt werden (z = -1.000, p > .01). Die Effektstärke beträgt d = 0.13. Zur Überprüfung der Hypothese 3b werden nun Postest-Einzelvergleiche mithilfe des U-Tests durchgeführt. Im Posttest unterscheiden sich Interventionsgruppe 1 und 2 nicht (z = -1.280; p > .01). Interventionsgruppe 1 und die Kontrollgruppe unterscheiden sich nicht (z = -1.558; p > .01). Interventionsgruppe 2 und Interventionsgruppe 3 unterscheiden sich im Posttest nicht (z = -0.398; p > .01). Das heißt es kann nicht davon ausgegangen werden, dass eine der Interventionen einen positiven Einfluss auf die motorische Dimension „Bewegungssteuerung" hat.

11.6 SPPC-D

Zur Überprüfung der Hypothese 1b und 2b (zur Auswirkung der Interventionen auf das „Globale Selbstwertgefühl" (G) wurde zunächst der Wilcoxon-Test angewandt, mit dessen Hilfe Veränderungen innerhalb der Gruppen von T1 zu T2 überprüft wurden. Tabelle 21 zeigt die deskriptive Statistik des „Globalen Selbstwertgefühls" (G) der Untersuchungsgruppen im Prä- und Posttest.

Für die Interventionsgruppe 1 (Sportförderunterricht) konnte hinsichtlich des „Globalen Selbstwertgefühls" vom Prä- (M = 3.38; SD =0.37) zum Posttest (M = 3.37; SD = 0.38) keine signifikante Veränderung festgestellt werden (z = -0.725; p > .01). Die Effektstärke beträgt d = 0.03. Für die Interventionsgruppe 2 (HPV/R) konnte hinsichtlich des „Globalen Selbstwertgefühls" vom Prä- (M = 2.99; SD = 0.52) zum Posttest (M = 3.36; SD = 0.48) eine signifikante Veränderung festgestellt werden (z = -4.592; p ≤ .01). Die Effektstärke beträgt d = 0.75.

Tab. 20: Deskriptive Statistik für die Mittelwerte des globalen Selbstkonzepts (G) der Untersuchungsgruppen im Prä- und Posttest (n = Probandenzahl; M = Mittelwert; SD = Standardabweichung; min = Minimum; max = Maximum)

		N	M	SD	min	Max	Median
Sportförder-unterricht	Prätest	31	3.38	0.36	2.60	3.90	3.40
	Posttest	31	3.37	0.38	2.30	3.90	3.43
HPV/R	Prätest	39	2.99	0.52	1.30	3.70	3.07
	Posttest	39	3.36	0.48	1.70	3.90	3.50
Kontrollgruppe	Prätest	22	2.86	0.62	1.70	3.80	3.10
	Posttest	22	2.75	0.61	1.60	3.80	2.90

Für die Kontrollgruppe konnte hinsichtlich des „Globalen Selbstwertgefühls" vom Prä- (M = 2.86; SD = 0.62) zum Posttest (M = 2.75; SD = 0.62) eine signifikante Verschlechterung festgestellt werden (z = -2.337; p > .01). Die Effektstärke beträgt d = 0.18.

Zur Überprüfung der Hypothese 3b wird zunächst mithilfe des U-Tests geprüft, ob zwischen den Gruppen Unterschiede zu T2 vorliegen. Zwischen der Interventionsgruppe 1 (Sportfördergruppe) und der Interventionsgruppe 2 (HPV/R) bestehen keine signifikanten Unterschiede im Posttest (z = -0.586; p > .01). Für die Interventionsgruppe 1 (Sportförderunterricht) und die Kontrollgruppe wurden signifikante Unterschiede im Posttest festgestellt (z = -3.865; p ≤ .01). Für Interventionsgruppe 2 (HPV/R) und die Kontrollgruppe wurden signifikante Unterschiede hinsichtlich der Veränderung des „Globalen Selbstkonzepts" vom Prä- zum Posttest festgestellt (z = -4.156; p ≤ .01). Da für diese Variable signifikant differierende Baselines bzw. signifikant unterschiedliche Ausgangsniveaus festgestellt wurden, ermöglicht die Datenlage keine fundierte Aussage zum Treatmenteffekt bzw. keine Möglichkeit der Hypothesenüberprüfung (vgl. Kapitel 11.3). Abbildung 14 zeigt die Entwicklung des globalen Selbstkonzepts vom Prä- zum Posttest im Gruppenvergleich.

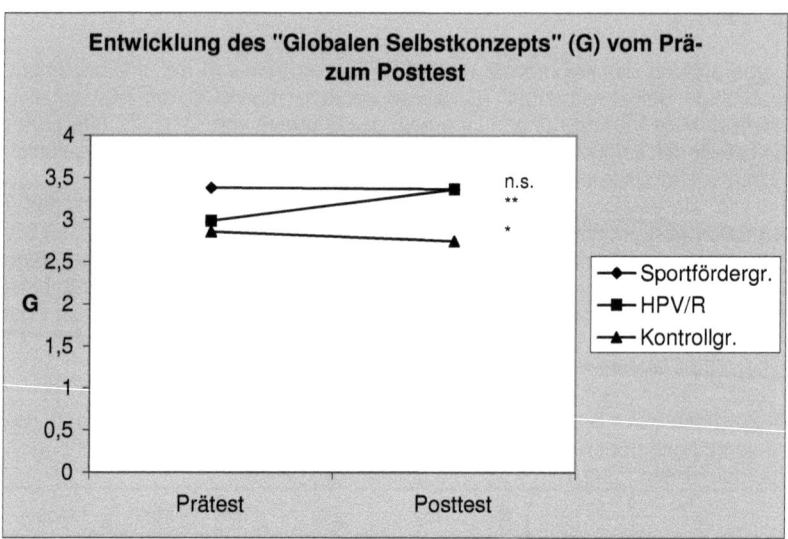

Abb. 14: Gruppenvergleich der Entwicklung des globalen Selbstkonzepts vom Prä- zum Posttest (* = signifikante Veränderung, ** = hochsignifikante Veränderung, n.s. = nicht signifikante Veränderung)

Vergleich der Selbstkonzept-Dimension „Kognitive Kompetenz" (KK) der Untersuchungsgruppen vom Prä- zum Posttest
Zur Überprüfung dieser Variable wurde zunächst eine Varianzanalyse mit Messwiederholung durchgeführt. Als Ergebnis weisen alle Gruppen zusammengenommen einen signifikanten Unterschied zwischen T1 und T2 auf F(1,89) = 12.19, p ≤ .01 als auch einen signifikanten Interaktionseffekt auf F(2,89) = 9.28, p ≤ .001, d.h. es liegen hochsignifikante Unterschiede zwischen den Gruppen hinsichtlich der Selbstkonzeptdimension KK vom Prä- zum Posttest vor, und es liegen hochsignifikante Unterschiede hinsichtlich dieser Dimension vom Prä- zum Posttest vor. Der Mittelwert der Interventionsgruppe 1 (Sportförderunterricht) der Selbstkonzeptdimension „Kognitive Kompetenz" betrug im Prätest M = 3.08 (SD = 0.67) und im Posttest M = 3.18 (SD = 0.69). Der Mittelwert der Interventionsgruppe 2 (HPV/R) der Selbstkonzeptdimension „Kognitive Kompetenz" betrug im Prätest M = 2.61 (SD = 0.71) und im Posttest M = 3.24 (SD = 0.57). Der Mittelwert der Kontrollgruppe der Selbstkonzeptdimension „Kognitive Kompetenz" betrug im Prätest M = 2.55 (SD = 0.74) und im Posttest M = 2.55 (SD = 0.78) (vgl. Tabelle 22).

Zur Überprüfung der Hypothese 1b und 2b (zur Auswirkung der Interventionen auf die Selbstkonzeptdimension „Kognitive Kompetenz" (KK)) wurde der T-Test für gepaarte Stichproben (alpha-adjustiert) angewandt, mit dessen Hilfe Veränderungen innerhalb der Gruppen von T1 zu T2 überprüft wurden. Für die Interventionsgruppe 1 (Sportförderunterricht) konnte hinsichtlich der Selbstkonzeptdimension „Kognitive Kompetenz" vom Prä- zum Posttest keine signifikante Veränderung festgestellt werden (t(30) = 0.77; p = .45). Für die Interventionsgruppe 2 (HPV/R) konnte hinsichtlich dieser Dimension vom Prä- zum Posttest eine signifikante Veränderung festgestellt werden (t(38) = - 5.47; p = .00). Für die Kontrollgruppe konnte hinsichtlich dieser Dimension vom Prä- zum Posttest keine signifikante Veränderung festgestellt werden (t(21) = 0.012; p = 0.92).

Tab. 21: Deskriptive Statistik der Selbstkonzeptdimension „Kognitive Kompetenz" (KK) (n = Probandenzahl; M = Mittelwert; SD = Standardabweichung; min = Minimum; max = Maximum)

		n	M	SD	Min	Max	Median
Sportförder-	Prätest	31	3.08	0.66	1.50	4.00	3.19
unterricht	Posttest	31	3.18	0.69	1.50	4.00	3.33
HPV/R	Prätest	39	2.61	0.71	1.00	3.70	2.83
	Posttest	39	3.24	0.57	1.70	4.00	3.33
Kontrollgruppe	Prätest	22	2.55	0.74	1.20	4.00	2.69
	Posttest	22	2.55	0.78	1.00	4.00	2.58

Die Effektstärke d der Veränderung dieser Selbstkonzeptdimension vom Prä- zum Posttest beträgt in der Interventionsgruppe 1 (Sportförderunterricht) vom Prä- zum Posttest d = 0.14, in der Interventionsgruppe 2 (HPV/R) d = 0.98 und in der Kontrollgruppe d = 0.01. Da zu T2 Gruppenunterschiede bestehen (F(2, 89) = 8.56, p ≤ .001), wird mit dem Post-hoc-Test Games Howell auf Unterschiede geprüft. Hier unterscheidet sich Gruppe 3 von Gruppe 1 (p ≤ .01) und von Gruppe 2 (p ≤ .01). Da für diese Variable signifikant differierende Baselines bzw. signifikant unterschiedliche Ausgangsniveaus festgestellt wurden, ermöglicht die Datenlage keine fundierte Aussage zum Treatmenteffekt bzw. keine Möglichkeit der Hypothesenüberprüfung (vgl. Kapitel 11.3). Abbildung 15 zeigt die Entwicklung der Selbstkonzeptdimension „kognitive Kompetenz" vom Prä- zum Posttest.

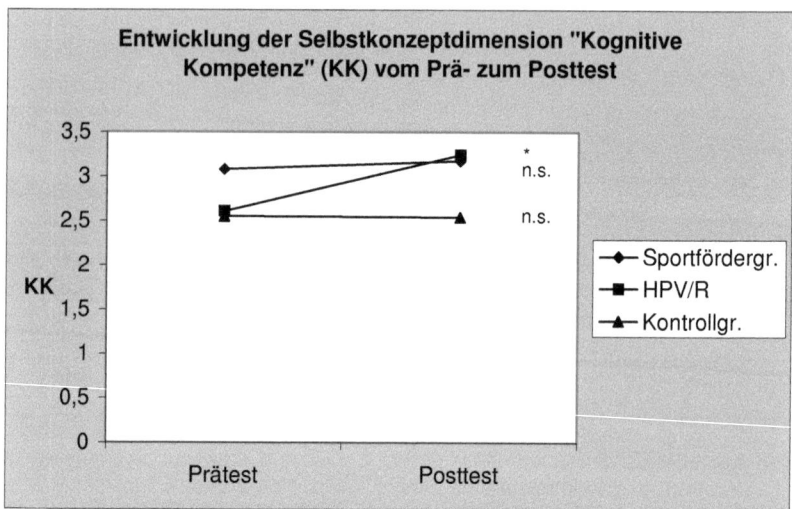

Abb. 15: Gruppenvergleich der „kognitiven Kompetenz" im Prä- und Posttest (* = signifikante Veränderung, ** = hochsignifikante Veränderung, n.s. = nicht signifikante Veränderung)

Vergleich der Selbstkonzept-Dimension „Peerakzeptanz" (PA) der Untersuchungsgruppen vom Prä- zum Posttest
Mithilfe des Wilcoxon-Tests wurden Veränderungen hinsichtlich der Selbstkonzeptdimension „Peerakzeptanz" (PA) vom Prä- zum Posttest in den verschiedenen Untersuchungsgruppen überprüft. Tabelle 23 zeigt die deskriptive Statistik der Selbstkonzeptdimension Peerakzeptanz (PA) der Untersuchungsgruppen im Prä- und Posttest. In der Interventionsgruppe 1 (Sportförderunterricht) konnte keine signifikante Veränderung hinsichtlich der Selbstkonzeptdimension „Peerakzeptanz" vom Prä- (M = 3.13; SD = 0.55) zum Posttest (M = 3.00; SD = 0.66) festgestellt werden (z = -1.499; p > .01). Die Effektstärke beträgt d = 0.22. In der Interventionsgruppe 2 (HPV/R) konnte eine signifikante Veränderung hinsichtlich der Selbstkonzeptdimension „Peerakzeptanz" vom Prä- (M = 2.65; SD = 0.71) zum Posttest (M = 3.06; SD = 0.72) festgestellt werden (z = -3.083; p ≤ .01). Die Effektstärke beträgt d = 0.58. In der Kontrollgruppe konnte keine signifikante Veränderung hinsichtlich der Selbstkonzeptdimension „Peerakzeptanz" vom Prä- (M = 2.68; SD = 0.61) zum Posttest (M = 2.53; SD = 0.53) festgestellt werden (z = -1.835; p > .01). Die Effektstärke beträgt d = 0.26.

Tab. 22: Deskriptive Statistik der Selbstkonzeptdimension Peerakzeptanz (PA) der Untersuchungsgruppen im Prä- und Posttest (n = Probandenzahl; M = Mittelwert; SD = Standardabweichung; min = Minimum; max = Maximum)

		n	M	SD	Min	max	Median
Sportförder-	Prätest	31	3.13	0,55	1.80	4.00	3.17
unterricht	Posttest	31	3.00	0.66	1.30	4.00	3.17
HPV/R	Prätest	39	2.65	0.71	1.00	3.70	2.67
	Posttest	39	3.06	0.72	1.30	4.00	3.17
Kontrollgruppe	Prätest	22	2.68	0.61	1.50	3.50	2.83
	Posttest	22	2.53	0.53	1.50	3.50	2.67

Zur Überprüfung der Hypothese 3b werden nun Posttest- Einzelvergleiche mithilfe von U-Tests durchgeführt. Der U-Test ergab keine signifikanten Unterschiede zwischen den Interventionsgruppen im Posttest (z = -0.57; p > .05), jedoch signifikante Unterschiede zwischen Interventionsgruppe 1 (Sportförderunterricht) und der Kontrollgruppe (z = -2.448; p ≤ .01) und signifikante Unterschiede zwischen Interventionsgruppe 2 (HPV/R) und der Kontrollgruppe (z = -3.288; p ≤ .01). Da für diese Variable signifikant differierende Baselines bzw. signifikant unterschiedliche Ausgangsniveaus festgestellt wurden, ermöglicht die Datenlage keine fundierte Aussage zum Treatmenteffekt bzw. keine Möglichkeit der Hypothesenüberprüfung (vgl. Kapitel 11.3). Abbildung 16 zeigt die Entwicklung der Selbstkonzeptdimension „Peerakzeptanz" vom Prä- zum Posttest.

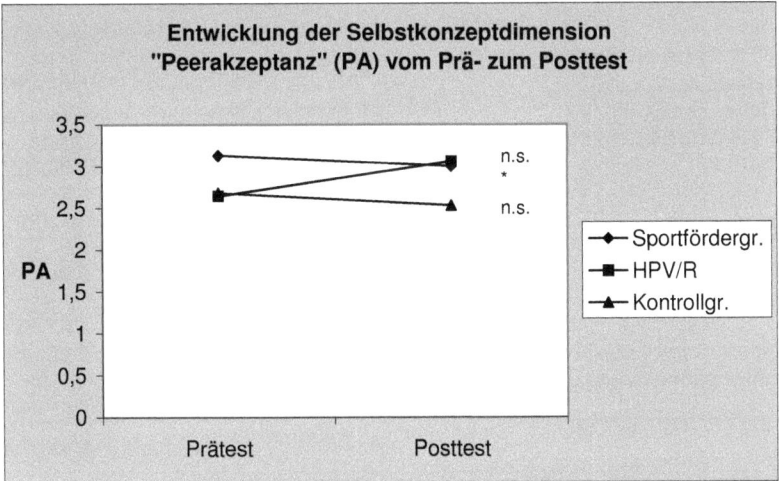

Abb. 16: Entwicklung der Selbstkonzeptdimension „Peerakzeptanz" vom Prä- zum Posttest (* = signifikante Veränderung, ** = hochsignifikante Veränderung, n.s. = nicht signifikante Veränderung)

Vergleich der Selbstkonzept-Dimension „Sportkompetenz" (SK) der Untersuchungsgruppen vom Prä- zum Posttest

Für diese Variable wird zunächst mithilfe der Varianzanalyse geprüft ob es einen Effekt über die Zeit und einen Interaktionseffekt gibt. Es gibt keinen signifikanten Effekt über die Zeit, d.h. alle Gruppen zusammengenommen weisen einen Unterschied zwischen T1 und T2 auf (F (1,89) = 0.665, p > .05). Es gibt einen signifikanten Interaktionseffekt, d.h. die verschiedenen Gruppen weisen einen unterschiedlichen Effekt der Zeit auf (F (2, 89) = 4.755, p ≤ .05).
Tabelle 24 zeigt die deskriptive Statistik der Selbstkonzeptdimension „Sportkompetenz" (SK) der Untersuchungsgruppen im Prä- und Posttest. In der Interventionsgruppe 1 (Sportförderunterricht) hat sich der Mittelwert der Selbstkonzeptdimension „Sportkompetenz" vom Prä- (M = 3.40; SD = 0.42) zum Posttest (M = 3.38; SD = 0.52) kaum verändert. Die Effektstärke d beträgt d = 0.06. In der Interventionsgruppe 2 (HPV/R) betrug der Mittelwert der Selbstkonzeptdimension „Sportkompetenz" im Prätest M = 2.97 (SD = 0.81) und im Posttest M = 3.38 (SD = 0.52), die Effektstärke beträgt d = 0.39. Die „Sportkompetenz" der Kinder aus der Kontrollgruppe hat sich vom Prä- (M = 2.91; SD = 0.66) zum Posttest (M = 2.80; SD = 0.68) ebenfalls kaum verändert (d = 0.17). Zur Überprüfung der Hypothese 1b und 2b (zur Auswirkung der Interventionen auf die Selbstkonzeptdimension „Sportkompetenz" (SK)) wurde der T-Test für gepaarte Stichproben (alpha-adjustiert) angewandt, mit dessen Hilfe Veränderungen innerhalb der Gruppen von T1 zu T2 überprüft wurden. Für die Interventionsgruppe 1 (Sportförderunterricht) konnte hinsichtlich der Selbstkonzeptdimension „Sportkompetenz" vom Prä- zum Posttest keine signifikante Veränderung festgestellt werden (t(30) = - 2.16; p = .05). Für die Interventionsgruppe 2 (HPV/R) konnte hinsichtlich dieser Dimension vom Prä- zum Posttest keine signifikante Veränderung festgestellt werden (t(38) = - 2.34; p = .05). Für die Kontrollgruppe konnte hinsichtlich dieser Dimension vom Prä- zum Posttest keine signifikante Veränderung festgestellt werden (t(21) = - 0.37; p = .72). Es gibt zu T2 Gruppenunterschiede, so dass mittels des Games-Howell-Tests nun auf Unterschiede zwischen den Gruppen geprüft werden muss. Der Games-Howell Test ergab signifikante Unterschiede zwischen Gruppe 3 und Gruppe 1 (p ≤ .01) und signifikante Unterschiede zwischen Gruppe 3 und Gruppe 2 (p = 0,03), da Alpha = .017 ist dieser Unterschied nicht signifikant.

Tab. 23: Deskriptive Statistik der Selbstkonzeptdimension „Sportkompetenz" (SK) der Untersuchungsgruppen im Prä- und Posttest (N = Probandenzahl; M = Mittelwert; SD = Standardabweichung; min = Minimum; max = Maximum)

		n	M	SD	min	max	Median
Sportförder-	Prätest	31	3.40	0.42	0.00	2.00	1.50
unterricht	Posttest	31	3.38	0.52	1.00	2.00	1.50
HPV/R	Prätest	39	2.97	0.81	0.00	2.00	1.50
	Posttest	39	3.26	0.63	0.00	2.00	1.50
Kontrollgruppe	Prätest	22	2.91	0.66	0.50	2.00	1.50
	Posttest	22	2.80	0.68	0.50	2.00	1.50

Da für diese Variable signifikant differierende Baselines bzw. signifikant unterschiedliche Ausgangsniveaus festgestellt wurden, ermöglicht die Datenlage keine fundierte Aussage zum Treatmenteffekt bzw. keine Möglichkeit der Hypothesenüberprüfung (vgl. Kapitel 11.3).

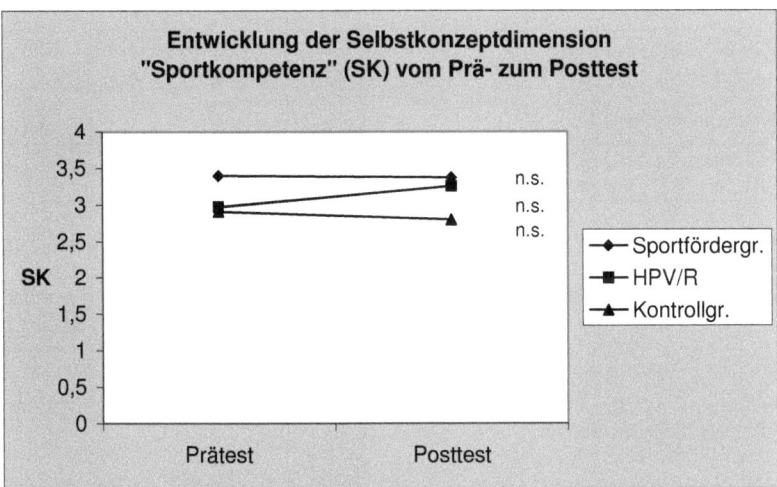

Abb. 17: Gruppenvergleich der Entwicklung der Selbstkonzeptdimension "Sportkompetenz" (SK) vom Prä- zum Posttest (* = signifikante Veränderung, ** = hochsignifikante Veränderung, n.s. = nicht signifikante Veränderung)

Vergleich der Selbstkonzeptdimension „Aussehen" (AS) der Untersuchungsgruppen vom Prä- zum Posttest
Mithilfe des Wilcoxon-Tests wurden Veränderungen hinsichtlich der Selbstkonzeptdimension „Aussehen" (AS) vom Prä- zum Posttest in den verschiedenen Untersuchungsgruppen überprüft. Tabelle 25 zeigt die deskriptive Statistik der Selbstkonzeptdimension Aussehen (AS) der Untersuchungsgruppen im Prä- und Posttest. In der Interventionsgruppe 1 (Sportförderunterricht) konnte keine signifikante Veränderung hinsichtlich der Selbstkonzeptdimension „Aussehen" vom Prä- (M = 3.54; SD = 0.56) zum Posttest (M = 3.59; SD = 0.53) festgestellt werden (z = 0.000; p > .05). Die Effektstärke d beträgt d = 0.08. Die Selbstkonzeptdimension „Aussehen" der Kinder aus der Interventionsgruppe 2 (HPV/R) hat sich vom Prä- (M = 3.28; SD = 0.72) zum Posttest (M = 3.65; SD = 0.54) signifikant (z = -3.126; p > .01) verändert. Die Effektstärke beträgt d = 0.57. In der Kontrollgruppe konnte keine signifikante Veränderung hinsichtlich der Selbstkonzeptdimension „Aussehen" vom Prä- (M = 2.89; SD = 1.03) zum Posttest (M = 2.78; SD = 0.91) festgestellt werden (z = -1.515; p > .05). Die Effektstärke beträgt d = 0.12.

Tab. 24: Deskriptive Statistik der Selbstkonzeptdimension Aussehen (AS) der Untersuchungsgruppen im Prä- und Posttest (n = Probandenzahl; M = Mittelwert; SD = Standardabweichung; min = Minimum; max = Maximum)

		n	M	SD	Min	Max	Median
Sportförder-	Prätest	31	3.54	0.56	2.20	4.00	3.67
unterricht	Posttest	31	3.59	0.53	2.00	4.00	3.83
HPV/R	Prätest	39	3.28	0.72	1.00	4.00	3.50
	Posttest	39	3.65	0.54	1.80	4.00	3.83
Kontrollgruppe	Prätest	22	2.89	1.03	1.20	4.00	3.33
	Posttest	22	2.78	0.91	1.00	4.00	3.17

Zur Überprüfung der Hypothese 3b werden nun Posttest- Einzelvergleiche mithilfe von U-Tests durchgeführt. Der U-Test ergab keine signifikanten Unterschiede zwischen den Interventionsgruppen im Posttest (z = -0.741; p > .05), jedoch signifikante Unterschiede zwischen Interventionsgruppe 1 (Sportförderunterricht) und der Kontrollgruppe (z = -3.584; p ≤ .001) und signifikante Unterschiede zwischen Interventionsgruppe 2 (HPV/R) und der Kontrollgruppe (z = -4.254; p ≤ .001). Somit darf davon ausgegangen werden, dass das Heilpädagogische Voltigieren und Reiten zur positiven Entwicklung der Selbstkonzeptdimension „Aussehen" beiträgt.

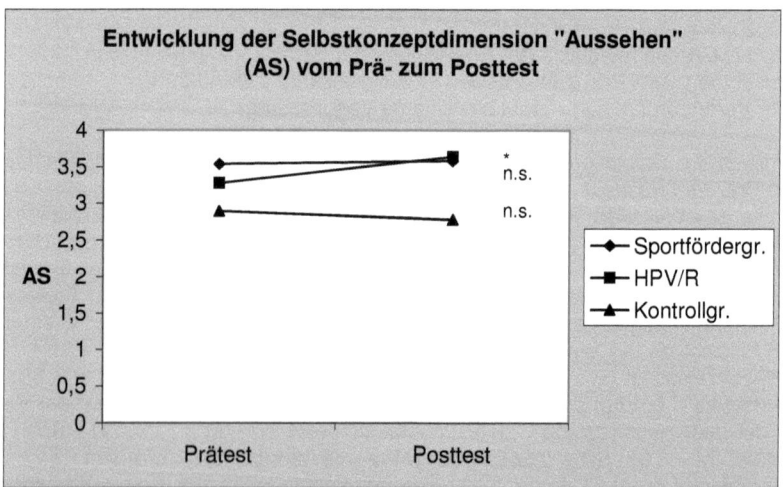

Abb. 18: Gruppenvergleich der Entwicklung der Selbstkonzeptdimension „Aussehen" (AS) vom Prä- zum Posttest (* = signifikante Veränderung, ** = hochsignifikante Veränderung, n.s. = nicht signifikante Veränderung)

Vergleich der Selbstkonzeptdimension „Selbstwertgefühl" (SW) der Untersuchungsgruppen vom Prä- zum Posttest
Da für diese Variable bei gleichem Ausgangsniveau keine Normalverteilung vorliegt, werden die Unterschiede vom Prä- zum Posttest mithilfe des Wilcoxon-Tests berechnet. Tabelle 26 zeigt die deskriptive Statistik der Selbstkonzeptdimension „Selbstwertgefühl" (SW) der Untersuchungsgruppen im Prä- und Posttest. In der Interventionsgruppe 1 (Sportförderunterricht) konnte keine signifikante Veränderung hinsichtlich der Selbstkonzeptdimension „Selbstwertgefühl" vom Prä- (M = 3.73; SD = 0.41) zum Posttest (M = 3.69; SD = 0.52) festgestellt werden (z = 0.84; p > .05). Die Effektstärke beträgt d = 0.09. In der Interventionsgruppe 2 (HPV/R) konnte keine signifikante Veränderung hinsichtlich der Selbstkonzeptdimension „Selbstwertgefühl" vom Prä- (M = 3.42; SD = 0.58) zum Posttest (M = 3.61; SD = 0.54) festgestellt werden (z = -2.247; p > .05). Die Effektstärke beträgt d = 0.33. In der Kontrollgruppe konnte eine signifikante Veränderung hinsichtlich der Selbstkonzeptdimension „Selbstwertgefühl" vom Prä- (M = 3.25; SD = 0.79) zum Posttest (M = 3.09; SD = 0.77) festgestellt werden (z = -2.517; p ≤ .05). Die Effektstärke beträgt d = 0.20.

Tab. 25: Deskriptive Statistik der Selbstkonzeptdimension „Selbstwertgefühl" (SW) der Untersuchungsgruppen im Prä- und Posttest (n = Probandenzahl; M = Mittelwert; SD = Standardabweichung; min = Minimum; max = Maximum)

		n	M	SD	Min	Max	Median
Sportförder-	Prätest	31	3.73	0.41	2.70	4.00	3.83
unterricht	Posttest	31	3.69	0.52	2.30	4.00	4.00
HPV/R	Prätest	39	3.42	0.58	1.50	4.00	3.67
	Posttest	39	3.61	0.54	1.70	4.00	3.83
Kontrollgruppe	Prätest	22	3.25	0.79	1.30	4.00	3.50
	Posttest	22	3.09	0.77	1.30	4.00	3.25

Zur Überprüfung der Hypothese 3b werden nun Postest-Einzelvergleiche mithilfe des U-Tests durchgeführt. Im Posttest unterscheiden sich Interventionsgruppe 1 und 2 nicht (z = -1.165; p > .05). Interventionsgruppe 1 und die Kontrollgruppe unterscheiden sich zu T2 (z = -3.258; p ≤ .01). Interventionsgruppe 2 und die Kontrollgruppe unterscheiden sich zu T2 (z = -2.797; p ≤ .01). Da für diese Variable signifikant differierende Baselines bzw. signifikant unterschiedliche Ausgangsniveaus festgestellt wurden, ermöglicht die Datenlage keine fundierte Aussage zum Treatmenteffekt bzw. keine Möglichkeit der Hypothesenüberprüfung (vgl. Kapitel 11.3). Abbildung 19 zeigt die Entwicklung der Selbstkonzeptdimension „Selbstwertgefühl" vom Prä- zum Posttest.

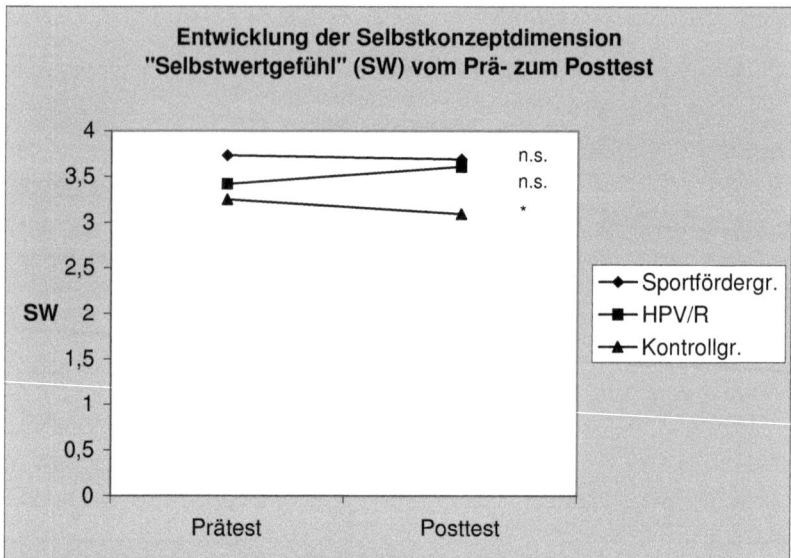

Abb. 19: Gruppenvergleich der Entwicklung der Selbstkonzeptdimension „Selbstwertgefühl" (SW) vom Prä- zum Posttest (* = signifikante Veränderung, ** = hochsignifikante Veränderung, n.s. = nicht signifikante Veränderung)

Vergleich der Selbstkonzeptdimensionen im Prä- und Posttest der Interventionsgruppe 1 (Sportförderunterricht)
Die Selbstkonzeptdimension „kognitive Kompetenz" (KK) zeigte in der Befragung der Kinder der Interventionsgruppe 1 (Sportförderunterricht), eine leichte Verbesserung vom Prä- zum Posttest. Die „Peerakzeptanz" (PA) hingegen zeigte nach der Intervention eine leicht negative Entwicklung. Die Veränderungen dieser Dimensionen erreichen jedoch nicht das Signifikanzniveau von 95%. Alle anderen Dimensionen zeigten in dieser Gruppe keine Veränderung nach der Intervention (vgl. Abbildung 20).

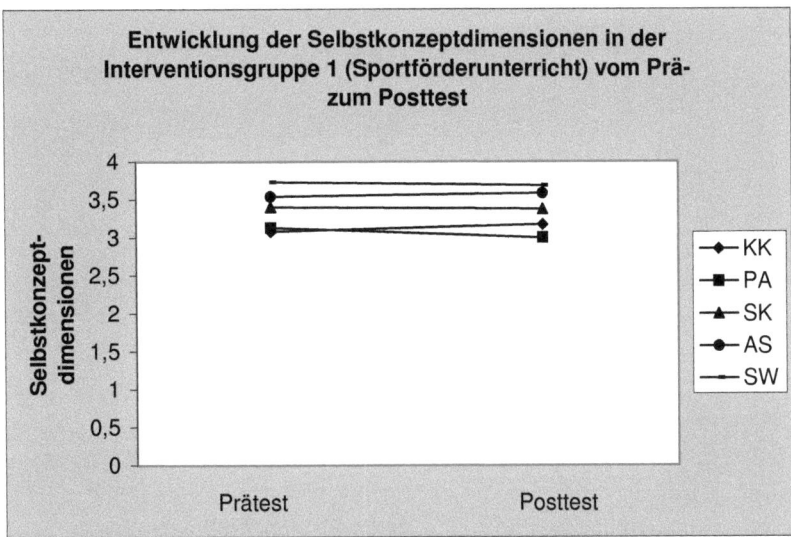

Abb. 20: Entwicklung der Selbstkonzeptdimensionen in der Interventionsgruppe 1 (kognitive Kompetenz (KK); Peerakzeptanz (PA); Sportkompetenz (SK); Aussehen (AS); Selbstwertgefühl (SW)

Vergleich der Selbstkonzeptdimensionen im Prä- und Posttest der Interventionsgruppe 2 (HPV/R)
In der Interventionsgruppe 2 (HPV/R) zeigte die Befragung der Kinder eine positive Entwicklung in allen Selbstkonzeptdimensionen nach der Intervention. In der Dimension „Kognitive Kompetenz" (KK) unterscheidet sich die Interventionsgruppe 2 signifikant von der Kontrollgruppe (vgl. Abb. 21).

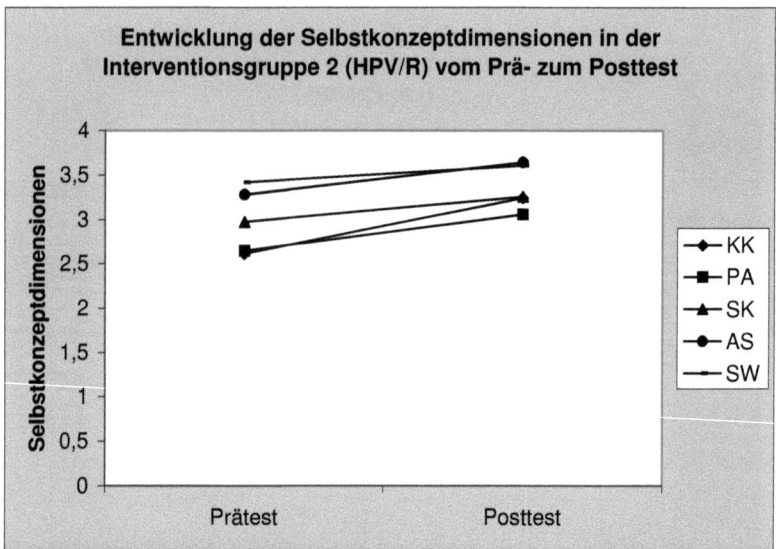

Abb. 21: Entwicklung der Selbstkonzeptdimensionen in der Interventionsgruppe 2 (kognitive Kompetenz (KK); Peerakzeptanz (PA); Sportkompetenz (SK); Aussehen (AS); Selbstwertgefühl (SW)

11.7 Selbstkonzepteinschätzung (SKE) der Eltern und Lehrer

Einschätzung des Selbstkonzepts durch die Eltern (ESKE)
Zur Überprüfung der Hypothesen 1c und 2c (zur Auswirkung der Interventionen auf die Selbstkonzepteinschätzung durch die Eltern, ESKE) wurde zunächst eine Varianzanalyse mit Messwiederholung gerechnet, mit deren Hilfe Interaktionseffekte und Effekte über die Zeit überprüft wurden. Es gibt keinen signifikanten Effekt über die Zeit, d.h alle Gruppen zusammengenommen weisen einen Unterschied zwischen T1 und T2 auf $F(1,67) = 3.835$, $p > .05$) und es gibt keinen signifikanten Interaktionseffekt, d.h. die verschiedenen Gruppen weisen einen unterschiedlichen Effekt der Zeit auf $F(2,67) = 2.320$, $p > .05$). Tabelle 27 zeigt die deskriptive Statistik der Selbstkonzepteinschätzung durch die Eltern der Untersuchungsgruppen im Prä- und Posttest.

Tab. 26: Deskriptive Statistik der Selbstkonzepteinschätzung durch die Eltern der Untersuchungsgruppen im Prä- und Posttest (n = Probandenzahl; M = Mittelwert; SD = Standardabweichung; min = Minimum; max = Maximum)

		N	M	SD	min	max	Median
Sportförder-	Prätest	31	30.08	8.83	0.00	39.00	31.00
unterricht	Posttest	31	31.25	6.46	15.00	42.00	31.50
HPV/R	Prätest	39	28.26	5.69	9.00	35.00	29.50
	Posttest	39	31.74	4.56	19.00	38.00	32.00
Kontrollgruppe	Prätest	22	31.75	5.71	20.00	41.00	33.00
	Posttest	22	31.50	4.54	25.00	40.00	32.50

Für die Interventionsgruppe 1 (Sportförderunterricht) konnte hinsichtlich der Selbstkonzepteinschätzung der Eltern vom Prä- (M = 30.08; SD = 8.83) zum Posttest (M = 31.25; SD = 6.46) eine Effektstärke von d = 0.15 berechnet werden. Für die Interventionsgruppe 2 (HPV/R) konnte hinsichtlich der Selbstkonzepteinschätzung durch die Eltern vom Prä- (M = 28.26; SD = 5.69) zum Posttest (M = 31.74; SD = 4.56) eine Effektstärke von d = 0.68 berechnet werden. Für die Kontrollgruppe konnte hinsichtlich der Selbstkonzepteinschätzung durch die Eltern vom Prä- (M = 31.75; SD = 5.71) zum Posttest (M = 31.50; SD = 4.54) eine Effektstärke von d = 0.05 berechnet werden. Mithilfe des T-Tests für gepaarte Stichproben (alpha-adjustiert) wurden Veränderungen innerhalb der Gruppen von T1 zu T2 überprüft. Für die Interventionsgruppe 1 (Sportförderunterricht) konnte hinsichtlich der Einschätzung des Selbstkonzepts durch die Eltern vom Prä- zum Posttest keine signifikante Veränderung festgestellt werden (t(22) = 2.02; p = .06). Für die Interventionsgruppe 2 (HPV/R) konnte hinsichtlich dieser Dimension vom Prä- zum Posttest keine signifikante Veränderung festgestellt werden (t(33) = - 1.60; p = .12). Für die Kontrollgruppe konnte hinsichtlich dieser Dimension vom Prä- zum Posttest keine signifikante Veränderung festgestellt werden (t(11) = 0.00; p = 1.00). Betrachtet man den Haupteffekt der Gruppe, unterscheiden sich die Gruppen nicht (F (2,67) = 0.408, p > .05). Die Testung mithilfe der Varianzanalyse (ANOVA) ergibt keine Gruppenunterschiede zu T2 (F (2, 70) = 2107.231, p ≤ .001). Daher muss die Nullhypothese beibehalten werden: Somit muss davon ausgegangen werden, dass Heilpädagogisches Voltigieren und Reiten nicht zu einer positiveren Einschätzung des Selbstkonzepts durch die Eltern beiträgt als der Sportförderunterricht. Abbildung 22 zeigt noch einmal die Ergebnisse der Selbstkonzepteinschätzung durch die Eltern in den verschiedenen Interventionsgruppen sowie in der Kontrollgruppe.

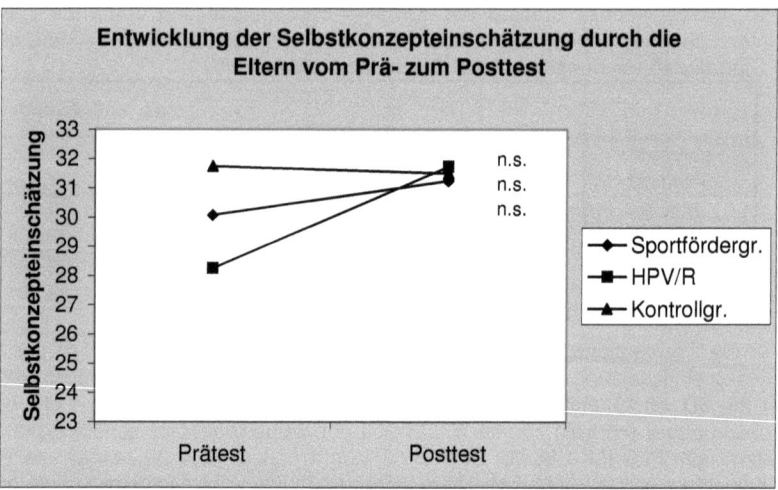

Abb. 22: Entwicklung der Selbstkonzepteinschätzung durch die Eltern vom Prä- zum Posttest (* = signifikante Veränderung, ** = hochsignifikante Veränderung, n.s. = nicht signifikante Veränderung)

Einschätzung des Selbstkonzepts durch die Lehrer (LSKE)
Zur Überprüfung der Hypothesen 1c und 2c wurde zunächst eine Varianzanalyse mit Messwiederholung gerechnet. Für die Einschätzung des Selbstkonzepts durch die Lehrer wurde kein signifikanter Unterschied hinsichtlich des Faktors Zeit (F (1, 86) = 1.935, p > .05) festgestellt. Hinsichtlich des Faktors Gruppe wurde ein signifikanter Interaktionseffekt (F (2,86) = 5.097, p ≤ .01) festgestellt, d.h. es liegen keine Unterschiede zwischen den Gruppen hinsichtlich dieser Dimension vom Prä- zum Posttest vor. Die folgende Tabelle zeigt die deskriptive Statistik der Einschätzung des Selbstkonzepts (Lehrer) (Tabelle 28) der Untersuchungsgruppen im Prä- und Posttest. In der Interventionsgruppe 1 (Sportförderunterricht) konnte hinsichtlich des Selbstkonzepts von den Lehrern vom Prä- (M = 27.48; SD = 4.85) zum Posttest (M = 26.67; SD = 7.44) eine Effektstärke von d = 0.13 festgestellt werden. Für die Interventionsgruppe 2 (HPV/R) konnte hinsichtlich der Einschätzung des Selbstkonzepts durch die Lehrer vom Prä- (M = 25.18; SD = 4.90) zum Posttest (M = 28.27; SD = 4.97) eine Effektstärke von 0.63 berechnet werden. Mithilfe des T-Tests für gepaarte Stichproben (alpha-adjustiert) wurden Veränderungen innerhalb der Gruppen von T1 zu T2 überprüft. Für die Interventionsgruppe 1 (Sportförderunterricht) konnte hinsichtlich der Einschätzung des Selbstkonzepts durch die Lehrer vom Prä- zum Posttest keine signifikante Veränderung festgestellt werden (t(29) = 0.88; p = .39). Für die Interventionsgruppe 2 (HPV/R) konnte hinsichtlich dieser Dimension vom Prä- zum Posttest eine signifikante Veränderung festgestellt werden (t(36) = - 2.87; p = .01). Für die Kontrollgruppe konnte hinsichtlich dieser Dimension vom Prä- zum Posttest keine signifikante Veränderung festgestellt werden (t(21) = - 0.24; p = .81).

Tab. 27: Deskriptive Statistik der Einschätzung des Selbstkonzepts (Lehrer) der Untersuchungsgruppen im Prä- und Posttest (n = Probandenzahl; M = Mittelwert; SD = Standardabweichung; min = Minimum; max = Maximum)

		n	M	SD	Min	max	Median
Sportförder-	Prätest	31	27.48	4.85	19.00	38.00	28.00
unterricht	Posttest	31	26.67	7.44	8.00	36.00	27.00
HPV/R	Prätest	39	25.18	4.90	13.00	34.00	28.00
	Posttest	39	28.27	4.97	15.00	38.00	29.00
Kontrollgruppe	Prätest	22	28.00	5.58	18.00	37.00	29.00
	Posttest	22	28.09	5.25	18.00	37.00	28.00

Für die Kontrollgruppe konnte hinsichtlich des Selbstkonzepts vom Prä- (M = 28.00; SD = 5.58) zum Posttest (M = 28.09; SD = 5.25) eine Effektstärke von d = 0.02 berechnet werden. Zum Posttest bestehen keine Gruppenunterschiede F(2,87) = 0.606, p > .05). Daher muss davon ausgegangen werden, dass Heilpädagogisches Voltigieren und Reiten nicht zu einer positiveren Entwicklung der Selbstkonzepteinschätzung durch die Lehrer beiträgt als der Sportförderunterricht. Abbildung 23 zeigt die Ergebnisse der Selbstkonzepteinschätzung durch die Lehrer in den verschiedenen Interventionsgruppen sowie in der Kontrollgruppe.

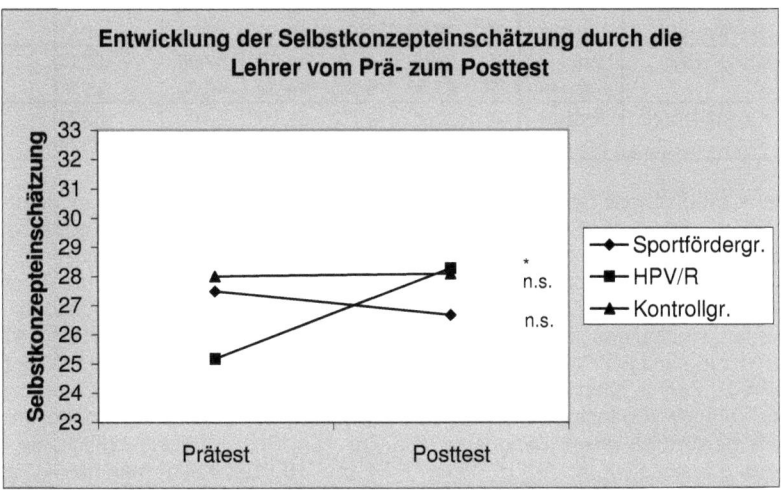

Abb. 23: Entwicklung der Selbstkonzepteinschätzung durch die Lehrer vom Prä- zum Posttest (* = signifikante Veränderung, ** = hochsignifikante Veränderung, n.s. = nicht signifikante Veränderung)

11.8 Einschätzung des Bewegungsverhaltens durch Eltern und Lehrer

Einschätzung des Bewegungsverhaltens durch die Eltern (EBEW)
Zur Überprüfung der Hypothesen 1e und 2e (Auswirkung der Interventionen auf das Bewegungsverhalten) wurde zunächst eine Varianzanalyse mit Messwiederholung durchgeführt. Als Ergebnis weisen alle Gruppen zusammengenommen einen signifikanten Unterschied zwischen Prä- und Posttest (F (1,67) = 6.294; p ≤ .05) und keinen signifikanten Interaktionseffekt auf (F (2, 67) = 0.982, p > .05). Tabelle 29 zeigt die deskriptive Statistik der Einschätzung des Bewegungsverhaltens durch die Eltern. In der Interventionsgruppe 1 (Sportförderunterricht) hat sich die Einschätzung des Bewegungsverhaltens durch die Eltern von M = 28.42 (SD = 8.35) auf M = 29.63 (SD = 5.63) im Posttest erhöht. Die Effektstärke d beträgt d = 0.17. In der Interventionsgruppe 2 (HPV/R) hat sich die Einschätzung des Bewegungsverhaltens durch die Eltern von M = 26.36 (SD = 6.19) im Prätest auf M = 29.56 (SD = 5.48) im Posttest erhöht. Die Effektstärke beträgt d = 0.55.

Tab. 28: Deskriptive Statistik der Einschätzung des Bewegungsverhaltens durch die Eltern (n = Probandenzahl; M = Mittelwert; SD = Standardabweichung; min = Minimum; max = Maximum)

		n	M	SD	Min	max	Median
Sportförder-unterricht	Prätest	31	28.42	8.35	0.00	38.00	31.50
	Posttest	31	29.63	5.63	15.00	38.00	29.00
HPV/R	Prätest	39	26.36	6.19	14.00	37.00	27.00
	Posttest	39	29.56	5.48	14.00	40.00	29.00
Kontrollgruppe	Prätest	22	30.25	4.70	23.00	36.00	30.50
	Posttest	22	31.58	5.20	22.00	37.00	33.50

In der Kontrollgruppe hat sich die Einschätzung des Bewegungsverhaltens durch die Eltern von M = 30.25 (SD = 4.07) auf 31.58 (SD = 5.20) erhöht, die Effektstärke beträgt d = 0.29. Mithilfe des T-Tests für gepaarte Stichproben (alpha-adjustiert) wurden Veränderungen innerhalb der Gruppen von T1 zu T2 überprüft. Für die Interventionsgruppe 1 (Sportförderunterricht) konnte hinsichtlich der Einschätzung des Bewegungsverhaltens durch die Eltern vom Prä- zum Posttest keine signifikante Veränderung festgestellt werden (t(23) = - 0.86; p = .40). Für die Interventionsgruppe 2 (HPV/R) konnte hinsichtlich dieser Dimension vom Prä- zum Posttest eine signifikante Veränderung festgestellt werde (t(33) = - 3.24; p = .00). Für die Kontrollgruppe konnte hinsichtlich dieser Dimension vom Prä- zum Posttest keine signifikante Veränderung festgestellt werden (t(11) = - 1.77; p = .10). Betrachtet man den Haupteffekt der Gruppe, (F (2, 67) = 1.35, p > .05) unterscheiden sich die Gruppen nicht und zu T2 gibt es keine Gruppenunterschiede (F (2,70) = 0.786, p > .05).

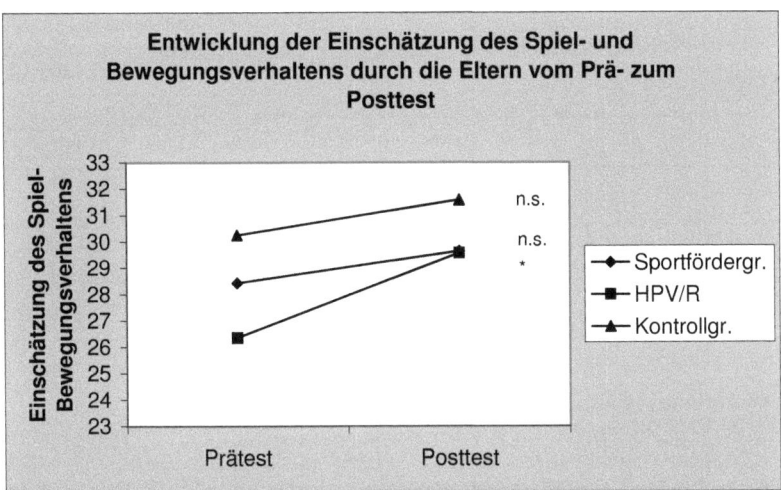

Abb. 24: Entwicklung der Einschätzung des Spiel- und Bewegungsverhaltens durch die Eltern vom Prä- zum Posttest (* = signifikante Veränderung, ** = hochsignifikante Veränderung, n.s. = nicht signifikante Veränderung)

Einschätzung des Bewegungsverhaltens durch die Lehrer (LBEW)
Zur Überprüfung der Hypothesen 1e und 2e wurde zunächst eine Varianzanalyse mit Messwiederholung durchgeführt. Als Ergebnis weisen alle Gruppen zusammengenommen keinen signifikanten Unterschied zwischen Prä- und Posttest ($F(1,86) = 2.458$, $p > .05$) und keinen signifikanten Interaktionseffekt auf ($F(2, 86) = 1.843$, $p > .05$). Die folgende Tabelle zeigt die deskriptive Statistik der Einschätzung des Bewegungsverhaltens (Lehrer) (Tabelle 30) der Untersuchungsgruppen im Prä- und Posttest. In der Interventionsgruppe 1 (Sportförderunterricht) konnte hinsichtlich des Bewegungsverhaltens von den Lehrern vom Prä- ($M = 25.87$; $SD = 4.94$) zum Posttest ($M = 25.60$; $SD = 6.64$) eine Effektstärke von $d = 0.05$ festgestellt werden. Für die Interventionsgruppe 2 (HPV/R) konnte hinsichtlich der Einschätzung des Bewegungsverhaltens durch die Lehrern vom Prä- ($M = 23.61$; $SD = 6.06$) zum Posttest ($M = 25.74$; $SD = 4.84$) eine Effektstärke von $d = 0.39$.

Tab. 29: Deskriptive Statistik der Einschätzung des Bewegungsverhaltens durch die Lehrer (n = Probandenzahl; M = Mittelwert; SD = Standardabweichung; min = Minimum; max = Maximum)

		N	M	SD	Min	Max	Median
Sportförder-	Prätest	31	25.87	4.94	14.00	40.00	28.00
unterricht	Posttest	31	25.60	6.64	9.00	38.00	26.75
HPV/R	Prätest	39	23.61	6.06	6.00	35.00	23.50
	Posttest	39	25.74	4.84	12.00	34.00	25.75
Kontrollgruppe	Prätest	22	24.70	7.15	7.00	38.00	24.75
	Posttest	22	25.45	6.89	7.00	38.00	25.75

Für die Kontrollgruppe konnte hinsichtlich des Bewegungsverhaltens vom Prä- (M = 24.70; SD = 7.15) zum Posttest (M = 25.45; SD = 6.89) eine Effektstärke von d = 0.11 festgestellt werden. Mithilfe des T-Tests für gepaarte Stichproben (alpha-adjustiert) wurden Veränderungen innerhalb der Gruppen von T1 zu T2 überprüft. Für die Interventionsgruppe 1 (Sportförderunterricht) konnte hinsichtlich der Einschätzung des Bewegungsverhaltens durch die Lehrer vom Prä- zum Posttest keine signifikante Veränderung festgestellt werden (t(29) = 2.26; p = .80). Für die Interventionsgruppe 2 (HPV/R) konnte hinsichtlich dieser Dimension vom Prä- zum Posttest keine signifikante Veränderung festgestellt werden (t(36) = - 2.22; p = .03). Für die Kontrollgruppe konnte hinsichtlich dieser Dimension vom Prä- zum Posttest keine signifikante Veränderung festgestellt werden (t(21) = - 1.40; p = .18). Betrachtet man den Haupteffekt der Gruppe, unterscheiden sich die Gruppen nicht (F (2,86) = 0.314, p > .05). Die Testung mithilfe der Varianzanalyse (ANOVA) ergibt keine Gruppenunterschiede zu T2 (F (2, 87) = 0.009, p > .05).

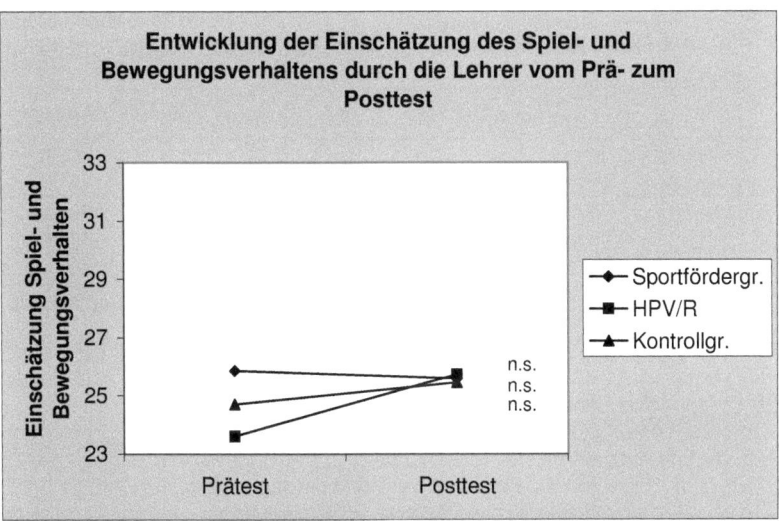

Abb. 25: Entwicklung der Einschätzung des Spiel- und Bewegungsverhaltens durch die Lehrer vom Prä- zum Posttest (* = signifikante Veränderung, ** = hochsignifikante Veränderung, n.s. = nicht signifikante Veränderung)

11.9 Einschätzung des Sozialverhaltens durch Eltern und Lehrer

Einschätzung des Sozialverhaltens durch die Eltern (ESOZ)
Zur Überprüfung der Hypothesen 1d und 2d (Auswirkungen der Interventionen auf das Sozialverhalten) wurde zunächst eine Varianzanalyse mit Messwiederholung durchgeführt. Als Ergebnis weisen alle Gruppen zusammengenommen keinen signifikanten Unterschied zwischen Prä- und Posttest ($F(1,67) = 3.320$, $p > .05$) und keinen signifikanten Interaktionseffekt auf ($F(2, 67) = 0.916$; $p > .05$). Tabelle 31 zeigt die deskriptive Statistik der Einschätzung des Sozialverhaltens durch die Eltern. In der Interventionsgruppe 1 betrug der Mittelwert im Prätest ($M = 37.17$, $SD = 12.46$) und im Posttest ($M = 38.83$, $SD = 9.48$), die Effektstärke beträgt $d = 0.15$. In der Interventionsgruppe 2 (HPV/R) betrug der Mittelwert im Prätest ($M = 38.50$, $SD = 7.22$) und im Posttest ($M = 41.71$, $SD = 6.14$), die Effektstärke beträgt $d = 0.48$.

Tab. 30: Deskriptive Statistik der Einschätzung des Sozialverhaltens durch die Eltern (N = Probandenzahl; M = Mittelwert; SD = Standardabweichung; min = Minimum; max = Maximum)

		N	M	SD	Min	max	Median
Sportförder-	Prätest	31	37.17	12.46	13.00	55.00	39.00
unterricht	Posttest	31	38.83	9.48	17.00	55.00	40.00
HPV/R	Prätest	39	38.50	7.22	15.00	50.00	39.50
	Posttest	39	41.71	6.14	27.00	53.00	42.00
Kontrollgruppe	Prätest	22	40.17	5.10	28.00	47.00	40.50
	Posttest	22	40.33	6.08	26.00	50.00	40.50

In der Kontrollgruppe betrug der Mittelwert im Prätest (M = 40.17, SD = 5.10) und im Posttest (M = 40.33; SD = 6.08), die Effektstärke beträgt d = 0.03. Mithilfe des T-Tests für gepaarte Stichproben (alpha-adjustiert) wurden Veränderungen innerhalb der Gruppen von T1 zu T2 überprüft. Für die Interventionsgruppe 1 (Sportförderunterricht) konnte hinsichtlich der Einschätzung des Sozialverhaltens durch die Eltern vom Prä- zum Posttest keine signifikante Veränderung festgestellt werden (t(23) = - 0.81; p = .42). Für die Interventionsgruppe 2 (HPV/R) konnte hinsichtlich dieser Dimension vom Prä- zum Posttest eine signifikante Veränderung festgestellt werden (t(33) = - 3.53; p = .00). Für die Kontrollgruppe konnte hinsichtlich dieser Dimension vom Prä- zum Posttest keine signifikante Veränderung festgestellt werden (t(11) = - 0.22; p = .083). Betrachtet man den Haupteffekt der Gruppe, unterscheiden sich die Gruppen nicht (F (2,67) = 0.636; p > .05) (p = 0,532). Die Testung mithilfe der Varianzanalyse (ANOVA) ergibt keine Gruppenunterschiede zu T2 (F (2, 70) = 1.533, p > .05). Abbildung 26 zeigt die Entwicklung des beobachteten Sozialverhaltens durch die Eltern vom Prä- zum Posttest.

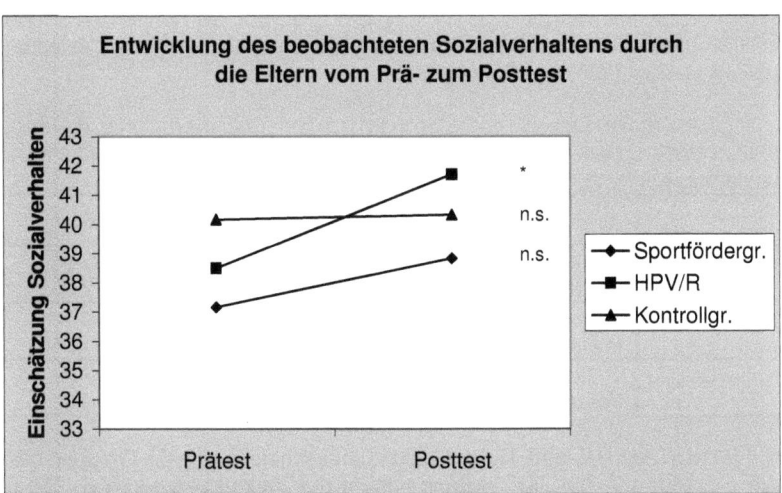

Abb. 26: Entwicklung des beobachteten Sozialverhaltens durch die Eltern vom Prä- zum Posttest (* = signifikante Veränderung, ** = hochsignifikante Veränderung, n.s. = nicht signifikante Veränderung)

Einschätzung des Sozialverhaltens durch die Lehrer (LSOZ)
Zur Überprüfung der Hypothesen 1d und 2d (Auswirkungen der Interventionen auf das Sozialverhalten) wurde zunächst eine Varianzanalyse mit Messwiederholung durchgeführt. Es konnte kein signifikanter Effekt über die Zeit (F (1,86) = 0.639; p > .05) festgestellt werden, d.h. alle Gruppen zusammengenommen weisen keinen Unterschied zwischen T1 und T2 auf. Es gibt keinen signifikanten Interaktionseffekt (F (2,86) = 2.766, p > .05), d.h. die verschiedenen Gruppen weisen keinen unterschiedlichen Effekt der Zeit auf. Die folgende Tabelle 32 zeigt die deskriptive Statistik der Einschätzung des Sozialverhaltens (Lehrer) der Untersuchungsgruppen im Prä- und Posttest. In der Interventionsgruppe 1 (Sportförderunterricht) konnte hinsichtlich des Sozialverhaltens von den Lehrern vom Prä- (M = 37.33; SD = 5.69) zum Posttest (M = 35.73; SD = 9.18) eine Effektstärke von d = 0.21 festgestellt werden. Für die Interventionsgruppe 2 (HPV/R) konnte hinsichtlich der Einschätzung des Sozialverhaltens durch die Lehrer vom Prä- (M = 34.80; SD = 7.07) zum Posttest (M = 37.41; SD = 5.83) eine Effektstärke von d = 0.40 festgestellt werden. Für die Kontrollgruppe konnte hinsichtlich des Sozialverhaltens vom Prä- (M = 36.61; SD = 7.95) zum Posttest (M = 37.50; SD = 8.19) durch die Lehrer eine Effektstärke von d = 0.11 festgestellt werden. Zur Überprüfung der Hypothese 1b und 2b (zur Auswirkung der Interventionen auf die Einschätzung des Sozialverhaltens durch die Lehrer) wurde der T-Test für gepaarte Stichproben (alpha-adjustiert) angewandt, mit dessen Hilfe Veränderungen innerhalb der Gruppen von T1 zu T2 überprüft wurden. Für die Interventionsgruppe 1 (Sportförderunterricht) konnte hinsichtlich der Einschätzung des Sozialverhaltens durch die Lehrer vom Prä- zum Posttest keine signifikante Veränderung festgestellt werden (t(29) = 1.27; p = .21). Für die Interventionsgruppe 2 (HPV/R) konnte hinsichtlich dieser Dimension vom Prä- zum Posttest keine signifikante Ver-

änderung festgestellt werden (t(36) = 1.74; p = .09). Für die Kontrollgruppe konnte hinsichtlich dieser Dimension vom Prä- zum Posttest keine signifikante Veränderung festgestellt werden (t(21) = -1.33; p = .20).

Tab. 31: Deskriptive Statistik der Einschätzung des Sozialverhaltens (Lehrer) der Untersuchungsgruppen im Prä- und Posttest (n = Probandenzahl; M = Mittelwert; SD = Standardabweichung; min = Minimum; max = Maximum)

		n	M	SD	Min	max	Median
Sportförder-	Prätest	31	37.33	5.69	25.00	55.00	37.00
unterricht	Posttest	31	35.73	9.18	14.00	49.00	37.00
HPV/R	Prätest	39	34.80	7.07	15.00	49.00	36.00
	Posttest	39	37.41	5.83	21.00	48.00	37.25
Kontrollgruppe	Prätest	22	36.61	7.95	13.00	47.00	37.75
	Posttest	22	37.50	8.19	13.00	47.00	38.00

Betrachtet man den Haupteffekt der Gruppe, unterscheiden sich die Gruppen nicht (F (2, 86) = 0.160, p > .05). Die Testung mithilfe der Varianzanalyse (ANOVA) ergibt keine Gruppenunterschiede zu T2 (F (2, 87) = 0.488, p > .05). Somit muss die Nullhypothese beibehalten werden: Es kann nicht davon ausgegangen werden, dass das Heilpädagogische Voltigieren und Reiten im Vergleich zum Sportförderunterricht eine positivere Auswirkung auf das Sozialverhaltens nach Einschätzung der Lehrer hat. Abbildung 27 zeigt die Entwicklung des beobachteten Sozialverhaltens durch die Lehrer vom Prä- zum Posttest.

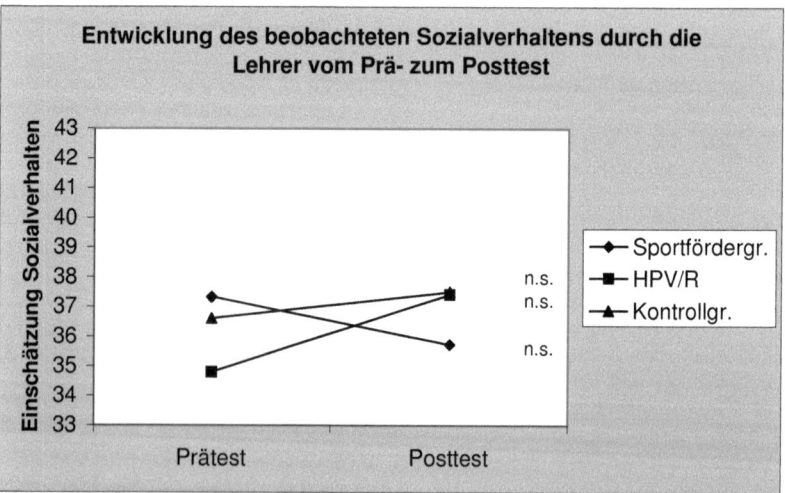

Abb. 27: Entwicklung des beobachteten Sozialverhaltens durch die Lehrer vom Prä- zum Posttest (* = signifikante Veränderung, ** = hochsignifikante Veränderung, n.s. = nicht signifikante Veränderung)

12. Diskussion

Kinder mit psychomotorischen Auffälligkeiten sind ein Beispiel für die Auswirkungen der veränderten Lebenswelt, in der es für Kinder immer schwieriger geworden ist, die notwendigen motorischen Voraussetzungen zu erwerben, die die Basis nicht nur für den Erwerb vielfältiger sportlicher Techniken, sondern auch für eine altersgemäße ausgeglichene sozial-emotionale Entwicklung darstellen.

> „In einer Gesellschaft, in der die für ein Lernen durch Bewegung nötigen Handlungs- und Bewegungsräume immer knapper werden (...) und in der der Leistungsgedanke allgegenwärtig das Sein und Tun bestimmt, erhalten Bewegungsangebote, die über sensorische und motorische Lernprozesse positive Entwicklungsreize in allen Lebensphasen setzen können, geradezu eine gesellschaftspolitische Bedeutung." (Deppisch 1997, 40)

Motorische Auffälligkeiten und Störungen sind eng verbunden mit vielfältigen Entwicklungsschwierigkeiten des Kindes. Psychomotorische Auffälligkeiten beschreiben daher mehrdimensionale Auffälligkeiten auf motorischer, sozial-emotionaler und kognitiver Ebene. Aus dieser Mehrdimensionalität aus Symptomen und beeinflussenden Faktoren ergibt sich die Schwierigkeit, die Effektivität einer Intervention für die beschriebene Zielgruppe nachzuweisen.

Die in dieser Studie angewandten Methoden im motorischen wie auch im sozial-emotionalen Bereich, sollen einen Beitrag dazu leisten, die Wirkungen des Heilpädagogischen Voltigierens und Reitens und des Sportförderunterrichts mit ihrem ganzheitlichen Anspruch zu erfassen. Organisatorische und zeitliche Faktoren begrenzen aber auch in dieser Untersuchung den Anspruch, dieser Mehrdimensionalität gerecht zu werden. So konnte eine ausführliche psychomotorische Diagnostik, wie es in einer Einzelfalldarstellung möglich wäre, hier nicht durchgeführt werden. Durch die Einbeziehung von Eltern, Lehrern und Sportwissenschaftlern sowie der Kinder selbst, wurde jedoch versucht, mehrere Bereiche der Persönlichkeitsentwicklung der Kinder zu erfassen, um so die Ansprüche von Heilpädagogischem Voltigieren und Reiten und Sportförderunterricht zu überprüfen.

Zur Auswahl des MOT 4-6 muss kritisch angemerkt werden, dass ohne Vergleichswerte einer altersgemäßen Bezugsnorm kaum Aussagen über den tatsächlichen motorischen Entwicklungsstand eines Kindes getroffen werden können. Allerdings ist aufgrund der motorischen Entwicklungsverzögerung der Kinder dieser Untersuchung, kein Deckeneffekt in den höheren Altergruppen zu erwarten, so dass Prä-/Post-Effekte sichtbar werden können.

Die untersuchten Kinder, die am Heilpädagogischen Reiten teilnahmen, zeigten nach der Intervention ebenso eine Verbesserung der motorischen Leistung wie die Kinder, die am Sportförderunterricht teilnahmen. Diese Ergebnisse bestätigen die in Kapitel 5 herausgearbeitete Annahme, dass das Pferd durch seine vielseitigen Bewegungsimpulse eine effektive motorische Förderung bewirkt. Ebenso erzielt die bewegungsorientierte Förderung im Sportförderunterricht eine Verbesserung der motorischen Leistung und erfüllt damit die an ihn gestellten Ansprüche. Auch die Kontrollgruppe zeigt eine positive Entwicklung nach einem Jahr, die jedoch geringer ausfällt und sich nicht signifikant von den Interventionsgruppen unterscheidet. Somit ist die Verbesserung der motorischen Leistung nicht eindeutig auf die Interventionen zurückzuführen.

Allerdings kann eine positive Tendenz der Interventionen Sportförderunterricht und Heilpädagogisches Voltigieren und Reiten hinsichtlich einer positiven Veränderung der motorischen Entwicklung festgestellt werden. Zwischen den Interventionsgruppen konnten diesbezüglich jedoch keine signifikanten Unterschiede festgestellt werden, somit muss die Annahme beibehalten werden, dass bei Kindern mit psychomotorischen Auffälligkeiten das Heilpädagogische Voltigieren und Reiten nicht zu einer signifikant stärkeren Verbesserung der motorischen Entwicklung beiträgt als Sportförderunterricht. Betrachtet man die einzelnen motorischen Dimensionen in der Interventionsgruppe 2 (HPV/R), so konnte für die Dimension „Feinmotorische Geschicklichkeit" keine signifikante Veränderung festgestellt werden, der gemessene Effekt kann als sehr niedrig eingestuft werden. Für die Dimension „Bewegungssteuerung" wurde ebenfalls keine signifikante Veränderung durch das HPV/R festgestellt.

Diese Ergebnisse stimmen mit den Überlegungen von Bär überein. Sie geht davon aus, dass die Förderung der Fein- und Grafomotorik beim HPV/R im Gegensatz zu anderen Therapien nur begrenzt möglich ist (vgl. Bär 2003, 135). In der Förderung mit dem Pferd stehen eher grobmotorische Bewegungsabläufe im Vordergrund; möglicherweise wird dieser Bereich im HPV/R auch eher als der feinmotorische Bereich gefördert.

Auch bezüglich der motorischen Dimension „Sprungkraft" wurde keine signifikante Veränderung in der Interventionsgruppe 2 festgestellt, dies ist mit dem Umstand zu erklären, dass die meisten Kinder in diesem Jahr der Förderung noch nicht in der Lage waren, alleine auf das Pferd zu springen und somit ihre Sprungkraft zu trainieren. Die signifikanten Veränderungen der Dimensionen „Reaktionsvermögen" und „Bewegungsgeschwindigkeit" sowie die positiven Veränderungen der Dimensionen „Gesamtkörperliche Gewandtheit und Koordinationsfähigkeit" (hohe Effektstärke), „Gleichgewichtsvermögen" (mittlere Effektstärke) hingegen unterstützen die in Kapitel 6.1 aufgeführten Annahmen zur Wirkung des Heilpädagogischen Voltigierens und Reitens auf den motorischen Bereich. Die motorische Dimension „Gesamtkörperlichen Gewandtheit und Koordinationsfähigkeit" erzielte insgesamt die größte Effektstärke vom Prä- zum Posttest.

Dies bestätigt die Ergebnisse von Ringbeck, der von der immer wieder von Eltern und Pädagogen beobachteten Harmonisierung von Bewegungsabläufen durch das HPVR berichtet, die sich in seiner Untersuchung mit motometrischen Verfahren ebenfalls bestätigen ließ (vgl. Ringbeck, 1985). Als eine Erklärung für die effektive Förderung der Motorik durch das HPV/R wurde in Kapitel 6 und 7 bereits die Bewegungsübertragung des Pferdes auf den Reiter und die damit verbundenen sensorischen Impulse herausgearbeitet. Die Beziehung zum Pferd und zur Gruppe sowie der Realitätsbezug scheinen die geforderte Verbindung zwischen Motorik und Psyche in optimaler Weise zu ermöglichen. Köckenberger betont in diesem Zusammenhang vor allem den Aspekt der Selbsttätigkeit. Die Schüler sollen zu selbstständigem Nachdenken und Entdecken in Bewegungssituationen angeregt werden und nicht in die gewohnte Konsumhaltung verfallen (vgl. Köckenberger 1996, 19).

Kinder mit Gleichgewichtsproblemen innerhalb von Bewegungsabläufen fallen beim Balancieren oder beim Springen oft um und zeigen eine ungenügende Rumpfstabilität. Einige Kinder kompensieren ihre Schwierigkeiten mit einem überhöhten grobmotorischen Ausführungstempo und vermeiden präzise Bewegungsanforderungen. „Das Erlebnis der Körpermitte und eine verbesserte Rumpfkontrolle können auch für Kinder mit dynamischen Gleichgewichtsproblemen eine Hilfe sein. In der besonderen Situation auf dem Pferd sind solche Kinder für Gleichgewichts- und Bewegungsaufgaben sehr motiviert und führen diese konzentriert und meist nicht in der gleichen Hast wie Kunststücke auf dem Boden aus." (Bär 2003, 133)

Kinder mit visuell-räumlichen Problemen oder Orientierungsschwierigkeiten werden auf dem Pferd im Schritt nach rechts und links bewegt. Beim Reiten wird dies vom Kind stark empfunden und weckt ein klares Körperbewusstsein für seine beiden Körperhälften. Die Wahrnehmungsschulung kann durch das Reiten von verschiedenen Biegungen ergänzt werden. Eine Verbindung mit räumlichen Begriffen wie rechts-links oder auf-ab kann vom Kind direkt erlebt werden, beispielsweise, wenn es reitend entsprechende Richtungen wünscht oder diese zu erraten versucht.

Die Reaktionsfähigkeit hat sich bei den Reitern positiv entwickelt; im Umgang mit dem Pferd sind die Kinder gefordert, auf das Verhalten und die Impulse des Pferdes zu reagieren und Gefahren schnell zu erkennen.

In der psychomotorischen Therapie wird die taktile Wahrnehmung z.B. durch das Experimentieren mit Materialien angeregt. Der Beziehungsaspekt kann jedoch beim HPV/R differenzierter berücksichtigt werden. „Das Wahrnehmen und Spüren der Körpernähe kann im Kontakt und mittels der Beziehung zum Pferd sensorisch, emotional und psychosozial erlebt werden." (Bär 2003, 129) Außerdem fordert die ständige Bewegung und Aufrichtung im Sitz des Reiters eine bessere Wahrnehmung des eigenen Körpers. Der Reiter muss seine eigene Position wahrnehmen, um nicht vom Pferd zu fallen.

Die Grenzen des HPV/R scheinen jedoch in der Förderung der Feinmotorik und in der Förderung der Sprungkraft und Bewegungssteuerung zu liegen. Die Bewegung auf dem Pferd kann jedoch vielfältige Bewegungserfahrungen vermitteln, und kann somit einen Teil zu einer möglichst breiten Basis an Bewegungserfahrungen beisteuern. In der Kontrollgruppe konnten keine signifikanten Veränderungen der motorischen Dimensionen nachgewiesen werden. Zur Erklärung der positiven Tendenzen in der Kontrollgruppe bezüglich der Motorik, kann evtl. die in dieser Studie angewandte Diagnostik angeführt werden. Der MOT 4-6 richtet sich grundsätzlich nur an Kinder im Alter zwischen 4 und 6 Jahren und 11 Monaten. Für die Zielgruppe dieser Studie wird dessen Einsatz von den Autoren jedoch ausdrücklich befürwortet und wurde daher zur Verlaufskontrolle der Interventionen eingesetzt.

Im Bereich der sozial-emotionalen Förderung konnte hier die Annahme des besonderen Werts des Heilpädagogischen Voltigierens und Reitens gegenüber dem Sportförderunterricht bekräftigt werden. Besonders hervorzuheben sind hier die Ergebnisse der Selbstkonzeptskalen von Harter, die jedoch aufgrund der differierenden Baselines nur als Tendenzen gedeutet werden können. Obwohl in der Literatur überwiegend die These vertreten wird, die Fähigkeit der Kinder zur Introspektion und zur Reflexion ihres Verhaltens nehme erst im Laufe des Grundschulalters stark zu (vgl. Hasemann 1983, 449), sollte im Rahmen dieser Studie das Selbstkonzept auch durch einen Fragebogen für Kinder erfasst werden, um eine differenzierte Betrachtung des Selbstkonzepts aus Sicht der Kinder und aus der Perspektive von Eltern und Lehrern zu ermöglichen.

Das globale Selbstkonzept der Kinder in der HPV/R-Gruppe zeigte nach der Intervention eine signifikante Verbesserung und unterschied sich in seiner Entwicklung signifikant von der Entwicklung der Kontrollgruppe. Diese Ergebnisse bekräftigen die Annahme, dass Heilpädagogisches Voltigieren und Reiten sich bei Grundschülern mit psychomotorischen Auffälligkeiten positiv auf das globale Selbstkonzept auswirkt.

Im Gegensatz dazu konnte in der Interventionsgruppe 1 keine signifikante Verbesserung festgestellt werden. Es zeigten sich hier und in der Kontrollgruppe sogar negative Tendenzen. Diese Ergebnisse weisen auf die bereits oben erwähnte These zur Reflexionsfähigkeit im frühen Grundschulalter hin.

Verschiedene wissenschaftliche Studien belegen, dass eine deutliche Differenzierung verschiedener Teilbereiche des Selbstkonzepts zwischen dem 10. und 12. Lebensjahr einsetzt. Gleichzeitig wird von einer zunehmend kritischen Einschätzung berichtet, die mit sozialen Vergleichen erklärt werden, die die Kinder in diesem Alter vornehmen (vgl. Harter, 1983). Hier sei noch einmal auf den Schulbesuch als prägendes Ereignis des frühen Schulkindalters hingewiesen (vgl. Kapitel 2.2). Auch in der Entwicklungspsychologie wurde der Sachverhalt, dass „die Selbsteinschätzung eigener Kompetenzen und Fähigkeiten im Kindergartenalter und in den ersten Grundschulklassen noch extrem hoch ist und erst anschließend allmählich sinkt, wiederholt gefunden." (Helmke 1991, 87). Helmke stellte in einer Untersuchung fest, dass Kinder zu Beginn der ersten Klasse über ein großes Maß „eines ausgeprägten und naiven Optimismus" und einer „robuste(n) Selbstüberschätzung" ihrer Fähigkeiten und Leistungen verfügen. In seiner Untersuchung mit 100 Kindern stellte er fest, dass diese Selbstüberschätzung nach ca. 3 Monaten einbricht, sich dann aber bis zum Ende der 3. Klasse auf einem relativ hohen Niveau hält (vgl. Helmke, 1991). Die Ergebnisse der vorliegenden Untersuchung von Interventionsgruppe 1 und der Kontrollgruppe scheinen diese Ergebnisse bisheriger Studien zu bestätigen. Insgesamt sind die Werte jedoch im oberen Bereich anzusiedeln, was die These unterstützt, das Selbstkonzept bleibe bis zum Ende der 3. Klasse auf einem relativ hohen Niveau stabil. Durch das Heilpädagogische Voltigieren und Reiten scheint sich das Selbstkonzept aber auch in diesem Alter positiv beeinflussen zu lassen, selbst wenn es sich bereits auf relativ hohem Niveau befindet.

Betrachtet man die einzelnen Selbstkonzeptdimensionen einmal genauer, so sind auch hier die differierenden Baselines zu beachten. Hier ist besonders die positive Entwicklung der Selbstkonzeptdimension „kognitive Kompetenz" hervorzuheben, die sich in der Sportfördergruppe als einzige Dimension positiv entwickelt hat und auch in der HPV/R-Gruppe mit einer signifikanten Verbesserung und einer hohen Effektstärke, den größten Zuwachs verzeichnet. Die Selbstkonzeptdimension „Aussehen" ist ebenfalls hervorzuheben, da sie über gleiche Baselines verfügt und nur in der Interventionsgruppe 2 (HPVR) signifikante Verbesserungen vom Prä- zum Posttest festgestellt werden.

In der Befragung der Eltern zur Selbstkonzepteinschätzung zeigen die Ergebnisse keine signifikanten Verbesserungen nach der Intervention. In der Interventionsgruppe 2 (HPV/R) ist jedoch eine mittlere Effektstärke erreicht worden. Es kann als Tendenz festgestellt werden, dass sich Heilpädagogisches Voltigieren und Reiten bei Grundschülern mit psychomotorischen Auffälligkeiten nach Einschätzung der Eltern positiv auf das Selbstkonzept auswirkt. Desweiteren muss davon ausgegangen werden, dass bei Grundschülern mit psychomotorischen Auffälligkeiten das Heilpädagogische Voltigieren und Reiten nach Einschätzung der Eltern nicht zu einer stärkeren Verbesserung der Selbstkonzepteinschätzung beiträgt als Sportförderunterricht.

Die Ergebnisse der Selbstkonzepteinschätzung durch die Lehrer sind deutlicher; sie stellen bei der Interventionsgruppe 2 (HPV/R) eine signifikante Verbesserung fest. Jedoch verschlechtert sich nach ihrer Einschätzung das Selbstkonzept der Interventionsgruppe 1 (Sportförderunterricht) leicht. Insgesamt muss aber auch hier davon ausgegangen werden, dass bei Grundschülern mit psychomotorischen Auffälligkeiten das Heilpädagogische Voltigieren und Reiten nach Einschätzung der Lehrer nicht zu einer stärkeren Verbesserung der Selbstkonzepteinschätzung beiträgt als Sportförderunterricht. Die Ergebnisse der Eltern- und Lehrerbefragung zur Selbstkonzepteinschätzung weisen ebenso auf eine deutliche Verbesserung des Selbstkonzepts durch das Heilpädagogische Voltigieren und Reiten hin wie die Ergebnisse der Befragung der Kinder. Auch im Vergleich zum Sportförderunterricht fällt die positive Entwicklung in der Interventionsgruppe 2 (HPV/R) besonders auf.

Das HPV/R scheint in einer besonderen Weise die Wirkungen einer tiergestützten Therapie, in der der Erfolg einer Tätigkeit als selbst bewirkten besonders deutlich erlebt werden kann, und den Wirkungen einer bewegungsorientierten Förderung, in der „Bewegung als Nahtstelle zwischen Person und Umwelt" (Zimmer 1999, 75) die Selbstwirksamkeit erfahrbar macht, zu verbinden. Als Erklärung für die positive Entwicklung des Selbstkonzepts in der HPV/R-Gruppe kann die gezielte Förderung und somit die Auseinandersetzung mit selbst bewirkten Ergebnissen in der Therapie genannt werden. Das Pferd bietet ideale Möglichkeiten, Erfolge als selbst bewirkt zu erleben und somit auch unabhängiger von der Beurteilung Erwachsener zu werden. Zimmer beschreibt die Voraussetzungen für die Veränderung von Selbstkonzepten: „Veränderungen des Selbstkonzeptes treten nur dann ein, wenn der Erfolg einer Tätigkeit als selbst bewirkt erlebt wird und nicht als zufallsbedingt oder von äußeren Einflüssen gesteuert wahrgenommen wird. Daher ist eine wesentliche Vorbedingung für die Entwicklung eines positiven Selbstwertgefühls das Bereitstellen von Situationen, in denen das Kind selbst aktiv werden kann." (Zimmer 1999, 75) Zimmer geht weiter davon aus, dass die Therapie am wirksamsten ist, die vom Kind gar nicht als Behandlung, sondern als Spiel wahrgenommen wird. Auch diese Vermutung kann als Erklärung für die Wirksamkeit des Heilpädagogischen Voltigierens und Reitens herangezogen werden. Das Pferd erleichtert als „Eisbrecher" auf natürliche Weise den Einstieg in die Therapie und steht zunächst im Mittelpunkt der Aufmerksamkeit. Die Kinder nehmen nicht in erster Linie die Förderung war, sondern genießen die Nähe des Tieres und finden Freude an der gemeinsamen Betätigung. Der Aufforderungscharakter des Tieres und die evolutionär verankerte Verbundenheit zu anderen Lebewesen, sowie die verlässlichen und ehrlichen Reaktionen des Pferdes unterstützen diesen Prozess des Vertrauensaufbaus. Besonders Kinder mit psychomotorischen Auffälligkeiten sind infolge negativer Erfahrungen mit jahrelangen Hilfestellungen oft verunsichert. Um wieder Selbstsicherheit aufzubauen, können die Kinder mit dem Pferd lernen, ihre Stärken und Schwächen anzunehmen. Das Pferd als Herdentier wird ihnen ein ehrliches und konstantes Feedback entgegnen. Außerdem ist die beruhigende Wirkung von Tieren auf Menschen nachgewiesen worden, womit eine besondere, vertrauensvolle Atmosphäre in der Therapie unterstützt wird (vgl. Kapitel 3.5.2). So tragen verschiedene Komponenten in ihrer Summe zu einer Steigerung des globalen Selbstkonzepts bei.

Die Lehrer konnten in der Einschätzung des Spiel- und Bewegungsverhaltens in den drei Untersuchungsgruppen nur geringe Unterschiede vom Prä- zum Posttest feststellen, ihre Ergebnisse weisen auch nicht auf Unterschiede zwischen den Gruppen in der Entwicklung des Spiel- und Bewegungsverhaltens vom Prä- zum Posttest hin.

Von den Eltern wurde hingegen eine sehr deutliche Verbesserung bzw. signifikante Verbesserung des Spiel- und Bewegungsverhaltens vom Prä- zum Posttest in der

Interventionsgruppe 2 (HPV/R) festgestellt, die sich jedoch nicht signifikant von der Entwicklung der anderen Gruppen unterschied. Das HPV/R wirkte sich also aus Sicht der Eltern positiv auf das Spiel- und Bewegungsverhalten der Kinder aus. Diese Entwicklung ist allerdings nicht eindeutig auf das HPV/R zurückzuführen, da sich die Verbesserung nicht signifikant von der der anderen Gruppen unterschied.

Kinder mit psychomotorischen Auffälligkeiten befinden sich oft in einem Teufelskreis aus Bewegungsmangel, Misserfolgserlebnissen, Vermeidungsverhalten und sozialem Rückzug. Aufgrund von Misserfolgserlebnissen werden Anforderungen, vor allem in Bewegungssituationen, gemieden und bewirken eine weitere Verschlechterung der motorischen Leistungsfähigkeit. Das HPV/R scheint hier geeignet, diesen Kreislauf zu durchbrechen, die Kinder zu motivieren, neue Herausforderungen anzunehmen, im Tun aufzugehen. Auch hier scheinen die Wirkungen einer tiergestützten Therapie, der besondere Aufforderungscharakter des Pferdes, die Notwendigkeit des Versorgens und der Realitätsbezug des gemeinsamen Arbeitens am und auf dem Pferd sich optimal mit den Wirkungen einer bewegungsorientierten Maßnahme zu verbinden. Die Bewegungen mit dem Pferd stellen weniger den Wettkampf, sondern die Harmonie der Bewegung, das befriedigende Erlebnis, von gelungener Verständigung mit dem Pferd und das erhabene Erlebnis sich in der Bewegung im Einklang mit dem Pferd zu befinden, in den Vordergrund. Das direkte Feedback zwischen Reiter und Pferd motiviert zu neuen Anstrengungen und ermöglicht so, aus dem Teufelskreis aus Vermeidungsverhalten und Misserfolg auszubrechen und wieder Freude an Bewegung zu entwickeln. Die Kinder lernen im HPV/R verschiedene Aufgaben richtig einzuschätzen und haben die Gelegenheit, eigene Ideen zu entwickeln und umzusetzen. Diese Selbstständigkeit motiviert und führt zu mehr Bewegungsfreude. Durch klare Ziele und direkte Erfolgserlebnisse im Umgang mit dem Pferd sind die Kinder mit Ausdauer und Konzentration bei der Sache. Die gleich bleibende Beurteilung des Spiel- und Bewegungsverhaltens durch die Lehrer kann evtl. damit erklärt werden, dass sie weniger die Möglichkeit haben, die Kinder in freien Bewegungssituationen zu beobachten, und somit im Prä- wie auch im Posttest eher mittlere Werte in der Beurteilung angegeben haben.

Von den Lehrern wurde eine Verbesserung des Sozialverhaltens vom Prä- zum Posttest in der Interventionsgruppe 2 (HPV/R) mit einer niedrigen Effektstärke festgestellt, die sich jedoch nicht signifikant von der Entwicklung der anderen Gruppen unterschied. Das HPV/R wirkte sich also aus Sicht der Lehrer positiv auf das Sozialverhalten der Kinder aus. Die Befragung der Eltern zum Sozialverhalten der Kinder fiel hingegen für die HPV/R-Gruppe mit einer signifikanten Verbesserung deutlicher aus. Zunächst bestätigte die Befragung der Eltern die Ergebnisse der Lehrerbefragung bezüglich der Entwicklung innerhalb der Gruppen. Auch hier wurde der größte Effekt in der Interventionsgruppe 2 (HPV/R) vom Prä- zum Posttest beobachtet. Diese Entwicklungen, die von Eltern und Lehrern beobachtet wurden, sind allerdings nicht eindeutig auf das HPV/R zurückzuführen, da sich die Verbesserung nicht signifikant von der der anderen Gruppen unterschied.

Im Fragebogen zum Sozialverhalten wurde u.a. die Fähigkeit, sich in einer Gruppe einzuordnen, das Verhalten in Konfliktsituationen und der Umgang mit Regeln erfasst. Bei Kindern mit Beeinträchtigungen im motorischen Bereich treten häufig auch Kontakt- und Kommunikationsstörungen auf (vgl. Kapitel 3.4), d.h. ihnen fällt es schwer, angemessen im zwischenmenschlichen Geschehen zu agieren. Besonders im Sportunterricht oder bei außerschulischen sportlichen Aktivitäten können motorische Schwächen zu Ablehnung in der Bezugsgruppe führen. Im Sportförderunterricht werden ständig soziale und emotionale Erfahrungen gemacht, d.h. sozialemotionales Lernen, insbesondere im Sportförderunterricht, kann nicht immer zielgerichtet und gesteuert stattfinden. Allerdings können im Sportförderunterricht durch geplante Unterrichtssituationen und –strukturen Lernerfahrungen im sozialen Bereich ermöglicht werden. Diese Strukturen sind jedoch nicht so intensiv und selbstverständlich vorhanden, wie es im Umgang mit dem Pferd notwendig ist, sie müssen immer wieder neu erarbeitet werden. Im Heilpädagogischen Voltigieren und Reiten kann über das Pferd neues Vertrauen gewonnen werden. Kooperation und Kommunikation spielen beim gemeinsamen Vorbereiten des Pferdes eine wichtige Rolle. Hierbei erfahren die Kinder sich sowohl in der Rolle des „Hilfeannehmenden" als auch des „Hilfegebenden". Die Kinder versorgen das Pferd und übernehmen verantwortungsvolle Aufgaben innerhalb der Gruppe. Die fördernde Wirkung von Tieren beim Entstehen neuer sozialer Beziehungen und in der Entwicklung bereits bestehender Beziehungen wurde bereits in Kapitel 3.5.2 beschrieben.

In den Beurteilungen durch die Eltern und Lehrer fällt auf, dass die Eltern eher eine positive Entwicklung der Kinder durch die Intervention erkennen als die Lehrer. Das Sozialverhalten wird in allen Untersuchungsgruppen von den Eltern von Anfang an bereits positiver eingeschätzt als von den Lehrern. Auch das Spiel- und Bewegungsverhalten und das Selbstkonzept wird von den Eltern im Prätest insgesamt positiver eingeschätzt als von den Lehrern.

Hier ist kritisch anzumerken, dass die Eltern in engem Kontakt mit der Therapeutin der HPV/R Intervention standen und durch deren Überzeugung und Betreuung evtl. eher geneigt waren, positive Veränderungen durch die Intervention zu sehen. Die Ergebnisse der Lehrer als objektivere Beobachter gewinnen unter diesem Aspekt eine wichtige Stellung.

Insgesamt scheinen die Beobachtungen von Eltern und Lehrern, die sich nicht auf die reitspezifische Situation, sondern auf Beobachtungen im Allgemeinen, häuslichen oder schulischen Kontext beziehen, für die Beurteilung der Effektivität dieser Förderung von besonderer Bedeutung. Oft wird zur Überprüfung der Effektivität einer Maßnahme die Verhaltensbeobachtung innerhalb der Fördereinheit bspw. innerhalb einer Reitstunde, durchgeführt. Die Ergebnisse der vorliegenden Untersuchung lassen jedoch darauf schließen, dass sich das generelle Spiel- und Bewegungsverhalten, das Sozialverhalten und das Selbstkonzept verändert haben und nicht nur eine Veränderung während oder kurz nach der Intervention erzielt wurde. Die besondere Effektivität des Heilpädagogischen Voltigierens und Reitens in der Förderung sozialer Kompetenzen liegt u.a. im gemeinsamen Interesse am Pferd begründet, welches Kommunikations- und Kooperationsbereitschaft fördert. Im Umgang mit dem Pferd erwerben die Kinder ein Regelbewusstsein, lernen Konflikte zu lösen und Kompromisse zu schließen (vgl. Kapitel 4,5). Die Verhaltensregeln im Umgang mit dem Pferd werden oft leichter angenommen denn die konsequente Reaktion des Pferdes erleichtert die Reflektion des eigenen Verhaltens, die Verbundenheit zum Tier (Biophilie) motiviert Regeln einzuhalten. Oft wird das Tier als erster Partner akzeptiert und berücksichtigt. Außerdem ist auch die Vorbereitung des Pferdes gemeinsam besser zu bewältigen; so kann es indirekt die Kooperation und Kommunikation unter den Kindern fördern. Beim Reiten treten die Kinder über die Bewegung und über nonverbale Kommunikation in Kontakt mit dem Pferd. Durch die Auseinandersetzung mit der nonverbalen Kommunikation des Pferdes wird die Fähigkeit geschult, sich selbst verständlich zu machen und auch andere zu verstehen.

Über die Förderungsmöglichkeiten im kognitiven Bereich können anhand dieser Studie keine Aussagen getroffen werden, da nur die motorische und die sozial-emotionale Persönlichkeit näher betrachtet und untersucht wurden. In den Beobachtungsbögen zum Spiel- und Bewegungsverhalten waren allerdings auch Items zur Ausdauer und Konzentrationsfähigkeit enthalten, die sich hier jedoch explizit auf Bewegungssituationen bezogen. Im Umgang mit dem Pferd erwerben die Kinder umfassende Kenntnisse der Pflege, Versorgung, der Verständigung mit dem Pferd. Sie lernen selbstständig und organisiert vorzugehen. Um eine umfassende ganzheitliche Betrachtung der Effektivität des Heilpädagogischen Voltigierens und Reitens zu ermöglichen, wäre die Berücksichtigung des kognitiven Bereichs in weiteren Studien wünschenswert.

Insgesamt weisen die Ergebnisse dieser Studie auf die besondere Wirksamkeit des Heilpädagogischen Voltigierens und Reitens im sozial-emotionalen Bereich sowie auf eine effektive motorische Förderung des Heilpädagogischen Voltigierens und Reitens und des Sportförderunterrichts bei Kindern mit psychomotorischen Auffälligkeiten hin. Kritisch betrachtet werden sollte die Wahl des Sportförderunterrichts als Vergleichsgruppe, der einerseits aufgrund seiner psychomotorischen Ausrichtung, andererseits aufgrund organisatorischer Gründe gewählt wurde. Die Gruppengröße liegt jedoch mit ca. 10 Kindern über der Gruppengröße im Heilpädagogischen Voltigieren und Reiten, an dem 5-6 Kinder teilnahmen, und lässt so auf eine intensivere und individuellere Betreuung im HPV/R schließen. Die psychomotorische Förderung grenzt sich gegen andere Therapien wie der Spiel- oder Werktherapie vor allem durch zwei Punkte ab: Zum einen werden über die elementare Ebene von Körper- und Bewegungserfahrungen Wahrnehmung und Selbstwertgefühl aufgebaut; zum anderen wird die Wahrnehmungsfähigkeit als Grundlage der kindlichen Handlungsfähigkeit gesehen. Die Verknüpfung von Wahrnehmungsprozessen und psychischen Prozessen kann jedoch nur in Tätigkeiten des Kindes entstehen, die ihm selbst auch als sinnvoll erscheinen. Besonders dieser Aspekt ist in der Förderung mit dem Pferd gegeben, da alle Regeln, Verhaltensweisen und Absprachen „Sinn machen" müssen um eine Zusammenarbeit mit dem Tier zu ermöglichen. Interessant wäre eine Studie, die auch tiergestützte Therapien als Vergleich einbezieht um die besonderen Wirkungen des Pferdes weiter herauszuarbeiten. Nur wenn die einzigartigen Wirkungen des Pferdes in der Therapie dargestellt werden können, und dessen Wirkung nicht nur von begeisterten Therapeuten und Eltern anhand von Fallbeispielen dargestellt wird, kann eine Unterstützung und Akzeptanz von Krankenkassen und öffentlichen Trägern erreicht werden. Die Ergebnisse dieser Studie weisen darauf hin, dass Heilpädagogisches Voltigieren und Reiten Kindern mit psychomotorischen Auffälligkeiten eine effektive Möglichkeit bietet, ihre personalen Ressourcen aufzubauen, zu denen emotionale Ressourcen wie ein gesundes Selbstkonzept, körperliche und soziale Ressourcen zählen.

Anknüpfend an die bereits im theoretischen Teil dieser Arbeit dargestellten Wirkungen des Heilpädagogischen Voltigierens und Reitens und an die Ergebnisse dieser Arbeit soll die folgende Abbildung noch einmal verdeutlichen, warum das Heilpädagogische Voltigieren und Reiten gerade bei Kindern mit psychomotorischen Auffälligkeiten in einigen Persönlichkeitsbereichen eine besondere Chance der Förderung bietet (vgl. Abb. 27).

Heilpädagogisches Voltigieren und Reiten kann somit im Sinne eines salutogenetischen Ansatzes einen Beitrag zu körperlichem und seelischem Wohlbefinden leisten. In diesem Ansatz richtet sich der Blick auf Faktoren, die Kinder stark machen und ihnen Möglichkeiten zu Bewältigung schädigender Einflüsse geben, wie ein positives Selbstkonzept, soziale Integration und körperliche Leistungsfähigkeit.

Förderbereiche des HPV/R bei psychomotorischen Auffälligkeiten		Möglichkeiten des HPV/R als Kombination aus bewegungsorientierter und tiergestützter Förderung		Besondere Fördermöglichkeiten des HPV/R (Ergebnisse der vorliegenden Studie)
		Fördermöglichkeiten durch Bewegung	Zusätzliche Möglichkeiten durch den Einsatz des Pferdes	
Senso-motorisch	Wahrnehmungsförderung	Bewegungshandlungen als Medium der Selbstwahrnehmung, sensomotorische Erfahrungen	Bewegungsimpulse des Pferdes, Bio-Feedback als ständiger Korrekturreiz für die Haltung	
Senso-motorisch	Koordinationsförderung	Vielfältige Bewegungserfahrungen, möglichst in der Gruppe	Vielfältige Bewegungserfahrungen in der Gruppe; dreidimensionale Bewegungsimpulse des Pferdes	Gesamtkörperliche Gewandtheit und Geschicklichkeit
Senso-motorisch	Haltungsförderung, Entspannung, Blutdrucksenkung	Ausgleich von Haltungs- und Organleistungsschwächen durch spezielle Übungen	Dreidimensionale Bewegungsimpulse des Pferdes, Biophilie (Anwesenheit des Tieres)	
Sozial-emotional	Selbstkonzept (Selbstwertsteigerung, Erfahrung von Selbstwirksamkeit, realistische Selbsteinschätzung)	Erlebnis von Selbstwirksamkeit und positiven Bewegungserfahrungen, Entwicklung von Initiative und Werksinn, Aufbau eines eigenen Wertesystems, Informationen über das Körperselbst	Echtes und direktes Feedback des Pferdes	Globales Selbstkonzept der Kinder, Selbstkonzepteinschätzung durch die Eltern
Sozial-emotional	Entwicklung von Authentizität, Vertrauensaufbau	Gruppenprozesse, Pädagogenverhalten	Katalysator für Entwicklung sozialer Interaktionen, Aufforderungscharakter des Pferdes, Biophilie, echtes und direktes Feedback, das Pferd als „Eisbrecher"	
Sozial-emotional	Soziale Kompetenzen	Sozialer Kontext des Sports als gemeinsamer Interessenpunkt, kooperative Spiele	Gemeinsamer Interessenspunkt, Biophilie nonverbaler Bewegungs-dialog, Bindungstheorie	Einschätzung des Sozialverhaltens durch die Eltern
Kognitiv	Kommunikation (Sprache), Handlungsplanung/-kompetenz, Aktivierung, Aufmerksamkeit	Gruppenprozesse, Selbsterfahrung, Selbstbestimmung, Eigenverantwortung, Motivierende Übungsgestaltung,	Bewegungsdialog, nonverbales Feedback des Pferdes, Natürliches Feedback des Pferdes, Aufforderungscharakter des Pferdes, Realitätsbezug	

Abb. 28: Übersicht der besonderen Fördermöglichkeiten und Erklärungsansätze des Heilpädagogisches Voltigierens und Reitens

13. Zusammenfassung

Psychomotorische Auffälligkeiten bedeuten eine Beeinträchtigung der motorischen Entwicklung wie auch eine Beeinträchtigung im emotionalen und sozialen Verhalten. Der enge Zusammenhang von Motorik und Psyche bestimmt den gesamten Entwicklungsprozess eines Menschen, denn Beeinträchtigungen in einem Bereich setzen Kompensationsmechanismen in anderen Bereichen in Gang. In unserer Entwicklung nimmt der Aufbau eines positiven Selbstkonzepts eine zentrale Bedeutung ein, für dessen Aufbau die körperlichen und motorischen Fähigkeiten, gerade im Kindesalter, von besonderer Bedeutung sind.

Die vorliegende Studie verfolgt das Ziel, die besondere Wirkung des Heilpädagogischen Voltigierens und Reitens im Vergleich zu einer bewegungsorientierten Förderung wie dem Sportförderunterricht zu belegen. Aus den bisherigen Forschungsergebnissen wird die Annahme deutlich, dass das Pferd neben der motorischen Förderung besonders im emotional-sozialen Bereich einmalige Chancen zur Förderung eröffnet.

Aus der Betrachtung des Förderbedarfs bei Kindern mit psychomotorischen Auffälligkeiten und den unterschiedlichen Therapiemöglichkeiten wurden die besonderen Möglichkeiten und Erklärungsansätze des Heilpädagogischen Voltigierens und Reitens herausgearbeitet, um diese im empirischen Teil zu überprüfen.

Über das Heilpädagogische Voltigieren und Reiten werden Dimensionen angesprochen, die in anderen psychomotorischen Programmen und Konzepten nicht so leicht erreichbar sind. Durch die speziellen Eigenheiten des Pferdes, wie dessen Feedback auf non-verbaler Ebene, sein Aufforderungscharakter und unsere archaische Verbundenheit zum Pferd (Biophiliehypothese). Auch Sozialkompetenzen sind anknüpfend an den gemeinsamen Interessenspunkt in der Gruppe (das Pferd), den notwendigen Bewegungsdialog im Umgang mit dem Pferd im Heilpädagogischen Voltigieren und Reiten ideal zu fördern. Durch das Erfahren von Selbstwirksamkeit und die Übernahme von Verantwortung kann besonders das Selbstkonzept als Teil des sozial-emotionalen Persönlichkeitsbereichs gestärkt werden. Im sensomotorischen Bereich grenzt sich das Heilpädagogische Voltigieren und Reiten vor allem durch die vom Pferd auf den Reiter wirkenden Bewegungsimpulse, von anderen bewegungsorientierten und tiergestützten Therapien ab.

An der vorliegenden Studie nahmen insgesamt 93 GrundschülerInnen mit psychomotorischen Auffälligkeiten teil, die durch den MOT Screen 4-8 ausgewählt (MQ unter 85) und drei Untersuchungsgruppen zugeteilt wurden. In der Interventionsgruppe 1 nahmen die Kinder über den Zeitraum eines Schuljahres einmal wöchentlich am Sportförderunterricht ihrer Grundschule teil. Die Kinder der Interventionsgruppe 2 nahmen einmal wöchentlich am Heilpädagogischen Voltigieren und Reiten in einer anerkannten Einrichtung des Deutschen Kuratoriums für Therapeutisches Reiten teil. Die Kontrollgruppe erhielt keine Förderung im Sportförderunterricht bzw. im Heilpädagogischen Voltigieren und Reiten. In der Eingangs- und Abschlussdiagnostik wurden die motorische Entwicklung, das Selbstkonzept, die Selbstkonzepteinschätzung, das Spiel- und Bewegungsverhalten sowie das Sozialverhalten erfasst.

Die Ergebnisse der vorliegenden Untersuchung weisen auf die besonderen Chancen des Heilpädagogischen Voltigierens und Reitens bei Kindern mit psychomotorischen

Auffälligkeiten im sozial-emotionalen Bereich hin. Zusammenfassend können folgende Ergebnisse festgehalten werden:

1. Durch Sportförderunterricht kann die motorische Entwicklung von GrundschülerInnen mit psychomotorischen Auffälligkeiten positiv unterstützt werden.
2. Durch Heilpädagogisches Voltigieren und Reiten kann die motorische Entwicklung von GrundschülerInnen mit psychomotorischen Auffälligkeiten positiv unterstützt werden.
2a. Durch Heilpädagogisches Voltigieren und Reiten können die motorischen Dimensionen „Reaktionsvermögen" und „Bewegungsgeschwindigkeit" bei GrundschülerInnen mit psychomotorischen Auffälligkeiten positiv beeinflusst werden.
2b. Durch Heilpädagogisches Voltigieren und Reiten können die motorischen Dimensionen „feinmotorische Geschicklichkeit" und „Bewegungssteuerung" bei GrundschülerInnen mit psychomotorischen Auffälligkeiten nicht besonders positiv beeinflusst werden.
3. Durch Heilpädagogisches Voltigieren und Reiten kann das globale Selbstkonzept bei GrundschülerInnen mit psychomotorischen Auffälligkeiten positiv beeinflusst werden.
4. Durch Heilpädagogisches Voltigieren und Reiten kann das Selbstkonzept nach Einschätzung der Eltern und Lehrer bei GrundschülerInnen mit psychomotorischen Auffälligkeiten positiv beeinflusst werden.
5. In der Interventionsgruppe 2 (Heilpädagogisches Voltigieren und Reiten) wurde von Eltern und Lehrern eine positive Entwicklung des Sozialverhaltens festgestellt, die jedoch nicht eindeutig auf das Heilpädagogische Voltigieren und Reiten zurückzuführen ist.
6. In der Interventionsgruppe 2 (Heilpädagogisches Voltigieren und Reiten) wurde von den Eltern eine positive Entwicklung des Spiel- und Bewegungsverhaltens festgestellt, die jedoch nicht eindeutig auf das Heilpädagogische Voltigieren und Reiten zurückzuführen ist.

Versteht man Reiten nicht nur als Bewegung im engeren Sinne, sondern als einen Dialog mit der Umwelt, bietet das Reiten besonders im Schulsport eine Perspektive für die Entwicklungsförderung von Kindern.

Die natürlichen Spiel- und Bewegungsräume sind in der heutigen Lebenswelt stark eingeschränkt. Die Kinder verlernen, kreativ zu spielen und ihre Umwelt über Bewegung zu erkunden. Die Bewegung auf dem Pferd und das Versorgen des Pferdes können körperliches und emotionales Wohlbefinden auslösen und somit auch einen Beitrag zur Gesundheitsförderung leisten.

Für Kinder mit psychomotorischen Auffälligkeiten bietet das Heilpädagogische Voltigieren und Reiten viele Förderungs- und Integrationsmöglichkeiten. Das Pferd mit seinem gutmütigen und konstanten Verhalten, seinen Bewegungsabläufen sowie seiner natürlichen Lebenswelt fördert und fordert Kinder mit psychomotorischen Auffälligkeiten.

14. Literaturverzeichnis

Adolph, H. & Simon, M.: Theorie und Praxis des Sportförderunterrichts. In: Kaul, P.; Zimmermann, K. W. (Hrsg.): Psychomotorik in Forschung und Praxis, Band 27. Kassel 1996.

Adolph, H. & Schmidt, J.: Sportförderunterricht in Theorie und Praxis. In: Kaul, P.; Zimmermann, K. W. (Hrsg.): Psychomotorik in Forschung und Praxis, Band 38. Kassel 2004.

Affolter, F.: Wahrnehmung, Wirklichkeit und Sprache. Stuttgart 1987.

Alfermann, D.: Selbstkonzept und Körperkonzept. In: Bös, K.; Brehm W. (Hrsg.): Gesundheitssport. Ein Handbuch. Hofmann, Schorndorf 1998, S. 212-220.

Argyle, M.: Soziale Interaktion. Kiepenhauer & Witsch, Köln 1972.

Asendorpf, J. B.; Aken, M.A.G. v.: Self Perception Profile for Children – deutsche Fassung (SPPC-D). Berlin 1993.

Ayres, Jean A.: Bausteine der kindlichen Entwicklung. Die Bedeutung der Integration der Sinne für die Entwicklung des Kindes. 4. Auflage Springer, Berlin u.a. 2002.

Baacke, D.: Die 6-12-jährigen. Einführung in die Probleme des Kindesalters. 7. überarb. Aufl., Beltz, Weinheim und Basel 1999.

Bachmann, R.W.: Elementary school children perception of helpers and their characteristics. Elementary School Guidance and Councelling 1975, 10 (2), 103-109.

Balster, K.: Kinder mit mangelnden Bewegungserfahrungen. Teil 1. Praktische Hilfen für den Umgang mit Bewegungsmängeln und Verhaltensauffälligkeiten. Sportjugend im Landessportbund Nordrhein-Westfalen e.V. (Hrsg.), 4. Aufl. Basis Druck, Duisburg 1998.

Bär, C.: Therapeutisches Reiten mit Kindern aus der Psychomotorischen Therapie. In: Gäng, M. : Reittherapie. München 2003, S. 126-137.

Balgo, R.: Systemisch-konstruktivistische Positionen in der Psychomotorik. In: Motorik 21 (1998) 1, S. 2-12 .

Balz, E., Küpper, D. & Neumann, P.: Soziales Lernen im Grundschulsport. In: Köppe, G. & Schwier, J. (Hrsg.): Handbuch Grundschulsport. Baltmannsweiler, Schneider Hohengehren 2003, S.77-93.

Bandura, A.: The psychology of chance encounters and life paths. In: American Psychologist 37 (1982), 747-755.

Bandura, A.: Self-efficacy: The exercise of control. Freeman, New York 1997.

Barkley, R.: Das große ADHS-Handbuch für Eltern. Bern 2002.

Barth, K.: Lernschwächen früh erkennen im Vorschul- und Grundschulalter. München 1997.

Baum, D.: Heilpädagogisches Reiten/Voltigieren mit psychisch kranken Menschen. 1986. (unv. Manuskript)

Baum, D.: Psychisch kranke Menschen auf dem Pferd. In: Gäng, M. (Hrsg.): Heilpädagogisches Reiten und Voltigieren. 3., veränd. Aufl. Reinhardt, München, Basel 1994, S. 227-264.

Baum, D.: Lehrgangsskript. Abschlusskurs Heilpädagogisches Reiten und Voltigieren in Bethel 2003. (unv. Manuskript)

Bauer, B.: Die Mensch-Tier-Beziehung und ihre therapeutischen Wirkfaktoren. Internet:http://www.uni-wuerzburg.de/sozpaed/breitenbach/delfin/bauer/text.htm

Baur, J.: Körper- und Bewegungskarrieren. Schorndorf, 1989.

Baur, J.: Motorische Entwicklung: Konzeptionen und Trends. In: Baur, J.; Bös, K.; Singer, R. (Hrsg.): Motorische Entwicklung - Ein Handbuch. Schorndorf, 1994.

Beetz, A.: Bindung als Basis sozialer und emotionaler Kompetenzen. In: Olbrich, E.; Otterstedt, C. (Hrsg.): Menschen brauchen Tiere. Grundlagen und Praxis der tiergestützten Pädagogik und Therapie. Franckh-Kosmos, Stuttgart 2003, S. 76-84.

Bergler, R.: Warum Kinder Tiere brauchen. Informationen, Ratschläge, Tipps. Freiburg 1994.

Beudels, W.; Lensing-Conrady, R.; Beins, H.J.: Das ist für mich ein Kinderspiel. Handbuch zur psychomotorischen Praxis. Modernes Lernen, Dortmund 1995.

Bielefeld, J.: Zur Begrifflichkeit und Strukturierung der Auseinandersetzung mit dem eigenen Körper. In Bielefeld, J. (Hrsg.): Körpererfahrung, 2. Aufl., Hogrefe, Göttingen 1991, S.3-35.

Bielefeldt, E.: Tasten und Spüren. Wie wir bei taktil-kinästhetischer Störung helfen können. Reinhardt, München 1996.

Bierhoff-Alfermann, D.: Sportpsychologie. Kohlhammer, Stuttgart 1986.

Biery, M. J.; Kaufmann, N.: Auswirkungen des Therapeutischen Reitens auf das Gleichgewicht. In: Therapeutisches Reiten 17 (1990) 1, S. 5ff.

Blanz, B.; Remschmidt, H.; Schmidt, M.H.; Warnke, A.: Psychische Störungen im Kindes- und Jugendalter. Ein entwicklungspathologisches Lehrbuch. Schattauer, Stuttgart, New York 2006.

Bös, K.: Motorische Tests unter Berücksichtigung von Koordinationstests. In: Ludwig, G. und B. (Hrsg.): Koordinative Fähigkeiten - koordinative Kompetenz. Universitäts-Bibliothek Kassel 2002, S.253-262.

Boneberg, I.: Kommunikation. In: Lippmann, E. & Steiger, T. (Hrsg.): Handbuch angewandte Psychologie für Führungskräfte, Bd. 1. Springer Verlag, Berlin, Heidelberg 1999.

Brandt, I.; Breitenbach, E.; Maisel, V.: Integrationsstörungen: Diagnose und Therapie im Erstunterricht. Bentheim, Würzburg 1997.

Brickel, C.M.: Pet facilitated psychotherapy. A theoretical explanation via attention shifts. Psychological Reports 50 (1982), S.71ff.

Brinkhoff, K.-P.: Sport und Gesundheit im Kindesalter; der Sportverein im Bewegungserleben der Kinder. Brinkhoff, K.P.; Sack, H.G. (Hrsg.). Weinheim, München 1999.

Bründel, H. & Hurrelmann, K. : Einführung in die Kindheitsforschung. Beltz, Weinheim, Basel 1996.

Buch, A. : Aktivitätsprofil und Verletzungshäufigkeit bei Freizeitreitern. Diplomarbeit, Johann Wolfgang Goethe Universität, Frankfurt am Main 1997.

Burgdorf, I.: Heilpädagogisches Voltigieren im Sonderkindergarten. In: Kaune, W. (Hrsg.): Das heilpädagogische Reiten und Voltigieren mit geistig behinderten Menschen. 2. Aufl., Warendorf 1995.

Byrne, B. M.; Schneider B. H.: Perceived Competence Scale for Children: Testing for factorial validity and invariance agross age and ability. In: Applied Measurement in Education 1 (1988), S. 171-187.

Byrne, B.M.: Measuring self-concept across the life span. Washington DC: American Psychological Association, 1996.

BzgA: Gesundheit für Kinder und Jugendliche. Band 1: Konzepte. Bundeszentrale für gesundheitliche Aufklärung, 5. Aufl., Köln 2001.

Cárdenas, B.: Diagnstik mit Pfiffigunde – Ein kindgerechtes Verfahren zur Beobachtung von Wahrnehmung und Motorik (5-8 Jahre). Dortmund 1992.

Chen, H.F.; Cohn, E.S.: Social participation for children with developmental coordination disorder: conceptual, evaluation and intervention considerations. In: Physical and Occupational Therapy in Pediatrics 20 (2001), 29-50.

Decker, R.: Praxis und Theorie der psycho-motorischen Erziehung bei behinderten und normalen Kindern in Frankreich. In: Eggert, D.; Kiphard, E.J. (Hrsg.): Die Bedeutung der Motorik für die Entwicklung behinderter und normaler Kinder. Hofmann, Schorndorf 1972.

Delius, F.: Möglichkeiten zur Förderung der Sensorischen Integration durch das Heilpädagogische Voltigieren bei Kindern mit Wahrnehmungsverarbeitungs-störungen. In: DKThR (Hrsg.): Heilpädagogisches Voltigieren und Reiten. Sonderheft 1995. 2., leicht veränderte Auflage, Warendorf 1997.

Deppisch, J.: Das bewegende Pferd. In: Motorik 2 (1997), S.37ff.

Deusinger, I. M.: Die Frankfurter Selbstkonzeptskalen (FSKN). Göttingen, Hogrefe 1987.

Deutsche Reiterliche Vereinigung (Hrsg.): Richtlinien für Reiten und Fahren. Grundausbildung für Reiter und Pferd. Bd. 1. FN-Verlag, Warendorf 1994.

Deutsche Reiterliche Vereinigung (Hrsg.): FN-Handbuch Schulsport. Reiten und Voltigieren in der Schule. FN-Verlag, 1. Aufl., Warendorf 1997.

Deutsche Reiterliche Vereinigung e.V. (Hrsg.): Neue Wege zum Pferd. Möglichkeiten im Schulsport. Schnell Buch & Druck, 3., überarbeitete Auflage, Warendorf 2001.

Deutsches Kuratorium für Therapeutisches Reiten (DKThR): Heilpädagogisches Voltigieren und Reiten. Definition und Standortbestimmung des Arbeitskreises Heilpädagogisches Voltigieren und Reiten des DKThR. In: Therapeutisches Reiten 2 (2002) 29, S. 23-25.

Döpfner, M.; Frölich, J.; Lehmkuhl, G.: Hyperkinetische Störungen. Leitfaden Kinder- und Jugendpsychotherapie. Göttingen 2000.

Doering, W.: Sensorische Integration. Borgmann, Dortmund 1993.

Dordel, S.: Bewegungsförderung in der Schule. Handbuch des Schulsonderturnens und Sportförderunterrichts. 2., verb. Aufl., Verl. Modernes Lernen, Dortmund 1991.

Dordel, S.: Bewegungsförderung in der Schule. Handbuch des Sportförderunterrichts. Modernes Lernen, 4. Aufl., Dortmund 2003.

Dordel, S.; Welsch, M.: Zur motorischen Förderung im Vorschul- und Einschulungsalter. In: Praxis der Psychomotorik 25 (2000) 4, 196-211.

Eggert, D. (u. Mitarbeit von Ratschinski, G.): DMB – Diagnostisches Inventar motorischer Basiskompetenzen bei lern- und entwicklungsauffälligen Kindern im Grundschulalter. 2., verb. und erweiterte Auflage, Dortmund 1996.

Eggert, D.: Theorie und Praxis der psychomotorischen Förderung. Textband. 3. Aufl., Borgmann, Dortmund 1998.
Eggert, D., Brandt, Jendritzki, K. & Küppers, B.: Verändern sich die motorischen Kompetenzen von Schulkindern? Ein Vergleich zwischen den Jahren 1985 und 1995. In: Sportunterricht 49 (2000), S. 350-355.

Eggert, D.; Lütje, B.: Psychomotorik in der (Sonder)Schule? Empirische Studien zu den Grenzen eines Förderkonzepts. In: Praxis der Psychomotorik 16 (1991) 3, S. 156-168.

Eggert, D.; Reichenbach, C; Bode, S.: Das Selbstkonzept-Inventar für Kinder im Vorschul- und Grundschulalter. Borgmann, Dortmund 2003.

Endenburg, N.: Der Einfluss von Tieren auf die Frühentwicklung von Kindern als Voraussetzung für tiergestützte Psychotherapie. In: Olbrich, E.; Otterstedt, C. (Hrsg.): Menschen brauchen Tiere. Grundlagen und Praxis der tiergestützten Pädagogik und Therapie. Franckh-Kosmos, Stuttgart 2003, S. 121-129.

Endrikat, K.: Jugend, Identität und sportliches Engagement. Papst Science Publishers. Lengerich u.a. 2001.

Epstein, S.: Entwurf einer integrativen Persönlichkeitstheorie. In: Filipp, S.-H.: Selbstkonzept-Forschung: Probleme, Befunde, Perspektiven. Klett-Cotta, 1. Aufl. Stuttgart 1979.

Epstein, S.: Entwurf einer integrativen Persönlichkeitstheorie. In: Fillip, S.H. (Hrsg.): Selbstkonzeptforschung: Probleme, Befunde, Perspektiven. Klett-Cotta, 3. Aufl., Stuttgart 1993, S. 15-45.

Erikson, E.: Identität und Lebenszyklus. Suhrkamp, Frankfurt am Main 1970.

Essau, C.A.; Conradt, J.; Petermann, F.: Häufigkeit und Komorbidität sozialer Ängste und sozialer Phobien bei Jugendlichen. In: Fortschritte in der Neurologie und Psychiatrie 66 (1998), 534-530.

Exner, G.; Engelmann, A.; Wenck, B.: Grundlagen und Wirkungen der Hippotherapie im Konzept der umfassenden Behandlung querschnittgelähmter Patienten. Rehabilitation 33 (1994), S. 39-43.

Faltermeier, J.; Sengling, D.: Wenn Kinder und Jugendliche an ihren Lebenswelten scheitern. Herausforderung für die Sozialpädagogik. Kohlhammer 1997.

Feldenkrais, M.: Bewusstheit durch Bewegung – Der aufrechte Gang; Suhrkamp Verlag, Frankfurt 1978.

Fillip, S. H.: Aufbau und Wandel von Selbstschemata über die Lebensspanne. In: Oerter, R. (Hrsg.): Entwicklung als lebender Prozess. Hoffmann u. Campe, Hamburg 1978, S. 111-135.

Fillip, S.-H.: Entwicklung von Selbstkonzepten. Zeitschrift für Entwicklungspsychologie und Pädagogische Psychologie, 12 (1980) 2, S. 105-125.

Filip, S.-H.: Selbstkonzeptforschung. Klett, Stuttgart 1984.

Fillip, S.-H. (1993): Entwurf eines heuristischen Bezugsrahmens für die Selbstkonzeptforschung: Menschliche Informationsverarbeitung und naive Handlungstheorie. In: Fillip, S. H. (Hrsg.): Selbstkonzeptforschung. Probleme, Befunde, Perspektiven. Klett-Cotta, 3.Aufl., Stuttgart 1993, S. 129-152.

Fischer, K.: Entwicklungstheoretische Perspektiven der Motologie des Kindesalters. Hofmann, Schorndorf 1996.

Fischer, K.: Psychomotorik und kindliche Entwicklung: Metatheoretische Perspektiven. In: Motorik 22 (2000) 3, S. 94-105.

Fischer, K.: Einführung in die Psychomotorik. E. Reinhardt, München, Basel 2001.

Fuchs, R; Schwarzer, R.: Selbstwirksamkeit zur sportlichen Aktivität: Reliabilität und Validität eines neuen Messinstruments. In: Zeitschrift für Differentielle und Diagnostische Psychologie 15 (1994), 141-154.

Gabbard, C.: Lifelong motor development. Allyn and Bacon, Boston M.A. 2000.

Gäng, M.: Heilpädagogisches Reiten und Voltigieren. Gäng, M. (Hrsg.) 3., veränderte. Aufl., E. Reinhardt, München, Basel 1994.

Gaschler, P.: Motorik von Kindern und Jugendlichen heute – eine Generation von „Weicheiern, Schlaffis und Desinteresse?" (Teil 2) In: Haltung und Bewegung 20 (2000), 1,S. 5-16 .

Gaschler, P.: Motorik von Kindern und Jugendlichen heute – eine Generation von „Weicheiern, Schlaffis und Desinteresse?" (Teil 3) In: Haltung und Bewegung 21 (2001) 1, S. 5-17.

Geuze, R.H.: Postural Control in children with developmental coordination disorder. In: Neural Plasticity 12 (2005) 183-196

Gibson, E.J.: Principles of perceptual learning and development. Appleton-Century-Crofts, New York 1969.

Gilberg, C.; Kadesjo, B.: Why bother about clumsiness? The imlications of having developmental coordination disorder (DCD). In: Neural Plasticity 10 (2003), 59-68.

Göbel, H.; Panten, D.: Möglichkeiten und Grenzen der Elternarbeit in der psychomotorischen Therapie im Netzwerk psychomotorischer Hilfsmaßnahmen. In: Kiphard/ Olbrich (Hrsg.): Psychomotorik und Familie. Modernes Lernen, Dortmund 1995, S. 87-102.

Grebing, B. Integrative Aspekte des Blindenreitens. In: Therapeutisches Reiten 2 (1990), S. 13-17.

Greiffenhagen, S. : Tiere als Therapie. Droemer Knaur, München 1991.

Größing, S.: Gesundheitserziehung im Schulsport. In: DVS (Hrsg.): 4. Sportwissenschaftlicher Hochschultag. Clausthal-Zellerfeld, 1982, S. 32-43.

Guenière, F.R. de la: Die Reitschule. Stratmann, Daudenzell 1733.

Hadders-Algra, M.: The neuronal group selection theory: promising principles for understanding and treating developmental motor disorders. In: Developmental Medicine an Child Neurology 42 (2001) 436-443.

Hamsen, R.: Bewegungsorientierte Förderung von Kindern mit Aufmerksamkeits- und Hyperaktivitätsstörungen. Eine Evaluationsstudie zum Heilpädagogischen Voltigieren. Dissertation, Dortmund 2003.

Harter, S.: The Perceived Competence Scale for Children. In: Child Development 53 (1982), S. 87-97.

Harter, S.: Development perspectives on the self-esteem. In: P.H. Mussen (Hrsg.) & E.M. Hetherington: Handbook of child psychology: (Vol. 4). Socialization, personality and social development. Wyley, 4. Aufl., New York 1983, S. 275-385.

Harter, S.: Manual for the Self-Perception Profile for Children (Technical Report). Denver, CO, University of Denver 1985.

Harter, S.: The construkction of the self. A developmental perspective. Guilford Press, New York 1999.

Hasemann, K.: Verhaltensbeobachtung und Ratingverfahren. In: Groffmann, K. J.; Michel, L. (Hrsg.): Enzyklopädie der Psychologie. Themenbereich B Methodologie und Methoden, Serie II Psychologische Diagnostik, Band 4 Verhaltensdiagnostik. Hogrefe, Göttingen 1983, S. 434-488.

Hauser, G.: Besondere Berücksichtigung der sensorischen Integration für Kinder mit MCD beim Heilpädagogischen Voltigieren/Reiten. In: Heilpädagogisches Voltigieren und Reiten. Sonderheft 1995. DKThR (Hrsg.) 2., leicht veränderte Auflage 1997.

Haußer, K.: Identitätspsychologie. Berlin: Springer, 1995.

Haußner, K.; Kreuzer, M.: Schülerbeurteilung und Entwicklung des Selbstkonzepts bei Grundschulkindern. In: Die Deutsche Schule. Zeitschrift für Erziehungswissenschaft, Bildungspolitik und pädagogische Praxis 4 (1994) 86, S. 470-482.

Heckhausen, H.: Wachsen und Lernen in der Genese der Persönlichkeitseigenschaften. In: Heckhausen, H. (Hrsg.): Bericht über den 24. Kongress der Deutschen Gesellschaft für Psychologie. Hogrefe, Göttingen 1965, 125-132.

Heckhausen, H.: Motivation und Handeln. 2. Aufl., Springer; Berlin, Heidelberg, New York, 1989.

Heim, R.: Sportpädagogische Kindheitsforschung – Bilanz und Perspektiven. In: Sportwissenschaft 32 (2002), 3, S. 284-302.

Henderson, S. E.; Sugden, D. A.: Movement Assessment Battery for children. Manual. Sidcup 1992.

Heipertz, W.: Therapeutisches Reiten in Medizin, Pädagogik, Sport. Frank'sche Verlagshandlung Stuttgart, 1977.

Heipertz, W.: Orthopädische Aspekte des Reitsports. In: Deutsche Reiterliche Vereinigung (Hrsg.): Reiten: Gesundheitssportliche Betätigung lebenslang – eine Sportart stellt sich vor. FN, Warendorf 1991, 20-32.

Heipertz-Hengst, C.: Reiten – ein Sport für Behinderte. In: Praxis der Psychomotorik 3 (1979) 4, S. 128-129.

Heipertz-Hengst, C.: Fit für`s Pferd? In: Freizeit im Sattel, 5 (1996), S. 388.

Hirtz, P.: Koordinative Fähigkeiten im Schulsport. Berlin: Volk und Wissen. 1985.

Hirtz, P.: Vielfalt und Reichtum der Individualentwicklung – die motorische Ontogenese. In: Hirtz, P.; Kirchner, G.; Pöhlmann, R.: Sportmotorik. Grundlagen, Anwendungen und Grenzgebiete. Kassel 1994, 207-232.

Hollmann, W.; Hettinger, T.: Sportmedizin. Arbeits- und Trainingsgrundlagen. Schattauer, Stuttgart, New York 1990.

Hollmann, W.; Hettinger, T.: Sportmedizin. Grundlagen für Arbeit, Training und Präventivmedizin. Schattauer, 4. völlig neu überarb. Aufl., Stuttgart, New York 2000.

Huhn, N.; Scheider, K.: Forschungserfahrungen mit Körpersprache von Kindern. Visuelle Interpretation als Herausforderung zum Perspektivenwechsel. In: Hengst,H.; Kelle, H.(Hrsg.): Kinder – Körper – Identitäten. Theoretische und empirische Annäherungen an kulturelle Praxis und sozialen Wandel. Juventa, Weinheim, München 2003, 183-204.

Hurrelmann, K.: Einführung in die Sozialisationstheorie. Beltz, Weinheim 1986.

Hurrelmann, K.: Entwicklung, Sozialisation und Gesundheit – Überlegungen zu einer integrativen Theoriebildung. In: Bretschneider, W.-D.; Baur, J.: Bräutigam, M. (Hrsg.): Bewegungswelt von Kindern und Jugendlichen. Schorndorf, 1989.

Hurrelmann, K.; Bründel, H.: Einführung in die Kindheitsforschung. 2. vollständig überarbeitete Aufl., Beltz Verlag, Weinheim, Basel, Berlin 2003.

Ihm, V: Heilpädagogisches Reiten und Entwicklungsförderung. Theoretische Hintergründe und Fallbeispiele. Verlag Freimut & Selbst, Berlin 2004.

Irmischer, T.; Kischer, K.: Psychomotorik in der Entwicklung. 2., unveränd. Aufl., Hofmann, Schorndorf 1993.

Jerusalem, M., Klein-Heßling, J.: Soziale Kompetenzen. Entwicklungstrends und Förderung in der Schule. In: Zeitschrift für Psychologie 210 (2002) 4, S. 164-174.

Jerusalem, M.; Schwarzer, R.: Selbstwirksamkeit wirk. In: Schwarzer, R. (Hrsg.) a.a.o.

Kaestner, J.: Therapeutisches Voltigieren in der Kinder und Jugendpsychiatrie. In: Deutsches Kuratorium für Therapeutisches Reiten (Hrsg.): Die Arbeit mit dem Pferd in Psychiatrie und Psychotherapie. Sonderheft 1994, 2. Aufl., FN-Verlag, Warendorf 1996, S. 87-92.

Kaiser, L.; Smith, K. A.; Heleski, C. R.; Spence, L. J.: Effects of a therapeutic riding program on at-risk and special education children. Human-Animal Bond Initiative, College of Nursing, Michigan State University, East Lansing, MI 48824, USA. J. Am. Vet. Med. Assoc. 1 (2006) 228, S. 46-52.

Katcher, A.; Friedmann, E.; Beck, A.; Lynch, J.: Looking, talking and blood pressure: The physiological consequences of interaction with the living environment. In: Katcher,A.; Beck, A. (Hrsg.): New Perspectives on our lives with companion animals. Philadelphia 1984.

Kaune, W.: Heilpädagogisches Voltigieren mit geistig Behinderten. In: Therapeutisches Reiten (1982), S. 438ff.

Kaune, W.: Das Heilpädagogische Reiten und Voltigieren mit geistig behinderten Menschen. 2. Aufl., FN-Verlag, Warendorf 1995.

Kellert, S.R.; Wilson, E.O. (Hrsg.): The Biophilia Hypothesis. Island Press, Washington D.C., 1993.

Kemper, R.: Sensorik und Motorik. Sport und Buch Strauß, Köln 1993.

Kesper, G. & Hottinger, C.: Mototherapie bei sensorischen Integrationsstörungen. Ernst Reinhardt Verlag, München 1993.

Kiphard, E.J.: Bewegungs- und Koordinationsschwächen im Grundschulalter. Hofmann: Schorndorf 1970, 1977.

Kiphard, E.J.: Funktionsstörungen des menschlichen Gleichgewichtsorgans und ihre Beeinflussung durch Übung. In: Motorik 8 (1985) 1, S. 14-23.

Kiphard, E.J.: Das hyperaktive Kind – motodiagnostische und therapeutische Probleme. Kinderkrankenschwester 5 (1986) 12, S. 307- 309.

Kiphard, E.J.: Mototherapie. Psychomotorische Entwicklungsförderung Bd. 2 (Teil1), Dortmund, 4. Aufl. 1994.

Kiphard, E.J.: Mototherapie. Psychomotorische Entwicklungsförderung Bd. 3 (Teil 2), Dortmund, 4. Auflage 1994a.

Kiphard, E.J.: Motopädagogik. Psychomotorische Entwicklungsförderung – Band 1. 9., verb. und aktualisierte Auflage, Verlag modernes Lernen, Dortmund 2001.

Kiphard, E.J.: Entstehung der Psychomotorik in Deutschland. In: Köckenberger, H. (Hrsg.): Psychomotorik: Ansätze und Arbeitsfelder; ein Lehrbuch. Modernes Lernen, Dortmund 2004, S.27ff.

Kiphard, E.J., Huppertz, H. (Hrsg.): Erziehung durch Bewegung: Leibesübungen mit geschädigten Kindern. Dürr, Bad Godesberg 1968.

Kiphard, E.J.; Schilling, F.: Körperkoordinationstest für Kinder KTK. Weinheim 1974.

Klaes, L.; Rommel, A.; Cosel, D. & Zens, Y.: WIAD-Studie. Bewegungsstatus von Kindern und Jugendlichen in Deutschland. Bonn: Wissenschaftliches Institut der Ärzte Deutschlands gem. e.V. (WIAD), 2000.

Klüwer, C.: Therapeutisches Reiten – Psychosomatisches und Psychosoziales Geschehen. In: Therapeutisches Reiten 8 (1981) 3, S.13-14.

Klüwer, C.: Der spezifische Beitrag des Pferdes in den Bereichen des Therapeutischen Reitens – Entwurf eines Schemas. In: Therapeutisches Reiten 14 (1987), S.5-7.

Klüwer, C.: Zum gegenwärtigen Stand der Untersuchungen im Therapeutischen Reiten. In: Therapeutisches Reiten 16 (1989) 2, S. 4-10.

Klüwer, B. (1994): Der Einsatz des Pferdes als Medium der Selbsterfahrung im Kontext psychomotorischer Entwicklung und Therapie. (Diss.). Kleikamp Druck, Köln 1994.

Klüwer, B.: Selbsterfahrung auf dem Pferd. In: Heilpädagogisches Voltigieren und Reiten. In: DKThR (Hrsg.): Sonderheft 1995. 2., leicht veränderte Auflage 1997, S.16-21.

Klüwer, C.: Die spezifischen Wirkungen des Pferdes in den Bereichen des Therapeutischen Reitens. In: DKThR (Hrsg.): Heilpädagogisches Voltigieren und Reiten. Sonderheft 1995. 2., leicht veränderte Auflage 1997, S. 5-11.

KMK (Sekretariat der Ständigen Konferenz der Kultusminister der Länder in der Bundesrepublik Deutschland): Grundsätze für die Durchführung von Sportförderunterricht sowie für die Ausbildung und Prüfung zum Erwerb der Befähigung für das Erteilen von Sportförderunterricht. Berlin 1999.

Köckenberger, H.: Bewegtes Lernen. Lesen, schreiben, rechnen Lernen mit dem ganzen Körper; die „Chefstunde". Modernes Lernen, Dortmund 1997.

Köckenberger, H.: Bewegungsräume. Entwicklungs- und kindorientierte Bewegungserziehung. Dortmund 1996.

Kopelmann, P.: Das grundlegende motorische Können jüngerer Schulkinder. Untersuchungen zur Ausprägung, Entwicklung und Struktur ausgewählter Könnensaspekte. Dr. Kovac, Hamburg 2000.

Kristen, U.: Kommunikationsentwicklung in der Frühförderung: Interaktionsorientierte Elternberatung. In: Klöpfer, S. (Hrsg.): Schule für Geistigbehinderte im Dialog: Förderung der Kommunikation als gemeinsame Aufgabe von Pädagogik, Psychologie und Medizin. Univ.-Verlag „Edition S", Heidelberg 1999.

Kröger, A.: Voltigieren als Erziehungshilfe an Schulen für verhaltensauffällige Kinder. In: Heipertz, W. (Hrsg.): Therapeutisches Reiten in Medizin, Pädagogik Sport. 1. Aufl. Franckh, Stuttgart 1977.

Kröger, A.: Heilpädagogisches Voltigieren als soziales Training in einer Grundschule. In: Deutsches Kuratorium für therapeutisches Reiten (Hrsg.): Heilpädagogisches Voltigieren und Reiten in pädagogischen Handlungsfeldern. Sonderheft 1995. FN-Verlag, Warendorf 1995, S. 60-66.

Kröger, A.: Partnerschaftlich miteinander umgehen: Erfahrungen und Anregungen für Lehrer, Eltern, Reiter, Voltigierer und Fachleute in Pädagogik und Therapie mit dem Pferd. FN-Verlag, Warendorf 1997.

Kurz, D.: Zur pädagogischen Grundlegung des Schulsportes in Nordrhein- Westfalen. Vorschläge zur Curriculumrevision in Nordrhein-Westfalen. In: Landesinstitut für Schule und Weiterbildung (Hrsg.): Werkstattbericht 3. Druck des Landesinstitutes, Soest 1997, S. 8-42.

Lapierre, A.: La reéducation physique. Bailleiére et fils: Paris 1968.

Lauth, G.W.; Brack, U.B.; Linderkamp, F. (Hrsg.): Verhaltenstherapie mit Kindern und Jugendlichen. Praxishandbuch. Beltz Weinheim, 2001.

Lehmkuhl, G.; Döpfner, M.: Aufmerksamkeitsdefizit-/ Hyperaktivitätsstörungen. In: Remschmidt, H. (Hrsg.): Therapie psychischer Störungen bei Kindern und Jugendlichen: ein integratives Lehrbuch für die Praxis. Thieme, Stuttgart 2008, S. 214-229.

Leontjew, A. N.: Probleme der Entwicklung des Psychischen. Fischer, Frankfurt 1973.

Luhmann, V.: Förderungsmöglichkeiten für mehrfachbehinderte Blinde durch den Umgang mit dem Pferd. In: Heilpädagogisches Voltigieren und Reiten. In: DKThR (Hrsg.): Sonderheft 1995. 2., leicht veränderte Auflage 1997, S. 67-74.

Mangold, B.: Psychotherapie der sekundären psychogenen Problematik beim MCD-Syndrom. Praxis der Kinderpsychologie 24 (1975), S. 232 – 237.

Mandler, J.M.: Representation. In: Flavell, J.H.; Markman, E.M. (Hrsg.): Cognitive development. Handbook of Child Psychology. 4th ed., Vol. 3, pp.420-494. New York, Wiley Kap. 4

McCulloch, A.J.: Animal facilitated therapy: Overview and future direction. California Veterinarian 8 (1981) 36, S. 13-24.

Meinel, K.; Schnabel, G. et al.: Bewegungslehre – Sportmotorik. 8. Aufl., Volk und Wissen, Berlin 1987.

Meinel, K.; Schnabel, G.: Bewegungslehre – Sportmotorik. Abriss einer Theorie der sportlichen Motorik unter pädagogischem Aspekt. 11., überarbeitete und erweiterte Auflage. Meyer und Meyer Verlag, Aachen, Adelaide, Auckland, Budapest, Graz, Indianapolis, Johannesburg, New York, Olten (CH), Oxford, Singapore, Toronto 2007.

Meyer, W.U.: Gelernte Hilflosigkeit. Verlag Hans Huber, Bern 2000.

Meyners, E.: Bewegungslernen und Training im Reitsport. Paragon, Hannover 1985.

Meyners, E.: Bewegungsgefühl – das innere Auge des Reiters. Rau, Düsseldorf 1996.

Meyners, E.: Die Bedeutung des Reitens im Schulsport und seine Realisierung. In: Motorik 2 (1997) 20, S. 54-64.

Meyners, E.: Lehren und Lernen im Reitsport. Sportpädagogische Grundlagen, Neue Sichtweisen von Reitunterricht, Anfängerkonzepte. Verlag Wehdemeier & Pusch, Lüneburg 2000.

Milz, I.: Neuropsychologie für Pädagogen. Borgmann, Dortmund 1996.

Ministerium für Schule und Weiterbildung, Wissenschaft und Forschung des Landes NRW: Richtlinien und Lehrpläne für die Grundschule: Sport. Ritterbach, Frechen 1999.

MKJS (Ministerium für Jugend, Kultus und Sport in Baden Würtemberg) (Hrsg.) (o.J.): Die Schule bewegt sich. Die Verbindung von Lernen und Bewegung als pädagogisches Prinzip in der Grundschule. Stuttgart: MKJS

Möckelmann, H.; Schmidt, D.: Leibeserziehung und jugendliche Entwicklung. Hofmann: Schorndorf, 1952/1981.

Mohler, B.: Störungen des Sozialverhaltens. In: Steinhausen, H.C. (Hrsg.): Schule und psychische Störungen. Kohlhammer, Stuttgart 2006, S. 236-247.

Montada, L.: Die geistige Entwicklung aus Sicht Jean Piagets. In: Oerter, R. & Montada, L. (Hrsg.): Entwicklungspsychologie. Beltz, Weinheim 1995.

Montada, L.: Lebensereignisse und ihre Bewältigung. In: Oerter, R. & Montada, L. (Hrsg.): Entwicklungspsychologie. Beltz, Weinheim 1997, 66-75.

Mrazek, J.: Struktur und Entwicklung des Körperkonzepts im Jugendalter. In: Zeitschrift für Entwicklungspsychologie und Pädagogische Psychologie 19 (1987) 1, S. 1-13.

Mrazek, J. (1991): Einstellung zum eigenen Körper. Grundlagen und Befunde. In: Bielefeld, J.: Körpererfahrung. Grundlagen menschlichen Bewegungsverhaltens. Göttingen: Hogrefe.

Mucha, C.: Eine Literaturanalyse zu den Effekten und Wirkungen der Hippotherapie. Abteilung Medizinische Rehabilitation und Prävention, Deutsche Sporthochschule Köln, 2007. http://www.vpt-online.de/print.cfm?MeldungsID=303

Müseler, W.: Reitlehre. Parey, Berlin, Hamburg 1981.

Mummendey, H.D.: Psychologie des „Selbst". Theorien, Methoden und Ergebnisse der Selbstkonzeptforschung. Hogrefe, Göttingen, Bern, Wien, Toronto, Seattle, Oxford, Prag 2006.

Murch,M.; Woodworth,g.L.: Wahrnehmung. Kohlhammer, Stuttgart 1978.

Neubauer, W. F.: Selbstkonzept und Identität im Kindes- und Jugendalter. Reinhardt, München 1976.

Neuhäuser, G.: Minimale Cerebrale Dysfunktion. Kritische Betrachtung eines medizinischen Konzepts. In: Voss, R. (Hrsg.): Pillen für den Störenfried? Absage an eine medikamentöse Behandlung abweichender Verhaltensweisen bei Kindern und Jugendlichen. Hamm, Hoheneck-Verl u.a. 1983, S. 73-91.

Neumann, O.: Die leibseelische Entwicklung im Jugendalter. Bart, München 1964.

Niedersächsisches Kultusministerium (Hrsg.): "Rahmenrichtlinien für Sportförderunterricht". Niedersächsisches Landesinstitut für Schulentwicklung und Bildung (NLI), Hildesheim 2002. http www.nibis.de/nli/haus/dez2/rrl/rrlsfu03.pdf

Nickel, H.; Schmidt-Denter, U.: Vom Kleinkind zum Schulkind. München, Basel 1991.

Oerter, R.: Motivation und Handlungssteuerung. In: Oerter, R.; Montada, L. (Hrsg.): Entwicklungspsychologie. Psychologie Verlags Union, Weinheim 1995, S.758-822.

Oerter, R.; Dreher. M.: Entwicklung des Problemlösens. In: Oerter, R.; Montada, L. (Hrsg.): Entwicklungspsychologie. PVU, Weinheim 1995, 561-621.

Oerter, L; Montada, L: Entwicklungspsychologie. Beltz, Weinheim 2002.
Offergeld-Schnapka, A.: Wahrnehmung. In: Naschwitz-Moritz, R.: Die Psychomotorische Idee: Grundlagen und Praxisanregungen. Meyer und Meyer, Aachen 2000, S. 44-61.

Olbrich, E.: Biophilie: Die archaischen Wurzeln der Mensch-Tier-Beziehung. In: Olbrich, E.; Otterstedt, C. (Hrsg.): Menschen brauchen Tiere. Grundlagen und Praxis der tiergestützten Pädagogik und Therapie. Franckh-Kosmos, Stuttgart 2003, S. 68-76.

Olbrich, E. a): Zum Verstehen der tiergestützten Therapie: Versuch einer Integration. In: Olbrich, E.; Otterstedt, C. (Hrsg.): Menschen brauchen Tiere. Grundlagen und Praxis der tiergestützten Pädagogik und Therapie. Franckh-Kosmos, Stuttgart 2003, S. 184-196.

Olbrich, I.: Auditive Wahrnehmung und Sprache. Modernes Lernen, Dortmund 1989.

Opp, G.; Helbig, P.; Speck-Hamdan, A.: Problemkinder in der Grundschule. Klinkhardt, Bad Heilbrunn/Obb. 1999.

Opper, E.; Worth, A.; Wagner, M.; Bas, K.: Motorik Modul (MoMo) im Rahmen des Kinder- und Jugendgesundheitssurveys. In: Bundesgesundheitsblatt Gesundheitsforschung Gesundheitsschutz 50 (2007) 5-6, S. 879-888.

Ortbauer, B.: Auswirkungen von Hunden auf die soziale Integration von Kindern in Schulklassen. Unveröffentlichte Diplomarbeit. Wien, 2001.

Otterstedt, C.: Tiere als Therapeutische Begleiter. Stuttgart 2001.

Otterstedt, C.: Der heilende Prozess in der Interaktion zwischen Mensch und Tier. In: Olbrich, E.; Otterstedt, C. (Hrsg.): Menschen brauchen Tiere. Grundlagen und Praxis der tiergestützten Pädagogik und Therapie. Franckh-Kosmos, Stuttgart 2003, S. 58-68.

Papke, A.: Das Pferd als Medium in der Psychologischen Psychotherapie. Diss. Freie Universität Berlin 1997.

Paulus, P.: Körpererfahrung und Selbsterfahrung in persönlichkeitspsychologischer Sicht. In: Bielefeld, J. (Hrsg.): Körpererfahrung. 2. Aufl., Hogrefe, Göttingen 1991, S. 87-122.

Pereira, H.S.; Landgren, M.; Gillberg, C.; Forssberg, H.: Parametric control of fingertip forces during precision grip lifts in children with DCD (devleopmental coordination disorder) and DAMP (deficits in attention motor control and perception). In: Neuropsychologia 39 (2001), 478-488.

Petermann, U.; Essau, C.A.; Petermann, F.: Angststörungen. In: Petermann (Hrsg.): Lehrbuch dcer klinischen Kinderpsychologie und –psychotherapie. 5. korrigierte Auflage, Hogrefe, Göttingen 2002.

Petermann, F.; Kusch, M.; Niebank, K.: Entwicklungspsychopathologie. Ein Lehrbuch. Beltz Psychologie Verlags Union, Weinheim 1998.

Petermann, U.; Petermann, F.: Training mit sozial unsicheren Kindern. 9. vollst. überarbeitete Aufl. Beltz, Weinheim 2006.

Petillon, H.: Soziales Lernen in der Grundschule. Anspruch und Wirklichkeit, 1. Aufl., Moritz Diesterweg GmbH & Co., Frankfurt am Main 1993.

Piaget, J.: Psychologie der Intelligenz. Rascher, Zürich 1969.

Piaget, J.: Das Erwachen der Intelligenz beim Kinde. Klett, Stuttgart 1973.

Piaget, J.: Die Äquilibration der kognitiven Strukturen. Stuttgart 1976.

Piaget, J.; Inhelder, B.: Die Psychologie des Kindes. Walter: Olten Freiburg 1978, München, 1986.

Pickartz, A.: 1. Zwischenbericht TAPfer; Therapeutische Arbeit mit dem Pferd. Evaluationsstudie zur Wirksamkeit von heilpädagogischem Reiten bei Kindern mit autistischen Störungen. 2002, (unveröff. Manuskript).

Poresky, R.H.; Hendrix, C.: Differential Effects of pet presence and pet-bonding on young children. Psychological Reports 66 (1999), S. 931-936.

Pühse, U.: Bedingungen sozialen Lernens im Sportunterricht. In: Bewegungserziehung 4 (2000), S. 5-8.

Regel, G.; Wieland, A.J. (Hrsg.): Psychomotorik im Kindergarten. Rissen, Hamburg 1984.

Regensburger Projektgruppe (2001). Bewegte Schule - Anspruch und Wirklichkeit: Grundlagen, Untersuchungen und Empfehlungen. Band 131: Beiträge zur Lehre und Forschung im Sport. Schorndorf: Hofmann.

Remplein, H. : Die seelische Entwicklung des Menschen im Kindes- und Jugendalter. München (16. Aufl.) 1969.

Remschmidt, H.; Schmidt, M.: Neuropsychologie des Kindesalters. Ferdinand Enke Verlag, Stuttgart 1981.

Remschmidt, Helmut (Hrsg.): Multiaxiales Klassifikationsschema für psychische Störungen des Kindes- und Jugendalters nach ICD-10 der WHO : mit einem synoptischen Vergleich von ICD-10 mit DSM-IV4., vollst. überarb. und erw. Aufl., Huber, Bern, 2001.

Resch et al.: Entwicklungspsychopathologie des Kindes- und Jugendalters. Ein Lehrbuch. 2., überarbeitete und erweiterte Auflage. Beltz Psychologie Verlags Union, Weinheim 1999.

Rethorst, S.: Überprüfung der psychomotorischen Eigenschaften des SKE (SelbstKonzeptEinschätzungsbogen) nach Zimmer (1999). Bielefeld 2003, (unveröff. Manuskript).

Rethorst, S.: Der motorische Leistungsstand von 3-7-jährigen – gestern und heute. In: Motorik, 26 (2003) 3, S.117-126.

Riedel, M.: Eine sportmedizinische Wirkanalyse des Heilpädagogischen Voltigierens bei Kindern mit dem Aufmerksamkeitsdefizit-/Hyperaktivitätssyndrom. Dissertation, Bielefeld 2005.

Ringbeck, B.: Förderung bewegungsauffälliger Kinder durch heilpädagogisches Voltigieren; Referat auf dem 5. internationalen Kongress „Therapeutisches Reiten" in Mailand 1985. In: Therapeutisches Reiten 3 (1985), S.5ff.

Ringbeck, B.: Heilpädagogisches Voltigieren zur Förderung bewegungsauffälliger Kinder. In: Praxis der Psychomotorik 13 (1988) 2, 93-97.

Ringbeck, B.: Psychomotorische Förderung bewegungsauffälliger Kinder durch Heilpädagogisches Voltigieren. In: Gäng, M. (Hrsg.): Heilpädagogisches Reiten und Voltigieren. München 1994, S. 123-149.

Ringbeck, B.: Psychomotorisch orientierte Förderung durch Heilpädagogisches Voltigieren. In: DKThR (Hrsg.): Heilpädagogisches Reiten und Voltigieren. Sonderheft 1995. 2., leicht veränderte Auflage 1997, S. 22-25.

Ringbeck, B.: Heilpädagogisches Voltigieren an einer schulpsychologischen Beratungsstelle. In: Gäng, M.: Ausbildung und Praxisfelder im Heilpädagogischen Reiten und Voltigieren. Ernst Reinhard, München, Basel 2003, S. 110-128.

Robert Koch Institut (Hrsg.). Statistisches Bundesamt: Schwerpunktbericht der Gesundheitsberichterstattung des Bundes. Gesundheit von Kindern und Jugendlichen. Berlin, 2004.

Röthig, P. (Hrsg.): Sportwissenschaftliches Lexikon. Hofmann, Schorndorf 1992.

Rollett, B.: Rahmenbedingungen und Probleme entwicklungspsychologischer Theoriebildung. In: Spiel, C.; Kastner-Koller, U.; Deimann, P. (Hrsg.): Motivation und Lernen aus der Perspektive lebenslanger Entwicklung. Waxmann, Münster 1996, 241-275.

Rogers, C.: Entwicklung der Persönlichkeit. Klett, Stuttgart 1973.

Rosenberg, M.: Self-concept from middle childhood through adolescence. In: Suhs, J.; Greenwall, A.G. (Hrsg.): Psychological Perspectives on the Self 3 (1986), S. 107-136. LEA, London.

Rost, R.: Kaum ein Nutzen fürs Herz. Kölner Stadtanzeiger 271 (1997) 13, S. 12-16.
Rost, D.H. & Hanses, P. (1994): Besonders begabt: besonders glücklich, besonders zufrieden? Zum Selbstkonzept hoch- und durchschnittlich begabter Kinder. In: Zeitschrift für Psychologie 202 (1994), S. 379-403.

Roth, K. & Willimczik, K.: Bewegungswissenschaft. Rowohlt, Reinbek 1999.

Roth, K. & Winter, R. (1994): Entwicklung koordinativer Fähigkeiten. In: Baur, J., Bös, K., Singer, R. (Hrsg.): Motorische Entwicklung – ein Handbuch. Hofmann, Schorndorf 1994, S. 191-216.

Rusch, H.; Weineck, J. (Hrsg.): Sportförderunterricht: Lehr- und Übungsbuch zur Förderung der Gesundheit durch Bewegung. 6., überarbeitete und erweiterte Aufl., Hofmann, Schorndorf 2007.

Saetre, A.M.: Peter und Marie – zwei „normale" Kinder? Erkennen und Behandeln sensorischer Integrationsstörungen. Dortmund 1995.

Salzgeber, F.: Sorgenmütter – Rabenkinder. Vom Zusammenwirken eines Doppelschrittes in der Vorwärtsbewegung. In: Therapeutisches Reiten 4 (2001), S. 13-27.

Sartory, G.: Biologische Grundlagen der Angststörungen. In: Schneider, S.: Angststörungen bei Kindern und Jugendlichen. Springer, Berlin 2004.

Schäfer, M.: Die Sprache des Pferdes, Lebensweise und Ausdrucksformen. Rowohlt, 1986.

Scheid, V.: Motorische Entwicklung in der mittleren Kindheit. Vom Schuleintritt bis zum Beginn der Pubertät. In: Baur, J., Bös, K., Singer, R. (Hrsg.): Motorische Entwicklung – ein Handbuch. Hofmann, Schorndorf 1994, S.267-290.

Scheidhacker, M.: Die besondere Bedeutung des Therapeutischen Reitens in der Behandlung verschiedener psychiatrischer Krankheitsbilder. In DKThR (Hrsg.): Die Arbeit mit dem Pferd in Psychiatrie und Psychotherapie. Sonderheft 1994. 2., unv. Auflage 1996, S. 43-50.

Scherler, K.-H.: Sensomotorische Entwicklung und materiale Erfahrungen. Hofmann, Schorndorf 1975.

Schilling, F.: Bewegungsentwicklung, Bewegungsbehinderung und das Konzept der Erziehung durch Bewegung. In: Zeitschrift für Sportwissenschaft 7 (1977) 4, S. 361-373.

Schilling, F.: Zur Methodik der Lateralitätsbestimmung. In: Eggert, D.; Kiphard, E.J. (Hrsg.): Die Bedeutung der Motorik für die Entwicklung normaler und behinderter Kinder. 4. Aufl., Hofmann, Schorndorf 1980, S. 248-265.

Schilling, F.: Störungen der Bewegungsentwicklung. In: Willimczik, K.; Grosser, M. (Hrsg.): Die motorische Entwicklung im Kindes- und Jugendalter. Hofmann, Schorndorf 1981, 61-81.

Schilling, F.: Schulsonderturnen, Sportförderunterricht und Sportunterricht. In: Motorik 5 (1982) 1, S. 3-9.

Schmidtchen, S.; Koch, B.; Schuld, H.: Prozeß- und Wirksamkeitsanalyse eines Voltigiertrainings mit seh- und lernbehinderten Kindern. Heilpädagogische Forschung 11 (1994) 3, S. 313-327.

Schneider, S.: Angststörungen und Phobien. In: Remschmidt, H. :Therapie psychischer Störungen bei Kindern und Jugendlichen : ein integratives Lehrbuch für die Praxis. Thieme, Stuttgart 2008.

Schönrade, S.: Die Abenteuer der kleinen Hexe im Buchstabenland: ein psychomotorischer Zugang zum Lernen von A-Z . Borgmann, Dortmund 2005.

Schulz, M.; Piek, J.; Eltze, J.: Das ungeschickte Kind - Voltigieren als Koordinationsschulung. In: Therapeutisches Reiten `82, 4. Internat. Kongress, Hamburg 1982, S. 197-203.

Schulz, G.: Gesundheitlicher Zustand der Einschulkinder 2005. Bundesstadt Bonn, Gesundheitsamt (Hrsg.). Bonn 2006.

Schwarzer, R.: Psychologie des Gesundheitsverhaltens. Hogrefe, Göttingen 1997.

Schwarzkopf, A.; Olbrich, E.: Lernen mit Tieren. In: Olbrich, E.; Otterstedt, C. (Hrsg.): Menschen brauchen Tiere. Grundlagen und Praxis der tiergestützten Pädagogik und Therapie. Franckh-Kosmos, Stuttgart 2003, S. 253-267.

Seewald, J.: Leib und Symbol: ein sinnverstehender Zugang zur kindlichen Entwicklung. Fink, München 1992.

Seewald, J.: Entwicklungen in der Psychomotorik. Praxis der Psychomotorik 18 (1993) 2, S. 49-58.

Seewald, J.: Entwicklungen in der Psychomotorik. Praxis der Psychomotorik 18 (1993) 4, S. 188-193.

Seewald, J.: Der „verstehende Ansatz" und seine Stellung in der Theorielandschaft der Psychomotorik. In: Praxis der Psychomotorik 22 (1997) 1, S. 4-15.

Seligman, M.: Erlernte Hilflosigkeit. München 1979.

Shavelson, R.J. & Bolus, R.: Self-concept: The interplay of theory and methods. In: Journal of Educational Psychology 74 (1982), S. 3-17.

Shavelson, R.J.; Hubner, J.J.; Stanton, G.C.: Self-concept: Validation of construct interpretations. In: Review of Educational Research (1976) 46, S. 407-441.

Sieber, M.: Das leicht hirngeschädigte und psychoreaktiv gestörte Kind. Bern, Stuttgart, Wien 1978.

Singer, R., Bös, K.: Motorische Entwicklung: Gegenstandsbereich und Entwicklungseinflüsse. In: Baur, J., Bös, K., Singer, R. (Hrsg.): Motorische Entwicklung – ein Handbuch. Hofmann, Schorndorf 1994, S. 27-47.

Skinner, B. F.: Science and human behaviour. Macmillan, New York 1953.

Stackelberg, H. Freiherr von: Schritt, Trab, Galopp. Exakte Hilfegebung erfordert die Kenntnis von Bewegungsabläufen. Reiten und Fahren 6 (1989), S. 41-44.

Stadt Essen: Essener Kinderbericht. Eigenverlag, 1999.

Steinhausen, H.C.; Winkler Metzke, C.; Meier, M.; Kannenberg, R.: Prevalence of child and adolescent psychiatric disorders: The Zürich epidemiological study. In: Acta Psychiatrica Scandinavica 98 (1998), 262-271.

Stelter, R.: Du bist wie Dein Sport. Studien zur Entwicklung von Selbstkonzept und Identität. Hofmann, Schorndorf 1996.

Stiensmeier-Pelster, J.; Schürmann, M.; Eckert, C. & Pelster, A.: Attributionsstil-Fragebogen für Kinder und Jugendliche (ASF-KJ). Handanweisung. Hogrefe, Göttingen 1994.

Strauss, I.: Hippotherapie. Neurophysiologische Krankengymnastik mit und auf dem Pferd. Hippokrates, 3. Aufl., Stuttgart 2000.

Swift, S.: Reiten aus der Körpermitte. Müller, Ruschlikon, Stuttgart 1989.

Theunissen, G.; Kulig, W.; Schirbort, K. (Hrsg.): Handlexikon geistige Behinderung. Schlüsselbegriffe aus der Heil- und Sonderpädagogik, sozialen Arbeit, Medizin, Psychologie, Soziologie und Sozialpolitik. Kohlhammer, Stuttgart 2007.

Weineck, J.: Bewegungsmangel und seine Auswirkungen auf die psychophysische Leistungsfähigkeit. In: Zimmer, R. (Hrsg.): Bewegte Kindheit: Kongressbericht: Osnabrück, 29.02.-02.03.1996. Schorndorf: Hofmann, Schorndorf 1997, S. 41-48.

Weineck, J.: Sportbiologie. 6. Aufl., Spitta Verlag GmbH, Balingen 1998.

Weineck, J.: Optimales Training. Leistungsphysiologische Trainingslehre unter Berücksichtigung des Kinder- und Jugendtrainings. Spitta, 11. Aufl., Balingen 2000.

Weizäcker, V. v.: Der Gestaltkreis. Theorie der Einheit von Wahrnehmen und Bewegen. Thieme, Stuttgart 1947.

Willimczik, K.: Sportmotorische Entwicklung. In: Willimczik, K.; Roth, K. (Hrsg.): Bewegungslehre. Rowohlt, Reinbeck 1989, 240-353.

Willimczik, K. & Singer, R.: Einführung in die Versuchsplanung. In: Singer, R.; Willimczik. K. (Hrsg.): Grundkurs Datenerhebung 2. (Beobachtung – Befragung – Einstellungsmessung – Soziometrie – Verhaltensanalyse – Versuchsplanung.) Czwalina, 2. überarb. Aufl., Ahrensburg 1985, S. 9-38.

Winter, R.: Die motorische Entwicklung des Menschen von der Geburt bis ins hohe Alter (Überblick). In: Meinel, K.; Schnabel, G.: Bewegungslehre – Sportmotorik. 8. Aufl., Berlin 1987, 275-397.

Winter, R. & Roth, K.: Entwicklung motorischer Fertigkeiten. In: Baur, J., Bös, K., Singer, R. (Hrsg.): Motorische Entwicklung – ein Handbuch. Hofmann, Schorndorf 1994, S. 217-237.

Wittchen, H.U.; Nelson, C.B.; Lachner, G.;: Prevalence of mental disorders and psychosocial impairments in adolescents and young adults. In: New England Journal of Medicine 344 (2001), 1279-1285.

Wolff, U.: Die kindliche Entwicklung. In: Naschwitz-Moritz, Regina: Die Psychomotorische Idee: Grundlagen und Praxisanregungen. Meyer und Meyer, Aachen 2000, S. 25-43.

Zeller, W.: Konstitution und Entwicklung. Göttingen 1957.

Zimmer, R.: Die Bedeutung sensomotorischer Erfahrungen für die kognitive Entwicklung des Kindes. In: Motorik 4 (1981), S. 139-149.

Zimmer, R.: Handbuch der Bewegungserziehung. Didaktisch-methodische Grundlagen und Ideen für die Praxis. Herder, 13. Aufl., Freiburg im Breisgau 1993.

Zimmer, R.: Psychomotorische Therapie. Eine kindzentrierte Methode der Förderung entwicklungs- und verhaltensauffälliger Kinder. In: Psychologische Aspekte von Sport und Bewegung in Prävention und Rehabilitation: Bericht über die Tagung der Asp vom 3. bis 5. September 1992 in Gießen/im Auftr. der Arbeitsgemeinschaft für Sportpsychologie in der Bundesrepublik Deutschland e.V. hrsg. von Dorothee Alfermann und Volker Scheid. Bsp-Verlag, Köln 1994, S. 16-28.

Zimmer, R.: Motorik und Persönlichkeitsentwicklung bei Kindern. Hofmann, Schorndorf, 1996.

Zimmer, R.: Zur Diagnose der psychomotorischen Entwicklung. In: Zimmer, R. (Hrsg.): Handbuch der Psychomotorik. Herder, Freiburg 1999, S. 94-139.

Zimmer, R.: Handbuch der Psychomotorik. Theorie und Praxis der psychomotorischen Förderung von Kindern. Herder, Freiburg, Basel, Wien 2000.

Zimmer, R.: Handbuch der Bewegungserziehung. Grundlagen für Ausbildung und pädagogische Praxis. 1. Auflage der überarbeiteten und erweiterten Neuausgabe. Herder, Freiburg im Breisgau 2004.

Zimmer, R.: Handbuch der Sinneswahrnehmung. Grundlagen einer ganzheitlichen Erziehung. Herder, 12. Auflage, Freiburg im Breisgau 2004a.

Zimmer, R. (2005): Motoriktest für vier- bis achtjährige Kinder. Screening Version. (unv.)

Zimmer, R.: Handbuch der Psychomotorik. Theorie und Praxis der psychomotorischen Förderung von Kindern. Herder, 1. Auflage der vollständig überarbeiteten Neuausgabe, Freiburg im Breisgau 2006.

Zimmer, R. & Circus, H.: Psychomotorik – neue Ansätze im Sportförderunterricht. 1. Aufl., Hofmann, Schorndorf 1987.

Zimmer, R. & Circus, H.: Psychomotorik – neue Ansätze im Sportförderunterricht und Sonderturnen. Band 190: Schriftenreihe zur Praxis der Leibeserziehung und des Sports. Hofmann, 3. verbesserte Aufl., Schorndorf 2003.

Zimmer, R.; Volkamer, M.: Motoriktest für vier- bis sechsjährige Kinder – Manual. Beltz-Test, Weinheim 1987.

Abbildungsverzeichnis

Abbildung		Seite
Abbildung 1:	Altersabhängiges unterschiedliches Verhältnis zwischen Kopf und Körperhöhe...	11
Abbildung 2:	Stadien der kognitiven Entwicklung nach Piaget.........................	17
Abbildung 3:	Beispiel eines mehrdimensionalen, hierarchischen Selbstkonzeptmodells...	20
Abbildung 4:	Versuch einer Strukturierung des Gesamtkomplexes „Körpererfahrung"...	26
Abbildung 5:	Bedingungsfaktoren Psychomotorischer Auffälligkeiten...............	37
Abbildung 6:	Therapeutische Möglichkeiten bei psychomotorischen Auffälligkeiten..	52
Abbildung 7:	Die Bereiche des Therapeutischen Reitens................................	68
Abbildung 8:	Zielsetzungen im Beziehungsdreieck im Heilpädagogischen Voltigierens und Reiten..	70
Abbildung 9:	Entwicklung vom Heilpädagogischen Voltigieren zum Heilpädagogischen Reiten...	73
Abbildung 10:	Förderungsmöglichkeiten im Rahmen des Beziehungsdreiecks im Heilpädagogischen Voltigieren und Reiten.............................	75
Abbildung 11:	Bewegungsübertragung des Pferdes...	82
Abbildung 12:	Zeitlicher Verlauf der Untersuchung	114
Abbildung 13:	Gruppenvergleich der Entwicklung des motorischen Quotienten (MQ) vom Prä- zum Posttest...	131
Abbildung 14:	Gruppenvergleich der Entwicklung des globalen Selbstkonzepts vom Prä- zum Posttest...	138
Abbildung 15:	Gruppenvergleich der „kognitiven Kompetenz" im Prä- und Posttest..	140
Abbildung 16:	Entwicklung der Selbstkonzeptdimension „Peerakzeptanz" vom Prä- zum Posttest..	141
Abbildung 17:	Entwicklung Selbstkonzeptdimension „Sportkompetenz" (SK) vom Prä- zum Posttest..	143
Abbildung 18:	Entwicklung der Selbstkonzeptdimension „Aussehen" (AS) vom Prä- zum Posttest..	144
Abbildung 19:	Entwicklung der Selbstkonzeptdimension „Selbstwertgefühl" (SW) vom Prä- zum Posttest..	146
Abbildung 20:	Entwicklung der Selbstkonzeptdimensionen in der Interventionsgruppe 1...	147
Abbildung 21:	Entwicklung der Selbstkonzeptdimensionen in der Interventionsgruppe 2...	148
Abbildung 22:	Entwicklung der Selbstkonzepteinschätzung durch die Eltern und Lehrer vom Prä- zum Posttest...	150
Abbildung 23:	Entwicklung der Selbstkonzepteinschätzung durch die Lehrer vom Prä- zum Posttest..	151
Abbildung 24:	Einschätzung des Spiel- und Bewegungsverhaltens durch die Eltern im Prä- und Posttest..	153
Abbildung 25:	Entwicklung der Einschätzung des Spiel- und Bewegungsverhaltens durch die Lehrer vom Prä- zum Posttest......................	155
Abbildung 26:	Entwicklung des beobachteten Sozialverhaltens durch die Eltern vom Prä- zum Posttest...	159

Abbildung 27: Entwicklung des beobachteten Sozialverhaltens durch die Lehrer vom Prä- zum Posttest.. 158
Abbildung 28: Übersicht der besonderen Fördermöglichkeiten und Erklärungsansätze des Heilpädagogischen Voltigierens und Reitens........... 168

Tabellenverzeichnis

Tabelle 1:	Einteilung der Entwicklungsstufen nach dem kalendarischen Alter.	5
Tabelle 2:	Motorische Entwicklungskonzeptionen	6
Tabelle 3:	Modell der kognitiven Entwicklung	29
Tabelle 4:	Förderziele für Kinder mit psychomotorischen Auffälligkeiten im Grundschulalter	66
Tabelle 5:	Studien zur Effektivität des Heilpädagogischen Voltigierens und Reitens	77
Tabelle 6:	Förderbereiche und Erklärungsansätze im Heilpädagogischen Voltigieren und Reiten	98
Tabelle 7:	Übersicht der diagnostischen Methoden	123
Tabelle 8:	Testung der nicht normalverteilten Variablen auf Baseline-Unterschiede mithilfe des Kruskal-Wallis-Tests	127
Tabelle 9:	Testung der normalverteilten Variablen auf Baseline-Unterschiede mithilfe der Varianzanalyse	127
Tabelle 10:	Anthropometrische Daten der Gesamtstichprobe	128
Tabelle 11:	Daten der Teilstichproben vor Beginn der Untersuchung	129
Tabelle 12:	Deskriptive Statistik des mittleren MQ (MOT4-6) im Prä- und Posttest der Untersuchungsgruppen	130
Tabelle 13:	Deskriptive Statistik der Motorischen Dimension „Gesamtkörperliche Gewandtheit und Koordinationsfähigkeit	131
Tabelle 14:	Deskriptive Statistik der Motorischen Dimension „Gleichgewichtsvermögen" (GV) der Untersuchungsgruppen im Prä- und Posttest	132
Tabelle 15:	Deskriptive Statistik der motorischen Dimension „feinmotorische Geschicklichkeit" (FG) der Untersuchungsgruppen im Prä- und Posttest	133
Tabelle 16:	Deskriptive Statistik der motorischen Dimension „Reaktionsfähigkeit" (RF) der Untersuchungsgruppen im Prä- und Posttest	134
Tabelle 17:	Deskriptive Statistik der motorischen Dimension „Sprungkraft" (SK) der Untersuchungsgruppen im Prä- und Posttest	135
Tabelle 18:	Deskriptive Statistik der motorischen Dimension Bewegungsgeschwindigkeit" (BG) der Untersuchungsgruppen im Prä- und Posttest	135
Tabelle 19:	Deskriptive Statistik der motorischen Dimension „Bewegungssteuerung" (BS) der Untersuchungsgruppen im Prä- und Posttest	136
Tabelle 20:	Deskriptive Statistik für die Mittelwerte des globalen Selbstkonzepts (G) der Untersuchungsgruppen im Prä- und Posttest	137
Tabelle 21:	Deskriptive Statistik der Selbstkonzeptdimension „Kognitive Kompetenz" (KK)	139
Tabelle 22:	Deskriptive Statistik der Selbstkonzeptdimension Peerakzeptanz (PA) der Untersuchungsgruppen im Prä- und Posttest	142
Tabelle 23:	Deskriptive Statistik der Selbstkonzeptdimension „Sportkompetenz" (SK) der Untersuchungsgruppen im Prä- und Posttest	142

Tabelle 24: Deskriptive Statistik der Selbstkonzeptdimension Aussehen (AS) der Untersuchungsgruppen im Prä- und Posttest....................... 144
Tabelle 25: Deskriptive Statistik der Selbstkonzeptdimension „Selbstwertgefühl" (SW) der Untersuchungsgruppen im Prä- und Posttest........ 145
Tabelle 26: Deskriptive Statistik der Selbstkonzepteinschätzung durch die Eltern der Untersuchungsgruppen im Prä- und Posttest............... 149
Tabelle 27: Deskriptive Statistik der Einschätzung des Selbstkonzepts (Lehrer) der Untersuchungsgruppen im Prä- und Posttest.................. 151
Tabelle 28: Deskriptive Statistik der Einschätzung des Bewegungsverhaltens durch die Eltern.. 152
Tabelle 29: Deskriptive Statistik der Einschätzung des Bewegungsverhaltens durch die Lehrer.. 154
Tabelle 30: Deskriptive Statistik der Einschätzung des Sozialverhaltens durch die Eltern.. 156
Tabelle 31: Deskriptive Statistik der Einschätzung des Sozialverhaltens (Lehrer) der Untersuchungsgruppen im Prä- und Posttest.................. 158